JN271111

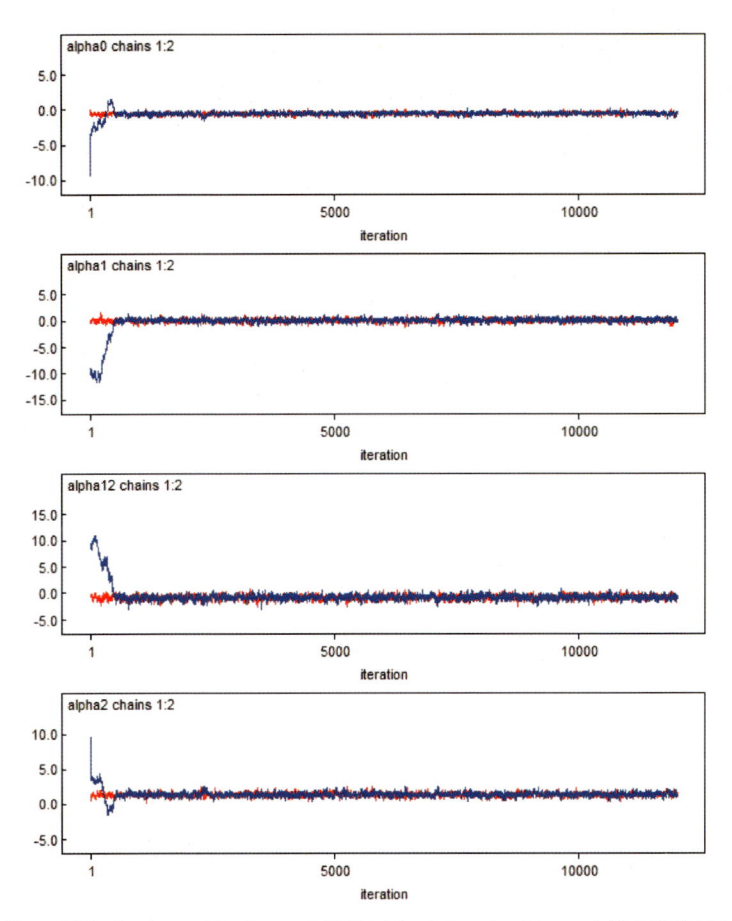

口絵 1　種子データのロジスティック回帰モデルの四つのパラメータ値の推移の履歴（[history] ボタンの利用）　　　　　　　　（本文 p.91, 図 4.6 参照）

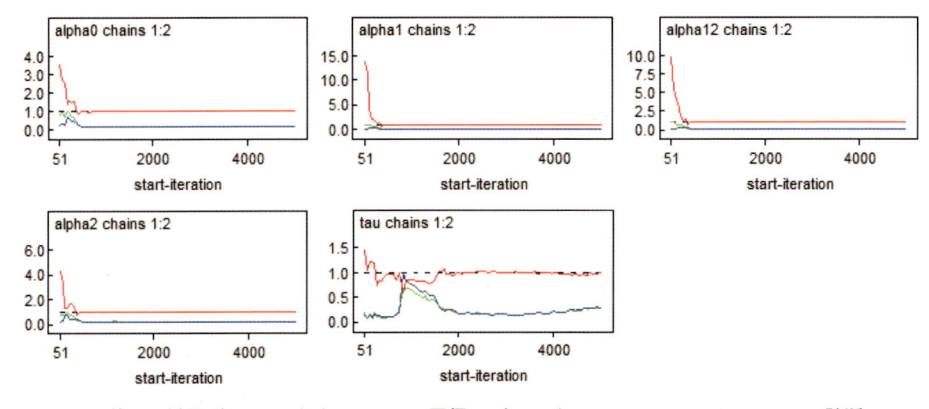

口絵 2　種子データのロジスティック回帰モデルのすべてのパラメータの BGR 診断
　　　　　　　　　　　　　　　　　　　　　　　　（本文 p. 93, 図 4.7 参照）

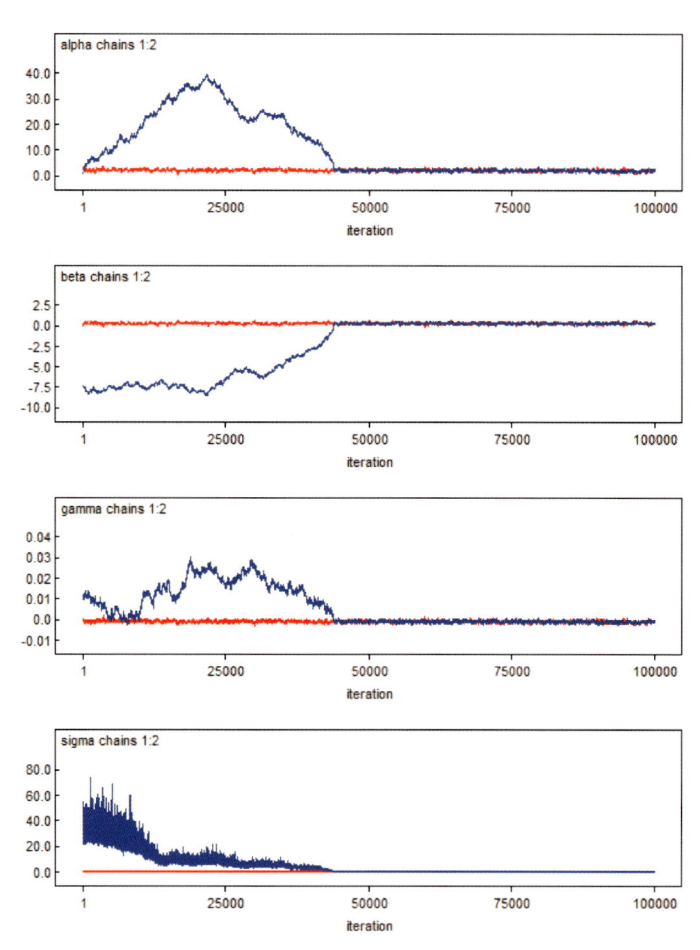

口絵 3　事例 Salm：パラメータ α, β, γ, σ の history
（本文 p. 111, 図 4.12 参照）

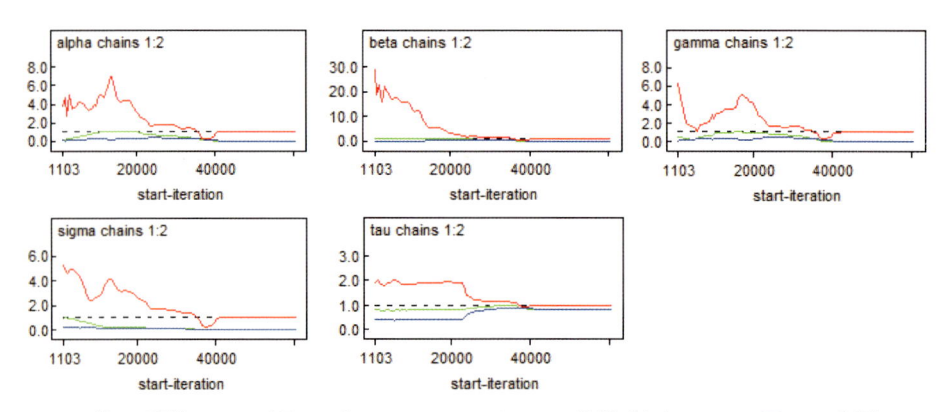

口絵 4　事例 Salm：パラメータ α, β, γ, σ, τ の BGR 診断（本文 p. 112, 図 4.13 参照）

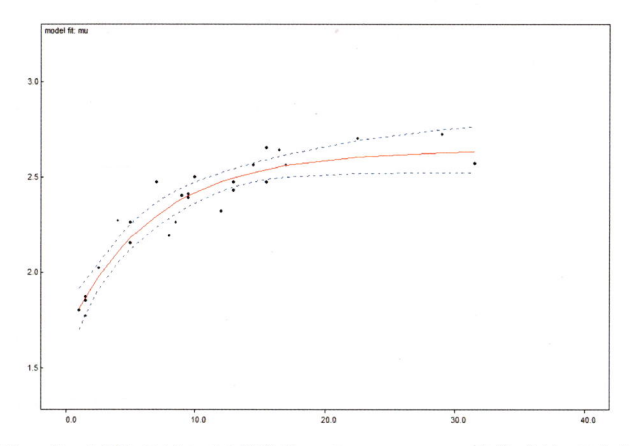

口絵 5　ジュゴンの例のモデルでの期待値 μ の model fit. 実線（赤）は中央値，点線（青）は μ の 95%信用区間，黒い点はデータである．

（本文 p. 107, 図 4.10 参照）

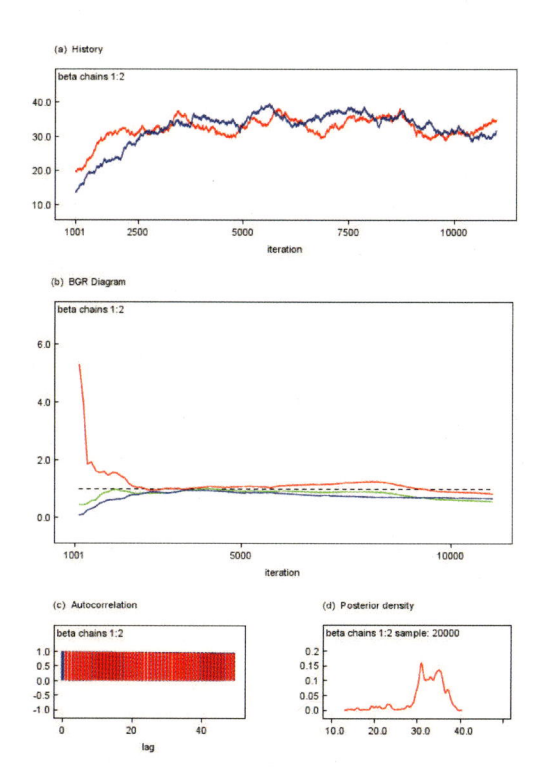

口絵 6　事例 Beetles における収束しない状況を示す例：β に関する history, BGR diagram, 自己相関と事後分布　　　　　　　（本文 p. 115, 図 4.16 参照）

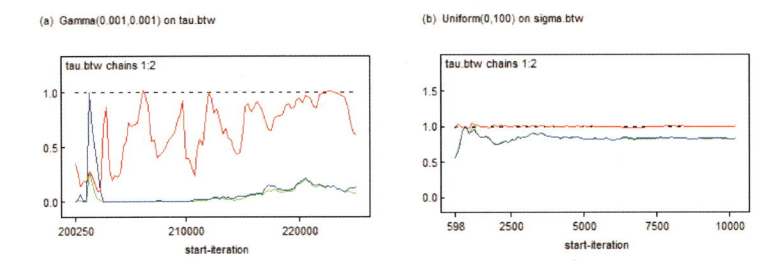

口絵 7　事例 Dyes：τ_{between} に関する BGR 診断．(a) 収束していない場合，(b) 収束している場合．　　　　　　　　　　　　　（本文 p. 123, 図 4.21 参照）

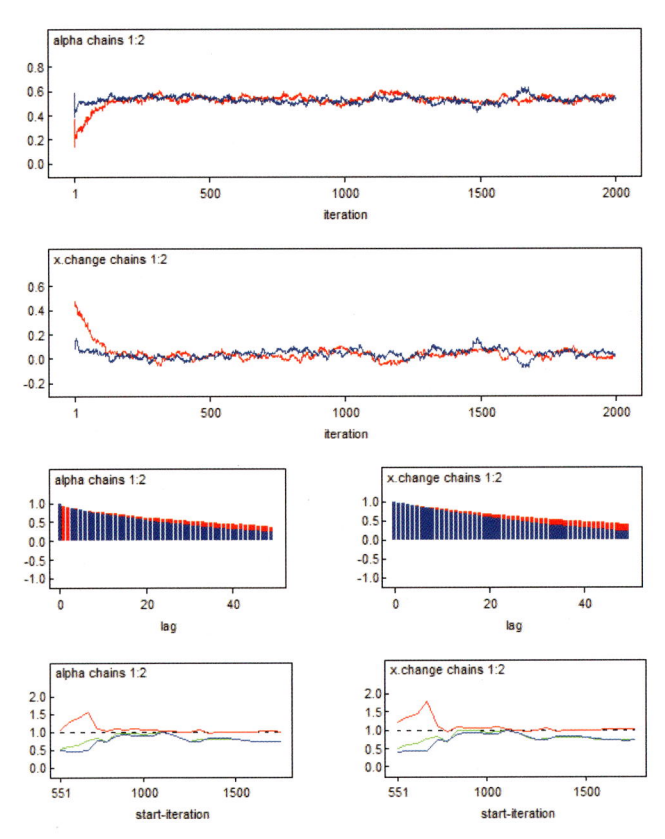

口絵 8　変化点問題：変化点を連続変数とした場合
（本文 p. 128, 図 4.25 参照）

医学統計学シリーズ
丹後俊郎＝編集
9

ベイジアン統計解析の実際
WinBUGSを利用して

丹後俊郎
Taeko Becque
［著］

朝倉書店

序

　本書の目的は，ベイジアン統計解析の理論を詳説するというよりは，生物統計学，医学統計学の領域に焦点をあて多くの事例とともにベイジアンのアプローチの実際を紹介することにある．本書が対象とする読者は，生物統計学の研究者，学生，医学統計学に関する基礎知識をもつ保健医療・公衆衛生・社会医学系の研究者である．本書の最終的な目標としては，読者が読者自身の考えているベイジアン・モデルを WinBUGS を利用して適用し，その結果を適切に解釈していただくことにある．

　共著者の Taeko Becque さんは，本シリーズの『統計解析の英語表現―学会発表，論文作成へ向けて―』を手伝っていただいた先生であるが，彼女は英国ケンブリッジ大学大学院数理統計学科で，本書で解説する WinBUGS を駆使して，臨床試験の方法論に関する研究で博士号を取得しており，英語表現のみならず本書の執筆者にもピッタリの才女である．本書の多くの部分は，まず，Taeko さんに彼女の視点で原稿を書いてもらい，それに加筆修正を繰り返しながら最終稿を作成したものである．

　本書の基本構成は以下のとおりである．第 2 章では Bayes の定理とその簡単な応用について，特に事前分布と階層的モデル（hierarchical model）に焦点をあてて述べる．第 3 章ではマルコフ連鎖モンテカルロ法（MCMC, Markov chain Monte Carlo method）とそのベイジアン推測への応用について述べる．ただ，そこでは方法の詳細を理解することは必要ではなく，基礎的なアイデアを理解することが重要である．ただ，第 3 章の解説は，読者の事前知識にも依存するが，読者自身で自分たちのモデルの MCMC プログラムを作成できるような構成にしたつもりでもある．第 4 章では，ベイジアン推測のための統計ソフトウェア WinBUGS の利用方法について説明する．簡単な事例を通して，プ

ログラムを作成し，実行し，ミスをみつけて修正する方法，そして，最終的に解が収束したかどうかをチェックする方法，などについて解説する．最後の第5章は，おそらく最も役に立つ章かもしれない．そこでは，臨床試験から観察的研究までのさまざまな事例毎に，適用する具体的な WinBUGS プログラムを紹介し，実行し，その適用結果の解釈にいたるまでの一連のプロセスを紹介する．

　本書によって WinBUGS を利用したベイジアン統計解析の面白さ，その役割の重要性を認識して，ベイジアンアプローチに興味を覚える読者が少しでも増えれば幸いである．

　　2011 年 10 月

著者を代表して　丹 後 俊 郎

目　次

1. はじめに ··· 1
   1.1 ベイジアン推測の目的と方法 ··································· 4
   1.2 代表的な確率分布 ·· 6

2. ベイジアン推測 ··· 9
   2.1 Bayesの定理 ··· 9
       2.1.1 単純事象へのBayesの定理 ····························· 9
       2.1.2 仮説検定へのBayesの定理 ···························· 13
       2.1.3 推測へのBayesの定理 ···································· 15
   2.2 統計的推測 ··· 17
       2.2.1 二値データ ··· 18
       2.2.2 正規分布にしたがうデータ ······························ 20
       2.2.3 Poisson分布にしたがうデータ ·························· 24
       2.2.4 条件付き独立と交換可能性 ······························ 27
   2.3 事後分布 ··· 29
   2.4 事前分布 ··· 33
       2.4.1 事前分布のサンプルサイズ ······························ 34
       2.4.2 情報がある事前分布 ······································· 35
       2.4.3 無情報事前分布 ·· 37
   2.5 階層的モデル ·· 39
       2.5.1 交換可能性 ··· 39
       2.5.2 事前分布 ··· 41
   2.6 予　測 ··· 43

- 2.7 モデルの適合度と感度分析 ·· 45
- 2.8 ベイジアンの流派 ·· 45
- 2.9 ベイジアン統計解析を適切に報告するためのガイドライン ········ 51

3. マルコフ連鎖モンテカルロ法 ·· 53
- 3.1 モンテカルロ積分 ·· 54
- 3.2 マルコフ連鎖 ··· 56
- 3.3 Metropolis–Hastings アルゴリズム ·· 59
- 3.4 単一成分 Metropolis–Hastings アルゴリズム ·························· 65
- 3.5 Gibbs サンプリング ·· 70
- 3.6 欠測データの補完 ·· 76
- 3.7 収 束 診 断 ·· 79
- 3.8 適 用 環 境 ·· 80

4. WinBUGS ·· 81
- 4.1 は じ め に ·· 81
  - 4.1.1 始める用意 ·· 82
- 4.2 チュートリアル ·· 82
  - 4.2.1 BUGS 言語でのモデル指定 ·· 83
  - 4.2.2 プログラムを実行するには ·· 84
  - 4.2.3 収束の診断 ·· 90
  - 4.2.4 サンプルサイズ——連鎖の繰り返し数 ························· 94
  - 4.2.5 事後分布の要約 ··· 95
- 4.3 モデルの書き方 ·· 96
  - 4.3.1 言 語 ··· 97
  - 4.3.2 デ ー タ ··· 99
  - 4.3.3 初期値 ·· 100
- 4.4 プログラムを実行する ·· 101
  - 4.4.1 スクリプトの利用 ·· 101
  - 4.4.2 Model のメニュー ·· 102

4.4.3　エラーメッセージとトラブルシューティング ················· 103
　4.5　結果の解釈のツール ··· 104
　　4.5.1　モデルの視覚的チェック ····································· 104
　　4.5.2　解析結果を他の統計パッケージで使用する方法 ··············· 106
　4.6　連鎖が収束しない例 ··· 108
　　4.6.1　連鎖の収束を改善させるためのこつ ··························· 108
　　4.6.2　初期値の影響 ··· 109
　　4.6.3　共変量のセンタリング ····································· 111
　　4.6.4　自己相関が高い場合——Over-relaxation algorithm ········· 117
　　4.6.5　不適切な事前分布の影響 ··································· 121
　　4.6.6　パラメータ化のまずい例：変化点問題 ······················· 124

5. 応用例 ··· 129
　5.1　事前分布の設定について ······································· 129
　5.2　一変量正規分布モデル ··· 134
　5.3　回帰モデル ··· 136
　　5.3.1　正規線形回帰モデル ······································· 137
　　5.3.2　二値回帰モデル ··· 140
　　5.3.3　多項回帰モデル ··· 144
　5.4　階層的モデル ··· 148
　　5.4.1　正規–正規モデル ·· 149
　　5.4.2　Poisson–gamma モデル ····································· 153
　　5.4.3　多変量モデル ··· 156
　5.5　経時的繰り返し測定データのモデル ····························· 160
　　5.5.1　Poisson 回帰モデル ······································· 160
　5.6　生存時間解析 ··· 163
　　5.6.1　対数ロジスティックモデル ································· 164
　　5.6.2　Weibull 回帰モデル ······································· 167
　5.7　潜在クラスモデル ··· 172
　5.8　混合分布モデル ··· 174

5.9	間接的な比較研究	178
5.10	個人内比較試験	182
5.11	メタ・アナリシス	185
5.11.1	正規分布にしたがうデータ	186
5.11.2	Poisson 分布にしたがうデータ	191
5.12	費用対効果分析	195
5.13	欠測データ,欠測値	199
5.13.1	共変量に欠測データがある例	202
5.13.2	結果変数に欠測データがある例	208
5.14	コンプライアンス	213
5.15	測定誤差	216
5.15.1	Berkson モデル	216
5.15.2	後ろ向きサンプリングモデル	219
5.16	ランキング	222
5.17	用量反応モデル	225
5.18	条件付きロジスティック回帰モデル	230
5.19	対数オッズ比回帰モデル	234
5.20	疾病地図の階層的モデル	237
5.20.1	SMR の再考	237
5.20.2	Poisson–gamma モデル	239
5.20.3	対数–正規モデル	241
5.20.4	空間相関を考慮した CAR モデル	243

付　録 247
文　献 249
索　引 255

■ 例 ■

- 乳がんスクリーニング検査 …………………………………… 10
- スパムメールのベイジアンフィルタリング ………………… 11
- 乳がんスクリーニング検査（再考）…………………………… 14
- 新薬の奏効率の推測 …………………………………………… 19
- 長期の収縮期血圧の値の推測 ………………………………… 24
- 死亡地図の指標の一つである標準化死亡比 ………………… 26
- 試験の成績 ……………………………………………………… 42
- 効用関数を導入した抗がん剤の臨床第2相試験デザイン … 46
- 円の面積の推定 ………………………………………………… 54
- がん患者の生存時間 …………………………………………… 134
- 降雨量のデータ ………………………………………………… 137
- 糖尿病治療の比較研究 ………………………………………… 141
- 帝王切開手術のデータ ………………………………………… 145
- 冠動脈バイパス移植術の有効性 ……………………………… 149
- 小児白血病死亡 ………………………………………………… 153
- 学校の成績 ……………………………………………………… 156
- てんかん患者に対する抗けいれん剤の臨床試験 …………… 160
- 白血病の寛解期間の比較 ……………………………………… 164
- 透析による腎感染発症の危険因子 …………………………… 168
- 移植心臓の生体組織検査 ……………………………………… 172
- 心室性期外収縮 ………………………………………………… 174
- 降圧剤の間接比較 ……………………………………………… 178
- 線維筋痛症 ……………………………………………………… 182
- 食習慣の改善プログラムの効果 ……………………………… 186
- 高血圧治療 ……………………………………………………… 191
- 敗血症候群の治療 ……………………………………………… 196
- 小学1年生の読み書き能力調査 ……………………………… 202
- 抗精神病薬のRCT ……………………………………………… 208
- 職業探索技能訓練 ……………………………………………… 213
- 二酸化窒素への曝露と呼吸器疾患 …………………………… 216
- 単純ヘルペス・ウイルスへの曝露と浸潤子宮頸がんとの関連 … 219
- 体外受精出生率 ………………………………………………… 223
- 放射線曝露と乳がん発症 ……………………………………… 225
- エストロゲン曝露と子宮内膜がん …………………………… 230
- X線曝露と小児がん …………………………………………… 234

1

はじめに

　Thomas Bayes は没後の 1763 年に出版された書物 Bayes and Price 『An Essay towards solving a Problem in the Doctrine of Chance』[4] に次のように書いている：

> PROBLEM
>
> Given the number of times in which an unknown event has happened and failed: Required the chance that the probability of its happening in a single trial lies somewhere between any two degrees of probability that can be named.

この文章の意味は，現代の用語を使えば次のように表現できる：

- 二項分布 Binomial(θ, n) にしたがう確率変数 y を観測したという条件の下で，次の条件付き確率を求めよ

$$P(\theta_1 < \theta < \theta_2 \mid y, n)$$

　ここで，θ_1, θ_2 は事前に与えられた定数である．

後に，Bayes の仕事は **Bayes** の定理（Bayes theorem）としてまとめられる．歴史的には，17〜18 世紀の多くの研究者は，確率 θ が所与の下で確率変数 Y のさまざまな実現値 y の生起確率を求めるという，データをとる前の問題（pre-data question）に集中していたのである．そのような中にあって，Thomas Bayes と Pierre Simon Laplace の二人は，データ y が所与の下で確率 θ のとり得る値の「確率」を考える，という逆問題の研究で多くの功績を残した．彼らの研究がベイジアン推測（Bayesian inference）の基礎を与えたのである．

とはいえ，大袈裟にいえば，つい最近までは**頻度論者**（frequentist）のアプローチが統計的推測の主要な方法であった．なぜなら，そこでは，何度も繰り返しが可能な実験（標本抽出）から得られるデータ $(y_1, \ldots, y_n)$ に基づいて構成される**頻度分布**（frequency distribution）に対して，未知母数 θ を含む確率分布 $f(y \mid \theta)$ を想定した統計モデルを考えるという自然なアプローチであったからである．

[例 **F1**] ある母集団から無作為に選んだ一組の標本

$$(y_1, y_2, \ldots, y_n)$$

に対して，正規分布 $N(\mu, \sigma^2)$ を考え，未知母数 (μ, σ^2) を推定しようとするのは頻度論者での統計モデルである．

[例 **F2**] n 人の患者について，それぞれ r 回繰り返し測定した一元配置データ y_{ij} $(i=1,\ldots,n\,;\,j=1,\ldots,r)$ について，統計モデル

$$y_{ij} = \mu + \alpha_i + \epsilon_{ij}, \quad \epsilon_{ij} \sim N(0, \sigma^2) \tag{1.1}$$

を考え，母数 $\alpha_1, \ldots, \alpha_r$ を推定しようというのは頻度論者の統計モデルである．

[例 **F3**] 例 F2 において，n 人の患者を対象とする集団から "random" に選んだ場合には，α_i は母数ではなく，確率変数であると考えることもできる．つまり，選ばれた患者の効果に興味はなく，そのバラツキに興味がある場合である．したがって，

$$\alpha_i \sim N(0, \sigma_B^2) \tag{1.2}$$

というモデルを導入し，σ_B^2 を推定しようというモデルも頻度論者の統計モデルであるが，**変量モデル**（random-effects model）と呼ばれる．これに対して，例 F1, F2 は**母数モデル**（fixed-effects model）と呼ばれる．

[例 **F4**] ある条件下におかれた動物の成長を観察するために，n 例のマウスの体重を r 回の測定時期 $(t_1, \ldots, t_r)$ で測定した二元配置データ y_{ij} $(i=1,\ldots,n\,;\,j=1,\ldots,r)$ に対して，母数効果の線形モデル

$$y_{ij} = \alpha + \beta t_j + \epsilon_{ij}, \quad \epsilon_{ij} \sim N(0, \sigma^2) \tag{1.3}$$

を考えてみよう．データをグラフにプロットして観察してみればわかるように，

個体差が大きくて一つの母数効果の線形モデルで表現できない場合が多い．このような場合には，個体差を表現するための変量モデル

$$y_{ij} = (\mu_\alpha + \alpha_i) + (\mu_\beta + \beta_i)t_j + \epsilon_{ij}, \quad \epsilon_{ij} \sim N(0, \sigma^2) \quad (1.4)$$

$$(\alpha_i, \beta_i) \sim N(0, \Sigma) \quad (1.5)$$

を考えることができる．これも頻度論者の統計モデルである．

これらの頻度論者の統計モデルを後述するベイジアンの「階層的モデル」で表現すると以下のようになる．

[例 **B1**] 例 F1 のモデルは

$$y_i \sim N(\mu, \sigma^2)$$

と再表現できる．ここで，(μ, σ^2) それぞれの無情報事前分布（non-informative prior）として，次のモデルを仮定する．

$$\mu \sim N(0, 100^2)$$
$$1/\sigma^2 \sim \mathrm{Gamma}(0.001, 0.001)$$

[例 **B3**] 例 F3 のモデルは

$$y_{ij} \sim N(\mu + \alpha_i, \sigma^2)$$
$$\alpha_i \sim N(0, \sigma_B^2)$$

と再表現できる．ここで，$(\mu, \sigma^2, \sigma_B^2)$ それぞれの無情報事前分布として，次のモデルを仮定する．

$$\mu \sim N(0, 100^2)$$
$$1/\sigma^2 \sim \mathrm{Gamma}(0.001, 0.001)$$
$$1/\sigma_B^2 \sim \mathrm{Uniform}(0, 1000)$$

[例 **B4**] 例 F4 のモデルは

$$y_{ij} \sim N(\mu_{ij}, \sigma^2)$$
$$\mu_{ij} = \alpha_i + \beta_i t_j$$

と再表現できる．変量モデルでは，(μ_i, β_i) に相関を考慮した二変量正規分布

を仮定していたが，階層的モデルでは，独立にそれぞれ，例えば次の事前分布を仮定する：

$$\alpha_i \sim N(\mu_\alpha, \sigma_\alpha^2)$$
$$\beta_i \sim N(\mu_\beta, \sigma_\beta^2)$$

五つのパラメータの無情報事前分布の例は次のとおりである．

$$\mu_\alpha \sim N(0, 100^2)$$
$$\mu_\beta \sim N(0, 100^2)$$
$$1/\sigma^2 \sim \text{Gamma}(0.001, 0.001)$$
$$1/\sigma_\alpha^2 \sim \text{Uniform}(0, 1000)$$
$$1/\sigma_\beta^2 \sim \text{Uniform}(0, 1000)$$

なお，無情報事前分布の設定の仕方，特に，変量効果の分散については，ガンマ分布より，一様分布を仮定するのが望ましいなど，具体的には第4章以降に説明する．ベイジアン推測が再浮上してきて注目を浴びるようになったのは，コンピュータ，計算技術の進歩・普及のおかげが大きく，20年も経っていない．ベイジアン推測は概念的にはきわめて単純であるので，新しさはむしろその応用にあるといえるかもしれない．Bayes の定理は確率論から出てくる一つの結果にすぎないが，その使用法をめぐっては，多くの論争があった．最近では，よりバランスのとれた実際的なベイジアンのアプローチ（統計モデル）が登場してきている．

1.1 ベイジアン推測の目的と方法

ベイジアン推測の基本的な考え方は，ある治療の効果を検討する無作為化比較試験（RCT，randomized controlled trials）を例にすると，次の三つの見解（opinion）を明確に述べることにある

1) 試験を実施する前の，その治療の「効果の大きさ θ」が異なった値をとり得る可能性に関する，ある合理的な見解，すなわち，**事前分布**（prior distribution）$p(\theta)$

2) 実施された試験から得られたデータだけに基づいて，その治療の「効果の大きさ」が異なった値をとり得る可能性に関する裏付け，すなわち，**尤度**（likelihood）$p(y \mid \theta)$

3) その治療の「効果の大きさ」に関する最終的な見解，すなわち，**事後分布**（posterior distribution）$p(\theta \mid y)$

このプロセスでの「最終的な見解」には Bayes の定理を用いる．すなわち，問題にしている「治療の効果」に関して，実施された試験のデータから得られた「尤度」に試験を実施する前に有していた「事前分布」の相対的確率で重み付けを行う．言い換えれば，同時確率 $p(\theta)p(y \mid \theta)$ を求め，事前の見解を更新するのである．これは，経験から学習するプロセスに関して一つの公式を与えているととらえることができる．医療分野の進歩はまさに経験によって知識が少しずつ増加していくプロセスであり，ベイジアンのアプローチが妥当な領域といえる．

　RCT に必要な標準的な方法は近年数多く開発されてきている．例えば，検出力の計算，群逐次デザインにおける第一種の過誤の確率を制御する方法，p 値の計算法，信頼区間，メタ・アナリシスの方法など枚挙にいとまがない．しかし，RCT を実施するときには，事前にいくつかの重要な情報が存在するが，それらを一つの対立仮説にまとめることが難しい場合が少なくない．また，新薬の承認，政策決定などは通常単一の試験・調査などで決定されるものでもない．標準的なメタ・アナリシスの方法にしても，異なったタイプの研究から得られた根拠を統合することは容易ではない．このような領域では，ベイジアンのアプローチが，1) 頻度論者のアプローチに比べ，変わった状況へ柔軟に適合できる，2) 利用可能な情報すべてを効率的に利用できる，さらに，3) 予測や意思決定を行うのに有用である，という点で優れている．

　RCT は，一般に質の高い根拠を提供するうえで，究極的な研究デザインといわれている．しかし，無作為化が不可能，あるいは，非倫理的である場合があり，しかも，無作為化が実施できない観察的研究においても貴重なデータが入手可能な場合がある．疾病リスクを研究する疫学研究では多くの場合無作為化は不可能である．代表的な研究デザインとしては，ケース・コントロール研究，コホート研究，そして曝露に関する量反応関係に関する観察研究などがあ

る.しかし,注意したいのは,観察研究には未知の系統的バイアス (systematic bias) が存在する可能性が大であり,古典的な頻度論的アプローチには限界がある.

一方,ベイジアンのアプローチでは,不確実性のモデル化にたけており,根拠に基づく事前分布と歴史的対照 (historical control) を利用することにより,潜在的なバイアスのモデル化がある程度までは可能である.したがって,原則として,観察的研究のデータも RCT のデータと同様な解析が可能である.

1.2 代表的な確率分布

本書で使用する代表的な確率分布の一覧を,WinBUGS での使用法も含めて表 1.1(離散分布),表 1.2(連続分布),表 1.3(多変量分布)に掲載した.これらの確率分布の意味,性質については,本書では説明しないので,不安を覚える読者は事前に確率分布の復習をされたい.

表 1.1 離散分布と WinBUGS での使用法

分布の名前	確率分布
Bernoulli 分布 `r ~ dbern(p)`	$p^r(1-p)^{1-r}, \quad r = 0, 1$
二項分布 `r ~ dbin(p, n)`	$\dfrac{n!}{r!(n-r)!}p^r(1-p)^{n-r}, \quad r = 0, \ldots, n$
カテゴリー分布 `r ~ dcat(p[])`	$p[r] \quad r = 1, 2, \ldots, dim(p), \quad \sum_i p[i] = 1$
負の二項分布 `x ~ dnegbin(p, r)`	$\dfrac{(x+r-1)!}{x!(r-1)!}p^r(1-p)^x, \quad x = 0, 1, 2, \ldots$
Poisson 分布 `r ~ dpois(lambda)`	$e^{-\lambda}\dfrac{\lambda^r}{r!}, \quad r = 0, 1, \ldots$

1.2 代表的な確率分布

表 **1.2** 連続分布と WinBUGS での使用法

分布の名前	確率密度関数
ベータ分布 `p ~ dbeta(a, b)`	$p^{a-1}(1-p)^{b-1}\dfrac{\Gamma(a+b)}{\Gamma(a)\Gamma(b)}, \quad 0 < p < 1$
χ^2 分布 `x ~ dchisqr(k)`	$\dfrac{2^{-k/2}x^{k/2-1}\exp^{-x/2}}{\Gamma(k/2)}, \quad x > 0$
二重指数分布 `x ~ ddexp(mu, tau)`	$\dfrac{\tau}{2}\exp(-\tau|x-\mu|), \quad -\infty < x < \infty$
指数分布 `x ~ dexp(lambda)`	$\lambda e^{-\lambda x}, \quad x > 0$
ガンマ分布 `x ~ dgamma(r, mu)`	$\dfrac{\mu^r x^{r-1} e^{-\mu x}}{\Gamma(r)}, \quad x > 0$
一般化ガンマ分布 `x ~ gen.gamma(r, mu, beta)`	$\dfrac{\beta}{\Gamma(r)}\mu^{\beta r} x^{\beta r-1}\exp[(-\mu x)^\beta], \quad x > 0$
対数正規分布 `x ~ dlnorm(mu, tau)`	$\sqrt{\dfrac{\tau}{2\pi}}\dfrac{1}{x}\exp\left(-\dfrac{\tau}{2}(\log x - \mu)^2\right), \quad x > 0$
ロジスティック分布 `x ~ dlogis(mu, tau)`	$\dfrac{\tau\exp(\tau(x-\mu))}{(1+\exp(\tau(x-\mu)))^2}, \quad \infty < x < \infty$
正規分布 `x ~ dnorm(mu, tau)`	$\sqrt{\dfrac{\tau}{2\pi}}\exp\left(-\dfrac{\tau}{2}(x-\mu)^2\right), \quad -\infty < x < \infty$
パレート分布 `x ~ dpar(alpha, c)`	$\alpha c^\alpha x^{-(\alpha+1)}, \quad x > c$
スチューデント-t 分布 `x ~ dt(mu, tau, k)`	$\dfrac{\Gamma(\frac{k+1}{2})}{\Gamma(\frac{k}{2})}\sqrt{\dfrac{\tau}{k\pi}}\left[1+\dfrac{\tau}{k}(x-\mu)^2\right]^{-(k+1)/2},$ $-\infty < x < \infty \quad k \geq 2$
一様分布 `x ~ dunif(a, b)`	$\dfrac{1}{b-a}, \quad a < x < b$
Weibull 分布 `x ~ dweib(v, lambda)`	$v\lambda x^{v-1}\exp(-\lambda x^v), \quad x > 0$

表 1.3 多変量分布と WinBUGS での使用法

分布の名前	確率分布(密度関数)
離散分布	
多変量分布 x[] ~ dmulti(p[], N)	$\dfrac{(\sum_i x_i)!}{\Pi_i x_i!}\Pi_i p_i^{x_i}$, $\sum_i x_i = N, \quad 0 < p_i < 1, \quad \sum_i p_i = 1$
連続分布	
Dirichlet 分布 p[] ~ ddirch(alpha[])	$\dfrac{\Gamma(\sum_i \alpha_i)}{\Pi_i \Gamma(\alpha_i)}\Pi_i p_i^{\alpha_i - 1}$, $0 < p_i < 1, \quad \sum_i p_i = 1$
多変量正規分布 x[] ~ dmnorm(mu[], T[,])	$(2\pi)^{-d/2}|T|^{1/2}\exp\left(-\frac{1}{2}(x-\mu)'T(x-\mu)\right)$, $-\infty < x < \infty$
多変量スチューデント-t 分布 x[] ~ dmt(mu[], T[,], k)	$\dfrac{\Gamma((k+d)/2)}{\Gamma(k/2)k^{d/2}\pi^{d/2}}|T|^{1/2}[1+\frac{1}{k}(x-\mu)'T(x-\mu)]^{-(k+d)/2}$, $-\infty < x < \infty, \quad k \geq 2$
Wishart 分布 x[,] ~ dwish(R[,], k)	$|R|^{k/2}|x|^{(k-p-1)/2}\exp\left(-\dfrac{1}{2}Tr(Rx)\right)$ x symmetric and positive definite

2

ベイジアン推測

2.1　Bayesの定理

2.1.1　単純事象へのBayesの定理

事象の生起確率に対するBayesの定理は，確率論においては「条件付き確率（conditional probability）」の定義から導かれる単純な一つの結果である．それは簡単に導け，メモ用紙に書き留められるが，その応用範囲は実に広い．ここでは，それが何を意味するのか，いくつかの具体例で考えてみよう．

まず，AとBを二つの異なる事象としよう．事象Aが生起したという条件の下で事象Bが生起する確率は，条件付き確率の定義から

$$P(B\mid A) = \frac{P(B \text{ and } A)}{P(A)} \qquad (2.1)$$

となる．これはベン図（Venn diagram）といわれる図2.1を利用すれば容易に理解できる．一方で，

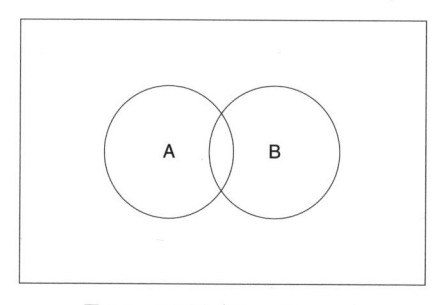

図2.1　ベン図（Venn diagram）

$$P(B \text{ and } A) = P(A \text{ and } B) = P(A \mid B)P(B)$$

であるから，

$$P(B \mid A) = \frac{P(A \mid B)}{P(A)} \times P(B) \qquad (2.2)$$

が成立する．これが Bayes の定理である．B の背反事象を $\bar{B} = $ 'not B' とすると

$$P(A) = P(A \text{ and } B) + P(A \text{ and } \bar{B})$$

であるから，Bayes の定理は

$$P(B \mid A) = \frac{P(A \mid B)P(B)}{P(A \mid B)P(B) + P(A \mid \bar{B})P(\bar{B})} \qquad (2.3)$$

とも表現できる．

■ 例：乳がんスクリーニング検査 ■

ここでは簡単な Bayes の定理の応用として，ある乳がんスクリーニング検診システムを考えよう．現実のスクリーニング検査のほとんどは必ずしも正確ではなく，乳がんに罹患していても検査では陰性と判定されたり，乳がんに罹患していなくても検査で陽性と判定されることがある．前者は**偽陰性**（false negative），後者は**偽陽性**（false positive）と呼ばれるが，それは，スクリーニング検査の正確度を評価する**感度**（sensitivity）と**特異度**（specificity）で表現できる．つまり，

感度 $= P($疾患に罹患しているときに検査で正しく陽性と判定$)$

特異度 $= P($疾患に罹患していないときに検査で正しく陰性と判定$)$

と定義されるので，次式が成立する．

$$P(\text{偽陰性}) = 1 - \text{感度}, \quad P(\text{偽陽性}) = 1 - \text{特異度}$$

そこで，次の仮定を考えてみよう．
1) 乳がんの定期検診を受ける 40 歳の女性の 1% は乳がんに罹患している．
2) 乳がんに罹患している 80% の女性が検査で正しく陽性と判定される．すなわち，感度が 80% である．

3) 乳がんに罹患していない女性の 9.6% は検査で間違って陽性と判定されてしまう．つまり，特異度が 90.4% である．

このような状況で

> ある 40 歳の女性がこの検診を受けたところ「陽性」と判定された．この女性が本当に乳がんに罹患している確率はどの程度であろうか？

事象 A を「この年代の女性が乳がんに罹患している」ことを表すとしよう．すると，仮定 1) より $P(A) = 0.01$ である．次に，事象 B を「この年代の女性がこの検診システムを受診し陽性と判定されること」を表すとすると，仮定 2) よりこの検診システムの「感度」は $P(B \mid A) = 0.8$ となる．一方，仮定 3) から $P(B \mid \bar{A}) = 0.096$ となる．さて，問題の「検診を受けて陽性と判定された女性が真に乳がんに罹患している」確率は $P(A \mid B)$ と表現されるから，Bayes の定理 (2.3) を利用して

$$
\begin{aligned}
P(A \mid B) &= \frac{P(B \mid A)P(A)}{P(B \mid A)P(A) + P(B \mid \bar{A})P(\bar{A})} \\
&= \frac{0.8 \times 0.01}{0.8 \times 0.01 + 0.096 \times 0.99} \\
&= 0.0776
\end{aligned}
$$

と計算できる．検査結果が陽性でも，真に乳がんに罹患している確率はたった 7.8% である．言い換えれば，スクリーニング検査の感度が 80%，特異度が 90.4% 程度の正確さがあったとしても，定期検診を受診する受診者の乳がん罹患率が 1% と低いと偽陽性の確率が 92.2% もある，ということである．

■ 例：スパムメールのベイジアンフィルタリング ■

Bayes の定理の最近のインターネット時代の応用例は電子メールのフィルタリングシステムへの応用である[85]．ここでは，あくまで例示を目的とするので，ある単純化されたフィルターで説明する．この電子メールフィルターの性能を 1000 通のスパム（迷惑，spam）メールと，1000 通の問題のない通常のメールを用いて次のように検討したとしよう．計算を簡単にするために，各メールはすべて 100 words で構成されていると仮定しよう．まず，合計 2000 通の電子メー

表 2.1 ベイジアンスパムメールフィルター：スパムメール 1000 通と問題のない通常のメール 1000 通において使用された「単語」とその頻度

単語	スパムメール での頻度	通常のメール での頻度	スパムメールである 条件付き確率 (spamicity)
at	1637	1651	0.498
cash	65	10	0.867
free	617	198	0.757
...			
November	7	28	0.20
see	267	446	0.374
to	3300	3274	0.502

ルで使用されていたすべての単語（word）を検索し，その頻度，つまり，それぞれの単語が何回現れたかをカウントする．表 2.1 は，その一部の単語に関する仮想的な頻度表であり，それぞれのメールにおける頻度とその単語が使用されたという条件の下でスパムメールとなる条件付き確率（spamicity）を計算したものである．ここで，W で「単語」を，S で「スパムメール」を，H で「通常のメール」を表現するものとする．また，どんなメールであれ，それがスパムメールであるか否かについては「無情報」と考え，その事前確率は $P(S) = P(H) = 0.5$ と設定しよう．

さて，単語 "cash" を含んだ新しいメールが受信トレイに届いたとしよう．表 2.1 の頻度データから，スパムメールに単語 "cash" が含まれる確率は $P(W \mid S) = 65/(1000 \times 100) = 0.00065$ と推定され，通常のメールに含まれる確率は $P(W \mid H) = 10/(1000 \times 100) = 0.0001$ と推定される．したがって，Bayes の定理より単語 "cash" を含むことが判明したメールがスパムメールであるという条件付き確率は

$$P(S \mid W) = \frac{P(W \mid S)P(S)}{P(W \mid S)P(S) + P(W \mid H)P(H)}$$
$$= \frac{0.00065 \times 0.5}{0.00065 \times 0.5 + 0.0001 \times 0.5}$$
$$= 0.87$$

と計算される．もちろん，たった一つの単語だけでスパムかどうかを分類されるわけではない．スパムである条件付き確率はメールに含まれるすべての単語に対して計算され，その確率の大きい順に，ある数（例えば 15 個）の単語を選

び，それらの組み合わせについて条件付きスパム確率を計算する．もし，この確率が事前に決められた閾値を超えていたら，そのメールはスパムフォルダーに送られる，あるいは，スパムであることを示す印がつけられるのである[85]．この情報はフィルターにフィードバックされるので，表2.1に示すようなフィルターは連続的に更新される．つまり，この方式の利点は，そのフィルターは個々のメール毎に試すことができることにある．

2.1.2　仮説検定への Bayes の定理

ここでは，相互に包括的（exhaustive）でかつ排他的（exclusive）である二つの仮説 H_0, H_1 を比較する簡単な場合を考えよう．すなわち，それぞれの仮説を採択する事前確率を $p(H_0)$, $p(H_1)$ とすると，$H_1 = \bar{H}_0$ であるから

$$p(H_0 \text{ and } H_1) = 0, \quad p(H_0) + p(H_1) = 1$$

となる．いま，データ y を観測し，それぞれの仮説に基づく尤度を $p(y \mid H_0)$, $p(y \mid H_1)$ とする．ここで Bayes の定理を適用すると

$$p(H_0 \mid y) = \frac{p(y \mid H_0)}{p(y)} \times p(H_0)$$

$$p(H_1 \mid y) = \frac{p(y \mid H_1)}{p(y)} \times p(H_1)$$

ここで，

$$p(y) = p(y \mid H_0)p(H_0) + p(y \mid H_1)p(H_1)$$

である．この二つの式の比をとると

$$\frac{p(H_0 \mid y)}{p(H_1 \mid y)} = \frac{p(y \mid H_0)}{p(y \mid H_1)} \times \frac{p(H_0)}{p(H_1)}$$

となる．ここで，$p(H_1) = 1 - p(H_0)$, $p(H_1 \mid y) = 1 - p(H_0 \mid y)$ を考慮すると Bayes の定理は

$$\frac{p(H_0 \mid y)}{1 - p(H_0 \mid y)} = \frac{p(y \mid H_0)}{p(y \mid H_1)} \times \frac{p(H_0)}{1 - p(H_0)} \tag{2.4}$$

と変形できる．つまり事前・事後の関係が

$$\text{事後オッズ} = \text{尤度比} \times \text{事前オッズ}$$

表 2.2 Jeffreys によって提案された Bayes 係数の解釈

Bayes 係数の範囲	仮説 H_1 に対して H_0 を支持する証拠の強さ
> 100	決定的
$32 - 100$	大変強い
$10 - 32$	強い
$3.2 - 10$	相当ある (substantial)
$1 - 3.2$	言及するほどの価値はない
$1 - 1/3.2$	言及するほどの価値はない
$1/3.2 - 1/10$	相当ある (substantial)
$1/10 - 1/32$	強い
$1/32 - 1/100$	大変強い
$< 1/100$	決定的

とオッズ (odds) と尤度比で表現できることになる. ところで,「データから得られるすべての情報は尤度に含まれる」という**尤度原理** (likelihood principle) が知られている (Berger and Wolpert[6]) が, 尤度比は **Bayes 係数** (Bayes factor) としても知られている. Bayes 係数の値は 0 から ∞ まで変化し, 小さければ小さいほど仮説 H_1 を支持し, 仮説 H_0 には不利な証拠であると考えられる. 大きければその逆である. 表 2.2 に掲載されている Bayes 係数の値の範囲とその解釈は, ベイジアンの物理学者である Harold Jeffreys[57] によって提案されたものである. ただ, Bayes 係数のきわめて重要な役割は事前オッズを事後オッズに変換することにある. したがって, Bayes 係数が, 例えば 50 というのは仮説 H_0 を支持する強い証拠 (very strong evidence) と解釈できるが, 仮説 H_0 を支持しない大変強い事前オッズが存在する場合には, 仮説 H_0 を支持する説得力のある事後オッズにはつながらない.

■ 例:乳がんスクリーニング検査(再考)■

ここで, 前項の乳がんスクリーニング検査の例をもう一度考えてみよう. 仮説 H_0 は「乳がんに罹患」, H_1 は「乳がんに罹患していない」, そしてデータ y は「検査結果が陽性」としよう. そうすると, $p(H_0) = 0.01$, $p(H_1) = 0.99$, $p(y \mid H_0) = 0.8$, $p(y \mid H_1) = 0.096$ であるので, 乳がんに罹患している事前オッズは

$$\frac{p(H_0)}{p(H_1)} = \frac{1}{99}$$

であり，尤度比は
$$\frac{p(y \mid H_0)}{p(y \mid H_1)} = \frac{0.8}{0.096} = 8.333$$
となる．したがって，乳がんに罹患している事後確率は $0.01 \times 8.333 = 0.083$ となる．Bayes 係数が 8.3 ということは，仮説 H_0 の乳がん罹患の「かなりの証拠」となるが仮説 H_0 を支持しない強い事前の見解（事前オッズが 1/99）があるので，乳がんであるという説得力のある結果にはつながらない．

2.1.3 推測への Bayes の定理

人間の出生人口における性比（sex ratio）の推定問題[41]を考えよう．200 年前のヨーロッパでは女子が生まれる割合は 50% 以下に定着していた．1745〜1770 年までの間にパリでは全部で 241945 名の女子と 251527 名の男子が誕生し，確かに男子が多く生まれていた．さて，パラメータ θ を女子が生まれる割合としよう．すると，変換 $\phi = (1-\theta)/\theta$ は男子の女子に対する出生率の比となる．また，変数 y を出生数 n の中に記録された女子の数としよう．y のサンプリングに二項分布を仮定した二項サンプリングモデルは

$$y \mid \theta \sim \text{Binomial}(\theta, n) \tag{2.5}$$

すなわち，

$$p(y \mid \theta) = \binom{n}{y} \theta^y (1-\theta)^{n-y} \tag{2.6}$$

と表現できる．ここでは，すべての出生に共通のパラメータ θ を仮定し，その値が所与の下で n 例の出生はすべて独立である，と仮定していることに注意したい．つまり，多重出生，同じ家族内での出生数など，相関（correlation）を示唆する情報はないものと仮定する．

さて，伝統的な頻度論者の解析は，データ y がパラメータ θ の異なった値をとる確からしさを表現する尤度 $L(\theta \mid y) = p(y \mid \theta)$ を考え，θ の値に関する最も確からしい値を要約するために θ の**最尤推定値**（maximum likelihood estimate）を利用する．上記の二項分布モデルの例では，尤度は

$$L(\theta \mid y) = \binom{n}{y} \theta^y (1-\theta)^{n-y}$$

となるので，その最大値を与える最尤推定値は，$\partial \log L / \partial \theta = 0$ を解いて

$$\hat{\theta} = \frac{y}{n} = \frac{241945}{241945 + 251527} = 0.49029$$

となる．しかし，尤度は確率分布ではないので確率的な解釈はできないことに注意したい．

　一方で，ベイジアンの統計解析を行うにはまず，θ の事前分布 $p(\theta)$ を特定する必要がある．ここでは，簡単のため，区間 $(0, 1)$ の間の値であればどれも一様に確からしいと考える一様分布（uniform distribution）を仮定しよう．すなわち，

$$p(\theta) = \begin{cases} 1, & 0 \leq \theta \leq 1 \\ 0, & その他 \end{cases} \tag{2.7}$$

そうすると，Bayes の定理を利用して事前分布と尤度を結びつけて事後分布は

$$p(\theta \mid y) = \frac{p(y \mid \theta) p(\theta)}{p(y)}$$
$$\propto p(y \mid \theta) p(\theta)$$
$$\propto \theta^y (1 - \theta)^{n-y}$$

となる．2.2.1 項で説明するように，この形はベータ分布（beta distribution）

$$\theta \mid y \sim \text{Beta}(y + 1, n - y + 1)$$

となり，そのモード，最頻値（mode）は

$$モード : \frac{y}{y + n - y} = \frac{y}{n}$$

で与えられる．このモードの値は，最尤推定値に一致する．事後分布は確率分布であるから，分布の他の性質，例えば，

$$平均値 : \frac{y + 1}{n + 2} = \frac{241945 + 1}{241945 + 251527 + 2} = 0.49029$$
$$分散 : \frac{(y + 1)(n - y + 1)}{(n + 2)^2 (n + 3)} = 5.06 \times 10^{-7}$$

などが計算できる．

2.2 統計的推測

ここでは，これまでの議論を一般化しよう．そのために，興味ある量 θ とデータ y があると仮定し，パラメータ θ の値を所与としたデータモデル，すなわち**確率密度関数**（probability distribution function）を $p(y\mid\theta)$ としよう．この状況における統計的推測とは本質的には逆問題を考えることに他ならない．確率密度関数 $p(y\mid\theta)$ とパラメータ θ の値が所与であれば，データ y をシミュレートあるいは予測することが可能である．しかし，われわれは通常，データ y を観測し，データモデルに含まれるパラメータの値 θ に関する推測を行いたいのである．その推測方法はいろいろと考えられる．一つは古典的な尤度に基づく頻度論者の方法であり，もう一つはベイジアンの方法である．

古典的な頻度論者の推測では，パラメータ θ を所与とした確率密度関数をデータ y を所与としたパラメータ θ の関数に反転させる．この関数は尤度と呼ばれる：

$$L(\theta\mid y) = p(y\mid\theta) \tag{2.8}$$

尤度を最大にするパラメータ θ の値が最尤推定値である．2.1.1 項で少々述べたが，事象の生起確率に対する Bayes の定理は確率論における一つの単純な結果であり，なんの問題もないが，Bayes の定理をパラメータの統計的推測に応用する問題については多くの論争を巻き起こしてきた．パラメータ推測に応用する場合には，それは次のベイジアンの推測

$$p(\theta\mid y) = \frac{p(y\mid\theta)}{p(y)}p(\theta) \tag{2.9}$$

となる．実践的なアプローチの立場をとれば，Bayes の定理は経験から学習するプロセスに関して一つの公式を与えているととらえることができる．言い換えれば，われわれの現在の見解（事前 $p(\theta)$）を観察したデータ（尤度 $p(y\mid\theta)$）により更新して新しい見解（事後 $p(\theta\mid y)$）を得ることを意味する．

一般にはパラメータ θ に関する点推定値（point estimate）と，その推定値のなんらかの不確実性を表す尺度を得ることを目的とする．古典的推測では最尤推定値と **95%信頼区間**（confidence interval）を利用する．一方，ベイジア

ンの推測では点推定としては事後分布の平均値，メディアン，モードを利用し，不確実性を表す区間を計算する際には事後分布の分散，標準偏差，あるいは，事後分布の95%をカバーする**95%信用区間**（credible interval，後述）を計算する．注意したいのは，尤度はパラメータ θ の関数であるが，事後分布は θ の確率分布である．

2.2.1 二値データ

2.1.3項で紹介した二値データのベイジアンの統計解析をもっと詳しく考えてみよう．二項分布にしたがうデータを解析する際には，ベータ分布を割合が θ の事前分布としてよく利用される．確率変数 θ がベータ分布にしたがう，つまり，

$$\theta \sim \mathrm{Beta}(a, b) \tag{2.10}$$

であるとき，その確率密度関数は

$$p(\theta \mid a, b) = \frac{\Gamma(a+b)}{\Gamma(a)\Gamma(b)} \theta^{a-1}(1-\theta)^{b-1}, \quad \theta \in (0, 1) \tag{2.11}$$

であり，平均値，分散，モードは次式で与えられる：

$$\text{平均値}: E(\theta \mid a, b) = \frac{a}{a+b} \tag{2.12}$$

$$\text{分散}: V(\theta \mid a, b) = \frac{ab}{(a+b)^2(a+b+1)} \tag{2.13}$$

$$\text{モード}: \frac{a-1}{a+b-2} \tag{2.14}$$

パラメータ a, b の値によってベータ分布の形状が変わるが，そのいくつかの例を図2.2に示す．事前分布と尤度を結合する際に興味のあるのは事後分布の形状であり，確率分布を保証する**正規化係数**（normalizing factor）は無視してかまわない．ベータ事前分布は $\theta^{a-1}(1-\theta)^{b-1}$ に比例し，また，尤度も類似の形 $\theta^y(1-\theta)^{n-y}$ に比例しているので，Bayesの定理より，「事後 $\propto$ 事前 × 尤度」，であるから

$$\begin{aligned}
\text{Posterior} &\propto \theta^{a-1}(1-\theta)^{b-1} \theta^y(1-\theta)^{n-y} \\
&\propto \theta^{a+y-1}(1-\theta)^{b+n-y-1} \\
&\propto \mathrm{Beta}(a+y, b+n-y)
\end{aligned} \tag{2.15}$$

図 2.2 (a, b) の値によって変化するベータ分布の形状

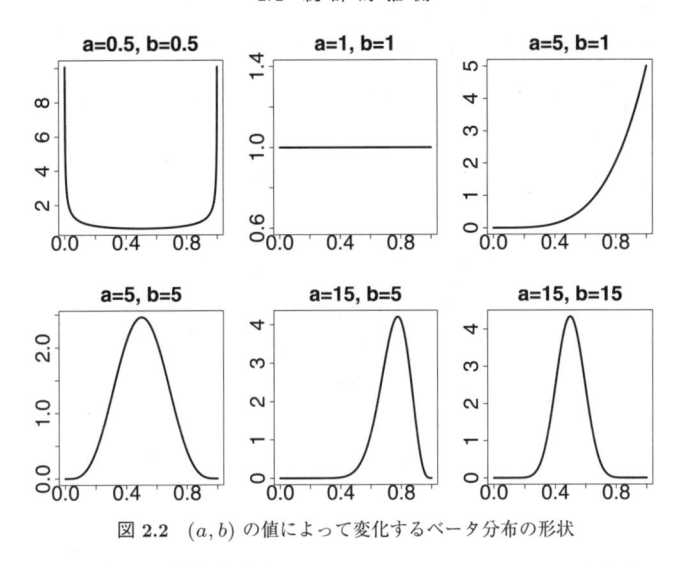

が導かれる. つまり, 事後分布もパラメータ $(a+y, b+n-y)$ をもつベータ分布にしたがうことがわかる. 事後分布の平均値を求めると

$$\frac{a+y}{a+b+n} = \frac{a+b}{a+b+n} \cdot \frac{a}{a+b} + \frac{n}{a+b+n} \cdot \frac{y}{n} \quad (2.16)$$

となり, 事前分布の平均値 $a/(a+b)$ とデータの平均値である割合 y/n との重み付き平均となっている. その重みは事前分布のパラメータの和 $a+b$ とデータのサンプルサイズ n とのバランスとなっていることがわかる. 2.1.3 項の出生率の例では, 事前分布に一様分布が仮定されていたが, それはベータ分布の特殊な場合で $a = b = 1$ のケースである (図 2.2 参照). その場合, 事前分布は Beta(1,1) であり, 事後分布は Beta($y+1, n-y+1$) である. これは共役解析 (conjugate analysis) の一例である. すなわち, 事前分布が事後分布と同じ分布族に入る場合である. 歴史的には共役事前分布は重要であった. なぜなら, 複雑な分布の期待値を計算するには難しい積分計算をしなくても済むからであった. 計算技術の進歩によりそのような共役事前分布は必ずしも必要ではなくなったが, 依然として有用な分布であることには変わりはない.

■ 例:新薬の奏効率の推測 ■

ある新しい薬剤が未知の真の奏効率 (response rate) θ を有するものとし,

$n = 20$ 人に処方されそのうち $y = 15$ 人に効いたと仮定しよう．これまでの臨床研究により奏効率は区間 $(0.2, 0.6)$ の間にあることが示唆されているが，事前分布を構成するには，平均値 m と標準偏差 s を推定する必要がある．もし真の奏効率が正規分布にしたがい，その約 95% が区間 $(0.2, 0.6)$ の間に入れば，$m \pm 2s$ がちょうど 95% の確率をカバーする領域となるので，$m = 0.4, s = 0.1$ と計算できる．a と b の値が大きいベータ分布は，図 2.2 の $a = 5, b = 5$，あるいは，$a = 15, b = 15$ の場合の分布の形状から判断しても，ほぼ正規分布で近似できることがわかる．そこで，簡便な方法として正規分布を仮定して求めた平均値，標準偏差を利用して，ベータ事前分布 $\text{Beta}(a,b)$ のパラメータ a, b を求めることができる．すなわち

$$\text{平均値}: \frac{a}{a+b} = 0.4$$

$$\text{分散}: \frac{ab}{(a+b)^2(a+b+1)} = 0.1^2$$

を解いて，$a = 9.2, b = 13.8$ となる．したがって，事後分布は

$$\text{Beta}(a+y, b+n-y) = \text{Beta}(9.2 + 15, 13.8 + 20 - 15)$$
$$= \text{Beta}(24.2, 18.8)$$

となり，事後平均は $24.2/(24.2 + 18.8) = 0.56$ となる．この例における事前分布，尤度，それに事後分布は図 2.3 に示すとおりである．

2.2.2 正規分布にしたがうデータ

一組の互いに独立な無作為標本が同一の正規分布（normal distribution）にしたがう

$$(y_1, y_2, \ldots, y_n) \sim N(\theta, \sigma^2) \tag{2.17}$$

場合を考えよう．この場合，平均値 $\bar{y}$ の尤度は

$$\bar{y} \sim N\left(\theta, \frac{\sigma^2}{n}\right) \tag{2.18}$$

と表現できる．正規分布の尤度に対しては，正規分布が共役事前分布であるので

$$\theta \sim N\left(\mu, \frac{\sigma^2}{n_0}\right) \tag{2.19}$$

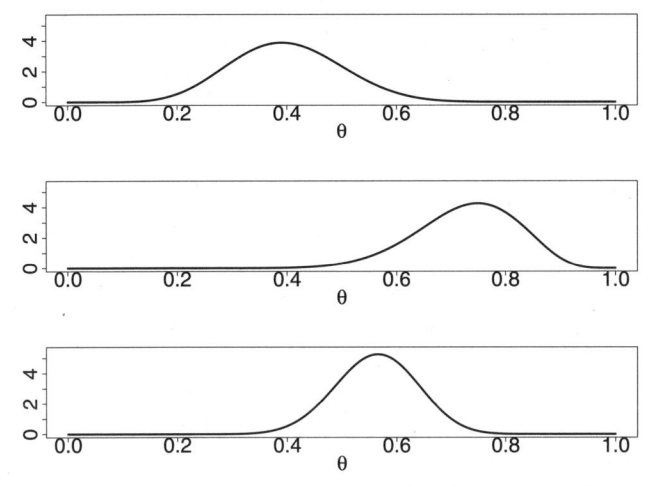

図 2.3 薬剤の奏効率に関する例のベータ事前分布（上），二項分布の尤度（中），ベータ事後分布（下）

と仮定しよう．分散を σ^2/n_0 という形にするのは Spiegelhalter[93] の提案で，n_0 は「事前分布が有する情報」，すなわち，「事前分布に暗黙のうちに想定されるサンプルサイズ」である．このような形にするメリットは，後の式 (2.20) にみられるように，事前分布とデータの重みがサンプルサイズで明示的に示すことができる点である．また，事前分布 (2.19) の n_0 の値が小さくなれば事前分布の分散は大きくなり（事前分布の有する情報が小さくなる），その極限では本質的に $(-\infty, \infty)$ の範囲で一様分布の形状に似てくる．このような事前分布を**基準事前分布**（reference prior）あるいは**無情報事前分布**（non-informative prior）という．

さて，このように事前分布を設定すると，事後分布は次のように表現できる：

$$
\begin{aligned}
p(\theta \mid \bar{y}) &\propto p(\bar{y} \mid \theta)p(\theta) \\
&\propto \exp\left(-\frac{(\bar{y}-\theta)^2 n}{2\sigma^2}\right) \times \exp\left(-\frac{(\theta-\mu)^2 n_0}{2\sigma^2}\right) \\
&\propto N\left(\frac{n_0\mu + n\bar{y}}{n_0 + n}, \frac{\sigma^2}{n_0 + n}\right)
\end{aligned} \quad (2.20)
$$

この結果から，前項の二値データの場合と同様に，事後分布の平均値が

$$
\frac{n_0\mu + n\bar{y}}{n_0 + n} = \frac{n_0}{n_0 + n} \cdot \mu + \frac{n}{n_0 + n} \cdot \bar{y} \quad (2.21)
$$

と事前分布の平均値 μ とデータの平均値 $\bar{y}$ の重み付き平均値となっていることがわかる．その重みはそれぞれのサンプルサイズ n_0, n である．言い換えれば，事前分布と尤度からの証拠を結合させるとサンプルサイズ（精度）が増加し，不確実性が減少するといえる．

もし，暗黙のうちに想定されたサンプルサイズを利用しない形，つまり，

$$\theta \sim N(\mu, \sigma_0^2)$$

などの表記に変えると事後分布 (2.20) は次のようになる．

$$p(\theta \mid \bar{y}) = N\left(\frac{\frac{\mu}{\sigma_0^2} + \frac{n\bar{y}}{\sigma^2}}{\frac{1}{\sigma_0^2} + \frac{n}{\sigma^2}}, \frac{1}{\frac{1}{\sigma_0^2} + \frac{n}{\sigma^2}}\right) \tag{2.22}$$

もちろん，この形はベイジアンによるテキストではありふれた表現であるが，式 (2.20) のほうがより直感的でわかりやすいように思われる．

一方で，分散 σ^2 が未知の場合，平均値 μ と独立な事前分布として逆ガンマ分布

$$\tau = \frac{1}{\sigma^2} \sim \mathrm{Gamma}(a, b)$$

を仮定することが多い．それは，共役な事前分布であるからである．すなわち，

$$\begin{aligned}
p(\tau \mid y_1, \ldots, y_n) &\propto p(\tau) L(\mu, \tau \mid y_1, \ldots, y_n) \\
&\propto \tau^{a-1} \exp(-b\tau) \prod_{i=1}^{n} \tau^{\frac{1}{2}} \exp\left(-\frac{\tau}{2}(y_i - \mu)^2\right) \\
&= \tau^{a-1} \exp(-b\tau) \tau^{\frac{n}{2}} \exp\left(-\frac{\tau}{2} \sum_{i=1}^{n}(y_i - \mu)^2\right) \\
&= \tau^{a+\frac{n}{2}-1} \exp\left(-\left(b + \frac{\sum(y_i - \mu)^2}{2}\right)\tau\right) \\
&\propto \mathrm{Gamma}\left(a + \frac{n}{2}, b + \frac{\sum_{i=1}^{n}(y_i - \mu)^2}{2}\right)
\end{aligned} \tag{2.23}$$

ここで，ガンマ分布の確率密度関数は

$$p(\theta \mid a, b) = \frac{b^a \theta^{a-1} \exp\{-b\theta\}}{\Gamma(a)} \tag{2.24}$$

$$\propto \theta^{a-1} \exp\{-b\theta\} \tag{2.25}$$

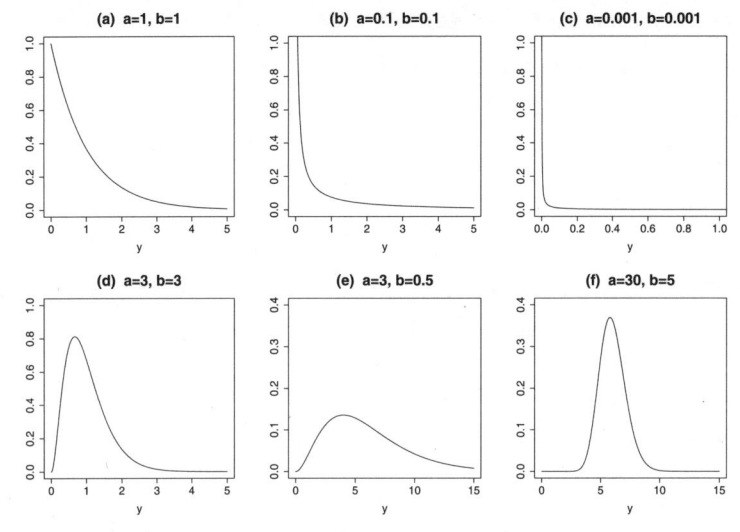

図 2.4 a と b の異なった値に対するガンマ分布 Gamma(a, b)

であり,その平均値,分散,モードは次式で与えられる.

$$E(\theta) = \frac{a}{b} \tag{2.26}$$

$$\mathrm{Var}(\theta) = \frac{a}{b^2} \tag{2.27}$$

$$モード = \frac{a-1}{b} \tag{2.28}$$

パラメータ a, b の値によってガンマ分布 Gamma(a, b) の形状が変わるが,そのいくつかの例を図 2.4 に示す.さて,ここでも式 (2.21) と同様に事後分布の平均値を分解してみると

$$\frac{a + \frac{n}{2}}{b + \frac{\sum_{i=1}^{n}(y_i - \mu)^2}{2}} = w \cdot \frac{a}{b} + (1-w) \cdot \frac{n}{\sum_{i=1}^{n}(y_i - \mu)^2} \tag{2.29}$$

ここで,

$$w = \frac{b}{b + \frac{\sum_{i=1}^{n}(y_i - \mu)^2}{2}}$$

であり,分散の逆数の事前分布の平均値とデータの分散の逆数との重み付き平均値となっていることがわかる.

■ 例:長期の収縮期血圧の値の推測[93] ■

ある 60 歳の女性の長期の収縮期血圧(SBP, systolic blood pressure)の値を評価することを考えてみよう.そこで一定期間を置いて $n = 2$ 回の繰り返し測定を行い,平均値 130 を得たとしよう.SBP の測定の誤差の標準偏差が $\sigma = 5$ であるとすると,彼女の SBP はどのような値であると推定できるか?

θ を長期の SBP の値としよう.頻度論者の解析では,標本平均 $\bar{y} = 130$ を θ の平均値と考え,$\sigma/\sqrt{n} = 5/\sqrt{2} = 3.5$ がその標準誤差(SE, standard error)と考える.したがって 95%信頼区間は

$$\bar{y} \pm \frac{1.96\sigma}{\sqrt{n}} = (123.1, 136.9)$$

である.同じ集団において実施されたある調査によると 60 歳の女性の SBP の平均値は 120,標準偏差が 10 であったとしよう.この情報を θ に関する事前情報として利用すると

$$\frac{\sigma}{\sqrt{n_0}} = 10 \rightarrow n_0 = 0.25$$

となり,事後分布の平均値は

$$\frac{0.25 \times 120 + 2 \times 130}{0.25 + 2} = 128.9$$

であり,標準偏差は

$$\frac{5}{\sqrt{0.25 + 2}} = 3.3$$

となる.この例における事前分布,尤度,それに事後分布は図 2.5 に示すとおりである.θ の事後分布の 95%信用区間は

$$128.9 \pm 1.96 \times 3.3 = (122.4, 135.4)$$

となる.この例では,事前分布に暗黙のうちに想定されたサンプルサイズは $n_0 = 0.25$ と少数となるが,事前分布の情報の重みはデータのそれに比較して 1/8 の重みの大きさであることを意味している.

2.2.3 Poisson 分布にしたがうデータ

一組の互いに独立な無作為標本が同一の Poisson 分布(Poisson distribution)にしたがう

2.2 統計的推測

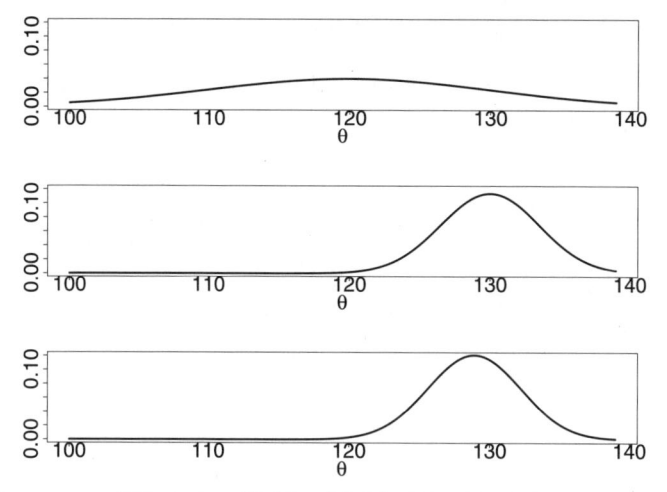

図 2.5 SBP の例題における正規分布の事前分布（上），尤度（中）と事後分布（下）

$$(y_1, y_2, \ldots, y_n) \sim \text{Poisson}(\theta), \quad \theta = 期待頻度 \tag{2.30}$$

場合を考える．Poisson 分布の密度関数は

$$p(y \mid \theta) = \frac{\theta^y \exp(-\theta)}{y!} \tag{2.31}$$

であり，平均値，分散はともに θ である．この場合の尤度は

$$L(\theta \mid y_1, \ldots, y_n) = \prod_{k=1}^{n} p(y_k \mid \theta) \propto \theta^{n\bar{y}} \exp\{-n\theta\} \tag{2.32}$$

ここに $\bar{y}$ は y_k の平均値である．さて，Poisson 分布にしたがうデータのベイジアン統計解析では，期待頻度 θ の事前分布にガンマ分布（gamma distribution）がよく利用される．つまり，

$$\theta \sim \text{Gamma}(a, b) \propto \theta^{a-1} \exp\{-b\theta\} \tag{2.33}$$

である．Bayes の定理により事後分布は

$$\begin{aligned} p(\theta \mid y_1, \ldots, y_n) &\propto L(\theta \mid y_1, \ldots, y_n) p(\theta \mid a, b) \\ &\propto \theta^{a+n\bar{y}-1} \exp\{-(b+n)\theta\} \end{aligned} \tag{2.34}$$

となる．つまり，事後分布もガンマ分布

$$\theta \mid (y_1,\ldots,y_n) \sim \mathrm{Gamma}(a+n\bar{y}, b+n) \qquad (2.35)$$

となり,ガンマ分布は Poisson 分布に対して共役な事前分布であることがわかる.ここでも,事後分布の平均値が

$$\frac{a+n\bar{y}}{b+n} = \frac{b}{b+n} \cdot \frac{a}{b} + \frac{n}{b+n} \cdot \bar{y} \qquad (2.36)$$

事後分布の平均値は事前分布の平均値 a/b とデータの平均値 $\bar{y}$ との重み付き平均値となっている.その重みは,それぞれ,b, n である.

■ 例:死亡地図の指標の一つである標準化死亡比 ■

ここでは,疾病の発生状況の地理的な格差・変動を記述するための疾病地図 (disease map) を描く際のベイジアン推測について紹介しよう.いま,ある期間の i 地域 ($i=1,2,\ldots,m$) におけるある疾患の死亡者数を y_i,期待死亡数を e_i とおき,未知の相対危険 (relative risk) を θ_i とする.一般に死亡者数は Poisson 分布に従うと仮定され,この場合,期待死亡数に相対危険 θ_i を掛けた $\theta_i e_i$ を期待値にもつ Poisson 分布,つまり

$$y_k \sim \mathrm{Poisson}(\theta_i e_i), \quad y_i = 0, 1, 2, \ldots$$

であると考える.このとき古典的な頻度論者の推論では,θ_i の最尤推定量として,

$$\mathrm{SMR}_i = \hat{\theta}_i = \frac{y_i}{e_i}, \quad i=1,2,\ldots,m$$

が導かれる.この相対危険の推定値 $\hat{\theta}$ が標準化死亡比 SMR (standardized mortality ratio) と呼ばれる公衆衛生学分野の健康指標の一つである.しかしこの推定量は e_i が小さいときに非常に不安定な推定量となるので,それを調整するために θ_i のベイジアン推測がよく利用される.まず,$\theta_1, \theta_2, \ldots, \theta_m$ は互いに独立に式 (2.35) のガンマ事前分布にしたがうと仮定する.そうすると,Bayes の定理を用いて,θ_i の事後分布は

$$p(\theta_i \mid y_i, e_i) \propto L(\theta_i \mid y_i, e_i) p(\theta \mid a, b)$$
$$\propto \theta^{a+y_i-1} \exp\{-(b+e_i)\theta\} \qquad (2.37)$$

と事後分布もガンマ分布 $\mathrm{Gamma}(a+y_i, b+e_i)$ になる.事後分布の期待値は

$$\tilde{\theta}_i = \frac{a + y_i}{b + e_i} \tag{2.38}$$

となり，小さな期待頻度の影響を受けにくい標準化死亡比の推定値となる．

2.2.4 条件付き独立と交換可能性

ここで，第 1 章の例 F1, 例 B1 を考えてみよう．頻度論者のアプローチでは一組の無作為標本（random sample）

$$(y_1, y_2, \ldots, y_n)$$

は「**iid 仮定**」つまり，「互いに独立でかつ同じ分布にしたがう」(independent and identically distributed) 確率変数と仮定し，その分布に未知のパラメータをもつパラメトリック分布を仮定する．ここでは正規分布 $N(\mu, \sigma^2)$ を仮定している．したがって，同時分布は「独立性」から

$$p(y_1, y_2, \ldots, y_n \mid \mu, \sigma^2) = \prod_{i=1}^{n} p(y_i \mid \mu, \sigma^2) \tag{2.39}$$

となる．一方，ベイジアンのアプローチではパラメータ (μ, σ^2) は確率変数であり，式 (2.39) を単に「独立」だからとはいえない．ベイジアンでは，それぞれの y_i は「(μ, σ^2) が所与という条件の下で互いに独立」であると考える．これを**条件付き独立**（conditional independence）という．実はこの考え方はベイジアン統計解析ではよく仮定される**交換可能性**（exchangeability）と深い関係がある．交換可能性とは一組の標本 $\boldsymbol{y} = (y_1, y_2, \ldots, y_n)$ の中である特定のデータ y_i だけが特殊であると考える合理的な理由がない，という意味で「類似」していると考えるアイデアである．つまり，任意の二つのデータ y_i, y_j は交換可能（exchangeable）となる．交換可能性が仮定できるということは「それぞれのデータはパラメータ (μ, σ^2) が所与という条件付き独立の下で，無作為に抽出されたデータである」と仮定することと同じとなる．つまり，この考え方においても式 (2.39) は成立するのである．

ベイジアン統計解析で主流を占める**階層的モデル**（hierarchical model）では，条件付き独立を仮定することにより，モデルを階層構造を有するいくつかの独立なサブモデルに分解できる．これを**階層的条件付き独立モデル**（hierarchical conditional independence model) という.このモデルでは,パラメータ μ, σ^2 は独立であると仮定し, $\mu, 1/\sigma^2 = \tau$(分散の逆数を精度パラメータと呼び τ で表現することが多い)それぞれの事前分布を $p(\mu), p(\tau)$ とおくと, $\boldsymbol{y}, \mu, \tau$ の同時分布が

$$p(\boldsymbol{y},\mu,\tau) = \prod_{i=1}^{n} p(y_i \mid \mu,\tau) p(\mu) p(\tau) \qquad (2.40)$$

と表現できる.注意したいのは,μ と τ の間の独立性はデータをとる前に仮定しているのであって,データをとった(条件付けした)あとでは独立性は保存されず,推定値間の相関が生じるのが普通である.このように同時分布がいくつかのサブモデルの積の形で表現できることはその後の事後分布の計算をはるかに容易にさせてくれる.

その計算の容易性の例として,第 3 章で説明するマルコフ連鎖モンテカルロ(Markov chain Monte Carlo)法で利用される Gibbs サンプラーの定常分布 $\pi(\boldsymbol{\theta})$ の推定に使用されるフル条件付き分布(full conditional distribution)について解説しておく.ベイジアンの統計モデルに含まれる興味あるすべてのパラメータを $\boldsymbol{\theta} = (\theta_1, \theta_2, \ldots, \theta_K)$ とし,要素 θ_j を含まないパラメータのベクトルを $\boldsymbol{\theta}_{-j} = (\theta_1, \ldots, \theta_{j-1}, \theta_{j+1}, \ldots, \theta_K)$ とすると θ_j のフル条件付き分布は

$$\pi(\theta_j \mid \boldsymbol{\theta}_{-j}) = \frac{\pi(\boldsymbol{\theta})}{\int \pi(\theta_j, \boldsymbol{\theta}_{-j}) d\theta_j} = \frac{p(\boldsymbol{y}, \theta_j, \boldsymbol{\theta}_{-j})}{p(\boldsymbol{y}, \boldsymbol{\theta}_{-j})} \qquad (2.41)$$

で定義される.

[例 1] 例として,上記の正規分布の例を考えてみよう.$\boldsymbol{y}$ が観察されたときの μ と τ の同時事後分布は

$$\pi(\mu,\tau) = p(\mu,\tau \mid \boldsymbol{y}) = \frac{p(\boldsymbol{y},\mu,\tau)}{\int p(\boldsymbol{y},\mu,\tau) d\mu d\tau}$$

となる.一方,μ のフル条件付き分布は

$$\pi(\mu \mid \tau) = \frac{p(\mu,\tau \mid \boldsymbol{y})}{p(\tau \mid \boldsymbol{y})} = \frac{p(\boldsymbol{y},\mu,\tau)}{p(\boldsymbol{y},\tau)} \propto \prod_{i=1}^{n} p(y_i \mid \mu,\tau) p(\mu)$$

となる.

[例 2] 第 1 章の例 F3, B3 の統計モデルを考えてみよう.ここでも,$\tau = 1/\sigma^2$,$\tau_B = 1/\sigma_B^2$ とおくと,階層的条件付き独立モデルにおけるデータとパラメータ

の同時分布は

$$p(\boldsymbol{y},\boldsymbol{\alpha},\mu,\tau,\tau_B) = \prod_{i=1}^{n}\left\{\prod_{j=1}^{r}p(y_{ij}\mid\alpha_i,\tau)p(\alpha_i\mid\mu,\tau_B)\right\}p(\mu)p(\tau)p(\tau_B)$$

となる．したがって，例えば，α_i のフル条件付き分布は

$$\pi(\alpha_i\mid\boldsymbol{\alpha}_{-i},\mu,\tau,\tau_B) = \frac{p(\boldsymbol{y},\boldsymbol{\alpha},\mu,\tau,\tau_B)}{p(\boldsymbol{y},\boldsymbol{\alpha}_{-i},\mu,\tau,\tau_B)}$$

$$\propto \prod_{j=1}^{r}p(y_{ij}\mid\alpha_i,\tau)p(\alpha_i\mid\mu,\tau_B)$$

となる．つまり，一般に，θ_j のフル条件付き分布は $\boldsymbol{\theta}=(\theta_1,\ldots,\theta_K)$ の同時分布 $p(\boldsymbol{\theta})$ から θ_j を含む項だけを拾ってまとめればよい，ということを教えている．

2.3 事後分布

すでに述べたように，ベイジアン統計解析の魅力の一つは，興味あるパラメータの値は定数ではなく不確実性をもつ値であると考えることである．したがって，パラメータに関する最終的な見解と興味は，事後分布に集中するわけであるが，その実際の解釈に際しては，事後分布から要約としての点推定値を求める，あるいは，ある意思決定 (decision making) を行うことが必要となる．もちろん，未知パラメータは確率変数であるから，頻度論者の立場におけるような未知母数の「不偏推定」という概念はないものの，推定値の良さ，意思決定の最適性，などの基準が必要になる．その一つが損失関数 (loss function)，あるいは，効用関数 (utility function) といわれるものである．いま，θ が真のときに推定値（あるいは，決定）t をとるときの損失（効用）関数を $u(t,\theta)$ としよう．すると，事後分布に基づく期待損失（効用）は

$$U(t\mid y) = E_\theta(u(t\mid\theta)\mid y) = \int u(t,\theta)p(\theta\mid y)d\theta \qquad (2.42)$$

となり，この期待損失（効用）を最小（最大）にする推定量（決定）t を選ぶのが自然であろう．もちろん，用いる損失関数に依存して変化する．表 2.3 には推定に際して利用される代表的な損失関数とそれから導かれる推定量との関係

表 2.3 ベイジアン推測における損失関数とそれに対応した推定量

	損失関数 $u(t, \theta)$	推定量
(1)	$(t - \theta)^2$	事後分布の期待値
(2)	$\lvert t - \theta \rvert$	事後分布のメディアン
(3)	$1, \; t \neq \theta$ $0, \; t = \theta$	事後分布のモード

を示した.

推測には,期待損失関数を平均2乗誤差でとらえることが多いので,したがって「事後分布の期待値をベイジアンの点推定値」とすることが多い.また,表2.3 の (3) に示す損失関数を利用すると事後分布のモードがベイジアンの点推定値となるが,これは頻度論者での最尤法を特別な場合として含んでいる.なぜならば,事前分布にきわめて範囲の広い一様分布 $p(\theta) = C$ を仮定すれば,Bayes の定理より

$$p(\theta \mid x) \propto p(x \mid \theta)$$

となり,事後分布最大は尤度最大を意味するからである.もし,分布が左右対称で単峰性であればこれら三つの点推定値は一致する.もし,事後分布が非対称であれば,分布の裾の影響を受けにくい推定値を選ぶ,という観点から「メディアン」を利用することが好まれる.

区間推定値としては,事後確率の 95% をカバーする任意の区間はどれも θ の **95%信用区間**(credible interval)と呼ばれる.もっと簡単に θ の**事後区間**(posterior interval)とも呼ばれる.なかでも次の三つの区間は区別される.

1) 片側区間(one-sided interval):例えば,上側の片側 95% 区間は $p(\theta < \theta_L \mid y) = 0.05$ を満たす (θ_L, ∞) で与えられる.
2) 両側の裾確率が等しい区間(two-sided equi-tail-area interval):この場合の両側 95% 区間は $p(\theta < \theta_L \mid y) = 0.025$ と $p(\theta > \theta_U \mid y) = 0.025$ を満たす (θ_L, θ_U) である.
3) 両端の密度が等しい区間(highest posterior density (HPD) interval):信用区間の両端の密度の縦座標が等しい,すなわち,$p(\theta_L \mid y) = p(\theta_U \mid y)$ となる区間である.これを HPD 区間と呼ぶ.この場合,区間の長さが最少となることが知られている.

図 2.6 と図 2.7 は左右対称な事後分布と非対称な事後分布の場合の HPD と両

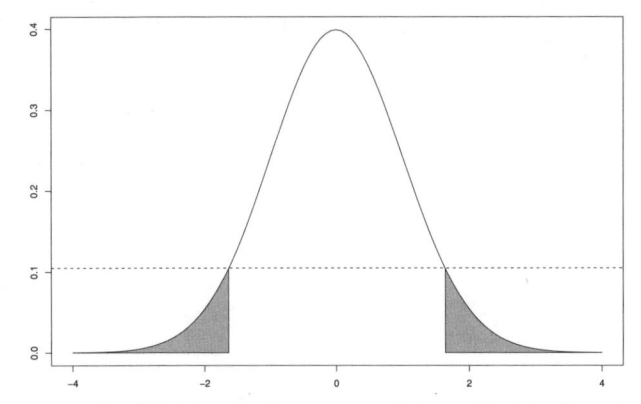

図 2.6 左右対称な事後分布の 95%信用区間．この場合には両裾確率が等しい信用区間と HPD 信用区間は一致する．

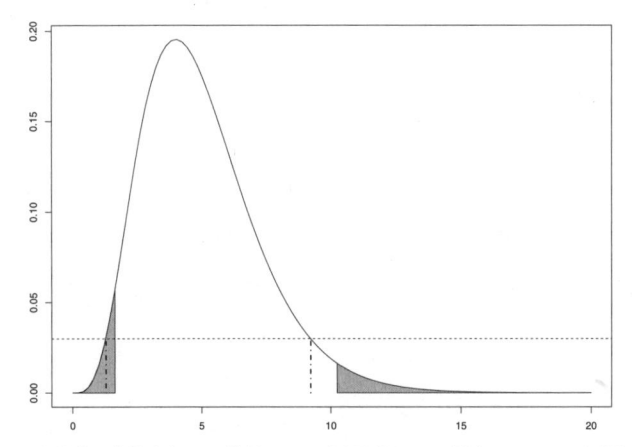

図 2.7 非対称な事後分布の 2 種類の 95%信用区間．この場合には HPD 区間は両裾確率が等しい区間より幅が短い．

側の裾確率が等しい区間を，それぞれ示している．

さて，θ の 95%信用区間の意味は θ がその区間の中に存在する確率が 0.95 であることを意味する．一方，頻度論者の θ の 95%信頼区間は標本抽出を独立に繰り返して 100 個の独立な 95%信頼区間を作成したとき，そのうちの 95 個程度は真の θ の値を含むだろう，という頻度，つまり，確率を意味する．つまり，ベイジアンでは θ は変化する確率変数であるのに対し，頻度論者では θ は 1 個の値，定数であるので，このような違いが出てくるのである．

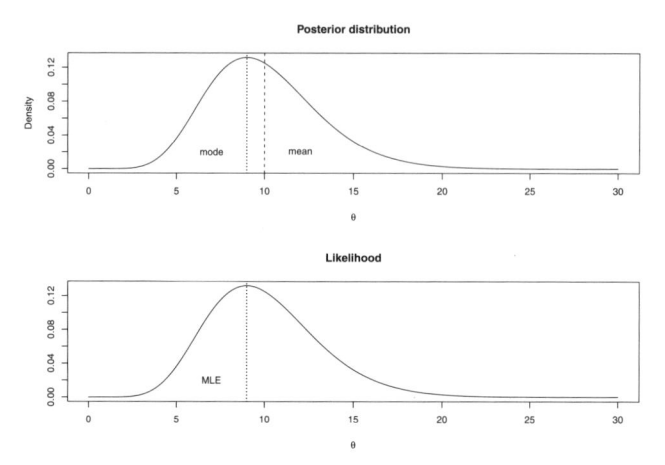

図 2.8 基準事前分布を利用した場合の事後分布と尤度関数

　信用区間は一般には信頼区間より狭い．なぜなら，事前分布により情報が加味されているからである．区間の幅については一概にどうだ，とはいえない．信頼区間の幅は推定量の標準誤差に依存し，信用区間の幅は事後分布の標準偏差に依存するからである．

　事前分布として，基準事前分布を利用すれば，先ほどの議論から，事後分布は尤度と同じ形状を示すとともにモードは最尤推定値に一致する（図 2.8 参照）．一般には，データのサンプルサイズが大きいときには事前分布の情報の重みは小さくなるのでベイジアンの推測は頻度論者のそれとほぼ同様の答えを出す．しかし，小標本での解析では答えが異なる．

　さて，次に，意思決定の問題を考えてみよう．問題を簡単にするために，二つの仮説 H_0, H_1 があり，現在のそれぞれの仮説の事後確率を $p(H_0 \mid y), p(H_1 \mid y)$ としよう．それに伴い，2 種類の意思決定 d_0, d_1 が存在し，仮説 $H_0(H_1)$ が正しいと考えれば，決定 $d_0(d_1)$ を選ぶことにする．そこで，損失関数

$$u(d_i, H_j) : 仮説 H_j が正しいときに決定 d_i を選択する損失$$

を定義しよう．そうすると，期待損失を最小にする決定を選ぶということは

$$もし U(d_1 \mid y) < U(d_0 \mid y) \Rightarrow d_1 を選ぶ \tag{2.43}$$

ということになる．つまり，d_1 を選ぶ条件は

$$u(d_1, H_0)p(H_0 \mid y) + u(d_1, H_1)p(H_1 \mid y)$$
$$< u(d_0, H_0)p(H_0 \mid y) + u(d_0, H_1)p(H_1 \mid y)$$

となる.並べ替えて

$$\frac{p(H_0 \mid y)}{p(H_1 \mid y)} > \frac{u(d_1, H_1) - u(d_0, H_1)}{u(d_0, H_0) - u(d_1, H_0)}$$

という条件が得られる.もちろん,損失関数をどのように定義するかは現実的な問題として容易ではない.

2.4 事前分布

ベイジアンの統計解析は事前分布によって導かれるので,これまでの経験,他の情報から,これから行う調査研究で,興味ある結果変数などの量について合理的な不確実性を要約しておくことは重要である.ただ,正しい事前分布を導入するのは困難であり,むしろある範囲の合理的な見解を表現する事前分布を考えればよい.また,事前分布に含まれるすべてのパラメータを特定しておく必要はなく,未知として推定すればよい.標本サイズが大きくなれば,通常は,事前分布の影響は尤度より小さくなるので,事前分布が結果に与える影響は小さくなる.事前分布の選択方法は通常,次の一つあるいは二つの要素を組み合わせて考えることが多い:

- 身体的な合理性:例えば,人間の身長はめったに 2.5 m を超えない.
- 無情報事前分布:事後分布の形状は尤度の形状と同じになる (2.4.3 項参照).
- 利便性:共役事前分布 (conjugate prior) を採用すると解析が簡単になる (2.2.1〜2.2.3 項参照).
- 主観的な事前分布:「無情報事前分布」に対して「情報のある事前分布」ともいう.これは以前の研究もしくは専門家の意見などを参考にして決める (2.4.2 項参照).
- 懐疑的事前分布 (sceptical prior) もしくは熱狂的事前分布 (enthusiastic prior):懐疑的事前分布は大きな(治療)効果への不信感を表現する[60].その分布の平均は 0 であるが,もっともらしい(治療)効果を含む形状を有する.これに反して,熱狂的な事前分布[91] は(治療)効果が負となる可能

性を低くした対立仮説として設定される.
- 経験 Bayes 法 (empirical Bayes method): 興味あるパラメータに設定された事前分布の未知のパラメータをデータから推定する方法[18, 19]. データから推定せず, 事前分布を設定する方法をフルベイズ (full Bayes) 法と呼ぶ.
- 階層的事前分布 (hierarchical prior): 2.5 節参照.

なお, 事前分布のパラメータを超パラメータ (hyperparameter) と呼ぶことがある.

2.4.1 事前分布のサンプルサイズ

すでに述べたように, 共役事前分布 (conjugate prior) は事前分布と同じ分布族に属する事後分布を与える. これまで議論したものも含め, いくつかのよく知られている例を表 2.4 にまとめる. さて, 共役な事前分布を仮定したベータ–二項 (beta-binomial), 正規–正規 (normal-normal), ガンマ–Poisson (gamma-Poisson)[*1] それぞれのモデルでの事後分布平均値の構造を見比べるために式 (2.16), (2.21), (2.36) をここで再度表示してみよう.

$$\text{beta-binomial model}: \frac{a+y}{a+b+n} = \frac{a+b}{a+b+n} \cdot \frac{a}{a+b} + \frac{n}{a+b+n} \cdot \frac{y}{n}$$

$$\text{normal-normal model}: \frac{n_0 \mu + n\bar{y}}{n_0 + n} = \frac{n_0}{n_0 + n} \cdot \mu + \frac{n}{n_0 + n} \cdot \bar{y}$$

$$\text{gamma-Poisson model}: \frac{a + n\bar{y}}{b+n} = \frac{b}{b+n} \cdot \frac{a}{b} + \frac{n}{b+n} \cdot \bar{y}$$

これらの構造から, データのサンプルサイズ n に対応しているのは
- ベータ分布のパラメータの和 $(a+b)$

表 2.4 共役な事前分布の例

事前分布 $p(\theta)$	尤度 $p(y\mid\theta)$	事後分布 $p(\theta\mid y)$
$\text{Beta}(a, b)$	$\text{Binomial}(\theta, n)$	$\text{Beta}(a+y, b+n-y)$
$\text{Normal}(\mu, \frac{\sigma^2}{n_0})$	$\text{Normal}(\theta, \frac{\sigma^2}{n})$	$\text{Normal}(\frac{n_0\mu+n\bar{y}}{n_0+n}, \frac{\sigma^2}{n_0+n})$
$\text{Gamma}(a, b)$	$\text{Poisson}(\theta)$	$\text{Gamma}(a+n\bar{y}, b+n)$
$\text{Gamma}(a, b)$	$\text{Normal}(\mu, \frac{1}{\theta})$	$\text{Gamma}(a+\frac{n}{2}, b+\frac{\sum(y_i-\mu)^2}{2})$
Dirichlet	Multinomial	Dirichlet
Inverse Wishart	Multivariate Normal	Inverse Wishart

[*1] gamma-Poisson モデルは Poisson-gamma モデルと表現されることも多い.

- 正規分布の暗黙的に想定されたサンプルサイズ n_0
- ガンマ分布の2番目のパラメータ b

であり,「重み付き平均値」のバランスを構成している.つまり,これらの事前分布のパラメータ $a+b$, n_0, b が事前分布の情報の大きさ,つまり,「事前分布のサンプルサイズ」を表現していると考えることができる.したがって,以下に述べる「情報がある事前分布」においては,このサンプルサイズが大きければ大きいほど,情報が多いということになる.一方で,このサンプルサイズが小さければ小さいほど,情報が少ないことを意味し,これらのサンプルサイズをきわめて小さく設定することによって「無情報事前分布」を表現することが多い.共役な事前分布以外の一般の事前分布の場合にはサンプルサイズの計算は直感的には導かれないが,Morita et al.[75] が広い範囲の事前分布に対する計算方法を提案している.彼らは有効サンプルサイズ (effective sample size) と呼んでいる.

2.4.2 情報がある事前分布

専門家の個人的で主観的な見解を事前分布に反映させた,主観論者としてのベイジアンのアプローチは頻度論者から批判されてきた.もしある医療介入研究がより広い社会に受け入れられることを目的とするならば,事前分布はなんらかの科学的根拠あるいは合意に基づいて構成される必要がある.利用可能な客観的な根拠がほとんどない状況では専門家の意見を集約する必要があるかもしれない.このような場合には**事前分布の誘出**(prior elicitation)が必要になる[86].一般にヒトはある量の変動を確率的に評価するのは得意ではないという事実はかなりよく知られているが,専門家は訓練次第ではその能力を改善して調整のとれた判断を下すことができるものである.誘出技術には,

- 非公式なインタビュー:著名な専門家のリストを作成し,医療介入研究の効果の大きさ (effect size) に関して非公式に個人的にインタビューを行い,なんらかの形にまとめる[68,82].
- 構造化されたインタビューと意見の統合:著名な専門家のリストを作成するところまでは前者の方法と同じであるが,インタビューに際しては,それぞれの専門家の事前分布を手書きで描いてもらう.それを後でヒストグ

ラムに変換して合成した事前分布を作成する[39,89,90].
- 構造化質問表：手書きの代わりに「事前に作成したチャート」を用いて，その上に事前分布を描いてもらう方法[1,56,78,95].
- コンピュータによる誘出法：専門家に書いてもらうかわりに，PC画面に向かって，必要な情報を入力すれば自動的に事前分布が作成できるプログラムを利用する方法[23,58].

などが知られている[22]. 複数の専門家の意見がそれぞれ異なる場合には，合意を引き出すための手続き，それぞれの異なった意見を統合する，あるいはそれぞれの意見を保持するなどの方策が考えられる．事前分布の誘出にかかわる問題は，一人一人の意見は偏りがあり，人を選ぶということは結果に偏りをもたらし，誘出のタイミングも結果に影響を与える，ということを理解しなければならない[59].

もし，以前に類似の関連性の大きい研究が実施されていれば，それらの結果は事前分布の導出の重要な根拠になる可能性がある．それはメタ・アナリシスの手法[105]を適用することに他ならない．興味あるパラメータをθとし，過去にH個の類似の研究が存在し，その推定値が正規分布にしたがう尤度

$$\hat{\theta}_h \sim N(\theta_h, s_h^2), \quad h = 1, \ldots, H \tag{2.44}$$

をもつと仮定しよう．この場合の代表的な方法として，次の2種類を紹介しよう．

1) 交換可能性が考えられる場合：

この場合には，θ_h, θとも交換可能である．つまり，

$$\theta_1, \ldots, \theta_H, \quad \theta \sim N(\mu, \sigma_\theta^2) \tag{2.45}$$

が成立する．この場合のμの推定は頻度論者のアプローチでは「変量モデルのメタ・アナリシス」の方法が適用できる．ベイジアンのアプローチではμの事前分布に一様分布を導入すれば，その事後分布の平均と分散は頻度論者の推定値のそれに等しい．つまり，各研究への重みを

$$w_h = \frac{1}{s_h^2 + \sigma_\theta^2} \tag{2.46}$$

とおいて，

$$\mu \mid \hat{\theta}_1, \ldots, \hat{\theta}_H \sim N\left(\frac{\sum_h \hat{\theta}_h w_h}{\sum_h w_h}, \frac{1}{\sum_h w_h}\right) \quad (2.47)$$

で与えられる．したがって，今回の研究を始める前の θ の事前分布は

$$\theta \mid \hat{\theta}_1, \ldots, \hat{\theta}_H \sim N\left(\frac{\sum_h \hat{\theta}_h w_h}{\sum_h w_h}, \frac{1}{\sum_h w_h} + \sigma_\theta^2\right) \quad (2.48)$$

と設定できる．ここで，σ_θ^2 の値はなんらかの方法，例えば DerSimonian–Laird のモーメント法[31]，あるいは，最尤推定法などで推定しておく．

2) 潜在的にバイアスが存在する場合:

バイアスが存在し，

$$\delta_h = \theta - \theta_h, \quad \delta_h \sim N(0, \sigma_{\delta h}^2) \quad (2.49)$$

と仮定できる場合もほぼ交換可能性のあるモデルと同様であり，

$$\theta \mid \hat{\theta}_1, \ldots, \hat{\theta}_H \sim N\left(\frac{\sum_h \hat{\theta}_h w_h'}{\sum_h w_h'}, \frac{1}{\sum_h w_h'}\right) \quad (2.50)$$

ここで

$$w_h' = \frac{1}{s_h^2 + \sigma_{\delta h}^2} \quad (2.51)$$

となる．しかし，$\sigma_{\delta h}^2$ の値については，なんらかの仮定，事前分布などを設定する必要がある．

2.4.3 無情報事前分布

無情報事前分布（non-informative prior）を採用すると，尤度と同じ形状をもつ事後分布を導くことになるので，ベイジアンの推定値は伝統的な頻度論者の推定値に一致する[11,61]．「無情報」という言い方より適切な名前として，基準（reference），デフォルト（default），一様（uniform），フラット（flat）などがあげられるかもしれない．というのも，すべての事前分布は，たとえパラメータのすべての値が同様に確からしいとしても，なんらかの情報を有しているからである．ともあれ，事前情報がないのであるから，それを表す確率分布としては「一様分布」が自然であろう．

- 未知パラメータが回帰係数のような位置パラメータで「$-\infty \leq \theta \leq \infty$」の値をとり得るとき，その事前分布は $p(\theta) \propto C$(定数)
- 未知パラメータが分散のような尺度パラメータで「$0 < \theta \leq \infty$」の値をとり得るとき，その事前分布は $p(\log \theta) \propto C$(定数)，すなわち，$p(\theta) \propto 1/\theta$

と考えるのが自然であろう．なお，分散の場合は，$\log(\sigma^2)$ の尺度上で一様となる事前分布を考えることは $\log(\sigma)$ 上で一様分布を考えることと同じであるので，$p(\sigma^2) \propto 1/\sigma^2$ あるいは，$p(\sigma) \propto 1/\sigma$ を仮定することと同じである．

しかし，このような一様分布では，積分すると ∞ となってしまい，確率分布としては正しくない事前分布となる．このような事前分布をインプロパー事前分布（improper prior）と呼ぶ．そこで，応用上は，観測データの適当なスケーリングにより

- 未知パラメータが，回帰係数のように，「$-\infty \leq \theta \leq \infty$」の値をとり得るときその事前分布は，正規分布，

$$p(\theta) = N(0, \sigma^2), \quad \sigma = 100 \text{ 程度} \tag{2.52}$$

- 未知パラメータが，分散のように，「$0 < \theta \leq \infty$」の値をとり得るときその事前分布は，逆ガンマ分布，

$$p(1/\theta) = \mathrm{Gamma}(a, a), \quad a = 0.001 \text{ 程度} \tag{2.53}$$

とすることが多い．これは，2.4.1 項の事前分布のサンプルサイズをきわめて小さく設定することに対応している．一方で，Bernoulli 試行から生じる二値データ，つまり，

$$y \sim \mathrm{Bernoulli}(\theta)$$

である場合を考えてみよう．事前分布に一様分布

$$\theta \sim U(0, 1)$$

を設定すれば，確かに θ の区間 $[0, 1]$ の間でとり得るすべての値が「同様に確からしい」ことは担保できる．ただ，一様分布を事前分布に採用する問題点の一つは，パラメータの値が変換されてしまうともはや一様ではないということである．例えば，θ に関する一様分布はベータ分布を利用すると $\mathrm{Beta}(1, 1)$ と書け

る．しかし，われわれはしばしば対数オッズ比 $\log(\theta/(1-\theta))$ に興味がある場合が多い．もし，$\log(\theta/(1-\theta))$ 上で一様分布を事前分布として採用すると，θ に関しては Beta(0,0) を事前分布として採用することと同値である．Beta(0,0) は θ の値が 0 または 1 に非常に近いところで密度が急上昇する分布で正しくない（improper）事前分布となる．したがって，このような場合には Beta(0.5, 0.5) を事前分布として採用することが多い（図 2.2 参照）．

2.5 階層的モデル

ベイジアンのアプローチと関連した計算技術の発展により，階層的モデル（hierarchical model）を適用するための自然な領域が起こるべくして起こったといえる．

2.5.1 交換可能性

交換可能性（exchangeability）については 2.2.4 項ですでに解説したが，ここではパラメータに関する議論である．多くのパラメータ $\theta_1, \theta_2, \ldots, \theta_K$ の推測に興味があるとしよう．例えば，これらの値は複数の医療センターにおけるある治療効果の真値と考えることができる．そこで，次の三つの異なった仮定を考えてみよう：

1) **均質性**：すべての θ の値は同等（identical），均質（homogeneity）と仮定する．この場合は，それぞれの医療センターからのデータは一緒にまとめられ，医療センターの違いは無視できる．
2) **独立性**：すべての θ は独立（independent），無相関（unrelated）であると仮定する．この場合は，それぞれの医療センターからのデータは独立に解析できる．
3) **交換可能性**：すべての θ は，ある特定の医療センターだけが特殊であると考える合理的な理由がない，という意味で「類似」していると仮定する．広い条件の下で，交換可能性の仮定は「それぞれの医療センターはある母集団からの無作為に抽出されたセンターである」と仮定することと同じである．この考え方は頻度論者の変量モデル（random-effects model）

と同じである．

例として，治療への反応が正規分布にしたがう状況

$$Y_k \sim N(\theta_k, s_k^2), \quad k = 1, \ldots, K$$

を考えてみよう（2.2.2項参照）．この場合にはこれらの三つの異なった仮定は，それぞれ，次のように解釈できる：

1) 均質性（統合効果）：すべての θ_k は共通の治療効果 μ に等しくなるので，$Y_k \sim N(\mu, s_k^2)$ となる．ここで，

$$s_k^2 = \frac{\sigma^2}{n_k}$$

とし，μ の事前分布として

$$\mu \sim N\left(0, \frac{\sigma^2}{n_0}\right)$$

を仮定し，Bayesの定理を逐次的に利用すれば，μ に関する統合された事後分布が次式で与えられる．

$$\mu \mid y_k \sim N\left(\frac{\sum_{k=1}^K n_k y_k}{n_0 + \sum_{k=1}^K n_k}, \frac{\sigma^2}{n_0 + \sum_{k=1}^K n_k}\right) \quad (2.54)$$

この結果の特別な場合で，$K = 1$ の場合は式(2.20)を参照されたい．この結果から，事前分布が値 0 をもつ n_0 個の仮想的なデータと考えれば，事後分布の平均値はサンプルの総平均と一致することがわかる．そこで，$n_0 \to 0$ となるにつれて，事前分布は一様分布に近づき，その結果として事後分布は

$$\mu \mid y_k \sim N\left(\frac{\sum_{k=1}^K n_k y_k}{\sum_{k=1}^K n_k}, \frac{\sigma^2}{\sum_{k=1}^K n_k}\right) \quad (2.55)$$

となる．

2) 独立性（母数効果）：それぞれの θ_k が他のデータとは関係なく独立に推定される．それぞれの θ_k に対して一様事前分布を仮定すれば，事後分布は

$$\theta_k \sim N(y_k, s_k^2) \quad (2.56)$$

となる．これは正規化された尤度である．

3) 交換可能性（変量効果）：もし，$\theta_1, \ldots, \theta_K$ がある共通の事前分布（パラメータは未知）からの無作為抽出であると仮定できるのであれば，これは**階層的モデル**（hierarchical model），あるいは，**マルチレベルモデル**（multilevel model）であると呼ばれる．ここで，共通の事前分布として

$$\theta_k \sim N(\mu, \sigma_\theta^2), \quad \text{ここで } (\mu, \sigma_\theta^2) \text{ は未知} \qquad (2.57)$$

を仮定しよう．それぞれのデータ y_k が所与の下で，Bayes の定理は

$$\theta_k \mid y_k \sim N(B_k\mu + (1-B_k)y_k, \, (1-B_k)s_k^2) \qquad (2.58)$$

となる．ここで

$$B_k = \frac{s_k^2}{s_k^2 + \sigma_\theta^2} \qquad (2.59)$$

は事前分布の平均への重みである．この式の形から，均質性を仮定した統合結果は $\sigma_\theta^2 = 0$ の特別な場合であり，独立性を仮定した結果は $\sigma_\theta^2 = \infty$ の特別な場合であることがわかる．

交換可能なモデルは θ 間に独立性が仮定できれば信用区間の幅が狭い推測につながるが，事前分布の平均値のほうへある程度統合された縮小された推定値 (shrunk estimate) となる．B_k の値は事前平均への縮小 (shrinkage) の程度を制御し，θ_k の信用区間の幅の減少につながるのである．

2.5.2 事前分布

階層的モデルは多くのベイジアンの統計モデルの本質的な要素であるが，次の三つの本質的な仮定を忘れてはならない．

1) θ_k の交換可能性
2) θ_k の変量効果の分布
3) 変量効果の分布のパラメータに対する事前分布の超パラメータの分布

例えば，正規分布の尤度 $Y \sim N(\theta, s^2)$ を仮定しよう．標準的なベイジアンの統計解析では θ の事前分布を固定して考えるが，階層的モデルでは

$$\theta_k \sim N(\mu, \sigma_\theta^2)$$

と未知の超パラメータをもつ事前分布 $N(\mu, \sigma_\theta^2)$ を仮定し，第 2 段階として，超

パラメータ (μ, σ_θ^2) に事前分布を設定するのである．すでに 2.4.3 項で述べたように，μ には無情報事前分布

$$\mu \sim N(0, 100000)$$

を仮定することができる．一方，分散 σ_θ^2 の事前分布には次のような分布が考えられる：

1) $1/\sigma_\theta^2 \sim \mathrm{Gamma}(0.001, 0.001)$
2) $p(1/\sigma_\theta^2) \propto$ 定数：大きな σ_θ の値を好む
3) $p(1/\sigma_\theta) \propto$ 定数：σ_θ の値が大きい，あるいは，小さいは同様に確からしい

■ 例：試験の成績 ■

学習指導方法の効果を試験の成績で検討した研究を一つ紹介する[84]．ある指導方法に関する無作為化比較試験が八つの学校で独立に実施され，指導方法の効果を試験成績で調べたものである．これらの試験はそれぞれの生徒が大学進学の際に参考にされたものである．試験の成績は平均 500 点，標準偏差が約 100 点で，最小値 200 点，最大値 800 点であった．この試験の結果を表 2.5 に示した．それぞれの学校での「指導効果」とその標準誤差は共分散分析（analysis of covariance）を用いて推定されたものである．これらの推定値は既知の分散 ($s_j^2, j = 1, \ldots, 8$) をもつ正規分布にほぼしたがうと考えられた．

表 2.5 をみると，指導効果の推定値は学校によって変化しており，中程度の指導効果が得られている学校があるものの，多くの学校では指導効果は小さく，負の効果を示す学校も散見される．それぞれの学校での試験結果を別々に独立

表 2.5　八つの学校で実施されたある学習指導効果の無作為化比較試験で，推定された指導効果と標準誤差

学校	推定された指導効果	標準誤差
A	28	15
B	8	10
C	−3	16
D	7	11
E	−1	9
F	1	11
G	18	10
H	12	18

表 2.6 階層的モデルによる指導効果の推定値

学校	2.5%	メディアン	97.5%
A	−2	10	31
B	−5	8	23
C	−11	7	19
D	−7	8	21
E	−9	5	18
F	−7	6	28
G	−1	10	26
H	−6	8	33

して簡単な正規分布に基づく解析を行うと，学校間で重なる指導効果の95%信用区間が推定される．もし，すべての学校で真の指導効果は同じであるべきという「均質性」を仮定すれば，指導効果の統合推定値として 7.9 ± 4.2 （mean $\pm$ SE）が得られ，統合された95%信用区間は $(-0.3, 16.0)$ と推定される．しかし，この仮定の下では，学校 A で，高い指導効果 28 が得られる可能性はきわめて小さい．

次に，階層的モデル

$$y_j \sim N(\theta_j, s_j^2), \quad j = 1, \ldots, 8$$

を考えてみよう．事前分布は次のように正規分布を考える．

$$\theta_j \sim N(\mu, \sigma_\theta^2)$$

ここで，二つのパラメータ μ, $1/\sigma_\theta^2$ に対して，独立で一様な超事前分布（hyperpriors）を考えることにする．表 2.6 に学校それぞれの指導効果の推定値を要約した．その結果は，八つの95%信用区間が重なり，メディアンが5～10の間に位置している点で，いくぶん統合推定値に類似している．しかし，それぞれの95%信用区間が統合された信用区間のほぼ2倍程度の幅を有しているので，指導効果が 16 を超える，あるいは，負となる確率が増している．

2.6 予　　測

予測（prediction）を行うことは統計モデルの基本的な目的の一つであり，ベイジアンの方法はかなり容易な方法でこれを行うことができる．観測されてい

るデータ y に基づいて，将来の観測値 x を予測する問題を考えてみよう．つまり，必要な分布は

$$p(x \mid y)$$

である．ところで，

$$p(x \mid y) = \int p(x \mid y, \theta) p(\theta \mid y) d\theta$$

である．多くの場合，x と y は θ の値が所与の下では「独立」であると仮定することは妥当と考えられるので，

$$p(x \mid y, \theta) = p(x \mid \theta)$$

となる．したがって Bayes の定理を利用して

$$p(x \mid y) = \int p(x \mid \theta) p(y \mid \theta) p(\theta) d\theta \tag{2.60}$$

と予測できることになる．例えば，将来のデータ Y_n に対して正規分布にしたがう標本分布

$$Y_n \sim N\left(\theta, \frac{\sigma^2}{n}\right)$$

が仮定でき，θ の事前分布として，式 (2.19) と同様に

$$\theta \sim N\left(\mu, \frac{\sigma^2}{n_0}\right)$$

を仮定したとしよう．$Y_n = (Y_n - \theta) + \theta$ と二つの独立な正規分布にしたがう確率変数の和に分離して考えれば，Y_n の**予測分布**（predictive distribution）は容易に

$$Y_n \sim N\left(\mu, \sigma^2\left(\frac{1}{n} + \frac{1}{n_0}\right)\right)$$

で与えられることがわかる．分散の項をみると，予測を行うと分散が増加する，したがって，不確実性が増すことがわかる．さて，現在すでに，式 (2.18) の正規分布にしたがうデータ $y_m (= \bar{y} = (1/m) \sum y_k)$ を観察している状況を考えよう．この場合には，Bayes の定理を利用して

$$\theta \mid y_m \sim N\left(\frac{n_0 \mu + m y_m}{n_0 + m}, \frac{\sigma^2}{n_0 + m}\right)$$

となる (式 (2.20) 参照)．したがって

$$Y_n \mid y_m \sim N\left(\frac{n_0 \mu + m y_m}{n_0 + m}, \sigma^2\left(\frac{1}{n_0 + m} + \frac{1}{n}\right)\right)$$

となる．

2.7 モデルの適合度と感度分析

モデルのデータへの適合度をチェックすることは統計解析の重要な一部である．ベイジアンの統計解析では，サンプリングの分布（尤度）と事前分布の両方の適合度を評価する必要がある．感度分析の基本的課題は，現在のモデルとは他の異なった，しかし妥当な確率モデルを適用したときに，事後分布に基づく推測がどの程度変化するか？ を検討することである．

最初に考えるべきことは，そのモデルによる推測が意味をなすか？ である．つまり，そのモデルを適用して将来のデータを予測し，「将来のデータ」を集めて，予測された値と比較する，という外的妥当性の検証（external validation）によりモデルのチェックを行うことができる．次に考えるべきことは，そのモデルは観測データと一致しているか？ である．もし，データに適合していればモデルから生成されたデータが観測データに類似しているはずである．これは，自己一致性のチェック（self-consistency check）で，事後予測チェック（posterior predictive checking）と呼ばれている方法である．事後予測分布からデータをシミュレートし，グラフィカルかつ数値的手法によって観察されたデータと比較する．

もっとも，現在のモデルにパラメータを追加して拡張したモデルを比較する感度分析を実施することも考えられる．その場合には，(1) 適合度の改善は追加したパラメータを正当化できるだけ十分に大きいか？ (2) 追加したパラメータの事前分布は妥当か？ などを十分に検討することが大事である．

2.8　ベイジアンの流派

ベイジアンのアプローチには，事前分布に対する考え方，その推定の方法に関して多くのイデオロギーの相違が存在するとともに論争の種となってきた．個人の主観的な見解だけを事前分布に反映させた，主観論者のベイジアンのアプローチを「純粋なベイジアン」と考えたときに，その「純粋さ」の程度の低い順に並べると，大きく分けて次の4種類のアプローチが存在する．

1) **経験 Bayes**（empirical Bayes）：事前分布はデータから直接に推定される．解析と報告は頻度論者の用語でまとめられる．

2) **基準 Bayes**（reference Bayes）：「客観的事前分布（objective prior）」，あるいは，「基準事前分布（reference prior）」を使用するアプローチ．事前分布に一様分布を仮定して，一見，ベイジアンの方法を利用したかにみえる試みは少なくないが，本質的には頻度論者の結果に一致する．このようなやり方は，*make the Bayesian omelette without breaking the Bayesian eggs* と皮肉られている．これはことわざ *You cannot make an omelette without breaking eggs*（卵を割らずにオムレツは作れない：蒔かぬ種は生えぬ．何事にも犠牲が必要）をもじったもの．

3) **プロパー Bayes**（proper Bayes）：利用可能な根拠に基づいて決定された「情報のある事前分布」を利用するが，事後分布を要約する際に損失関数（loss function）あるいは効用関数（utility function）を積極的には用いない．Bayes 係数を利用して仮説検定に焦点が絞られる場合もある．

4) **決定理論的 Bayes**（decision-theoretic Bayes）：事後分布の要約においては具体的な損失関数あるいは効用関数が導入され，その期待値を最小化，あるいは，最大化することに基づいた推測と意思決定を行う．

これらの流儀の違いはあるものの，伝統的な頻度論者の方法とベイジアンの方法とを区別する三つの重要な概念が存在する．それは「一貫して確率的に見解を述べる（coherence of probalilistic statement）」，「交換可能性（exchangeability）」，そして「尤度原理（likelihood principle）」である．

■ 例：効用関数を導入した抗がん剤の臨床第 2 相試験デザイン ■

抗がん剤の臨床第 2 相試験では，検証的な第 3 相である無作為化比較試験に進むために十分な腫瘍縮小効果を示す奏効率 $\theta = \theta_{\text{new}}$ を有しているか否かを判定するために，有効性が見込まれる治療法を対象となる被験者に実施する無対照試験が実施される．頻度論的アプローチでは Simon の方法[87]，Fleming の方法[38]の 2 段階デザインがよく知られている．

1) 第 1 段階：n_1 症例を組み込み，有効症例数が r_1 であるとき，

  ● $r_1 \leq a_1 \longrightarrow$ 試験終了

- $a_1 \leq r_1 \leq b_1 \longrightarrow$ 試験継続
- $b_1 \leq r1 \longrightarrow$ 第 3 相へ進む

2) 第 2 段階：n_2 症例を組み込み，有効症例数が r_2 であるとき，
   - $r_2 \leq a_2 \longrightarrow$ 試験終了
   - $b_2 = a_2 + 1 \leq r_2 \longrightarrow$ 第 3 相へ進む

この 2 段階デザインでは，事前に規定された有意水準と検出力の下で期待被験者数を最小にするように n_k, a_k, b_k の値を決めることが多い.

ここでは，Ding et al.[32] の提案モデル，効用関数を積極的に定義し，階層的モデルを用いた決定理論的 Bayes の立場からの多段階デザインを少々単純化したモデルを紹介しよう.

1) 第 $k (= 1, \ldots, T)$ 段階

各段階で n_1 症例（各段階同数を仮定）を組み込み，その結果として有効症例数が r_k であったとき，次の三つの決定の中から，後で定義する効用関数の期待値が最大となる決定一つを選択する.

- $d_k = 1$：試験終了
- $d_k = 2$：試験継続（$k = T$ の場合はこの決定はなし）
- $d_k = 3$：第 3 相へ進む

前段階までになされた意思決定を $D_{k-1} = (d_1, \ldots, d_{k-1})$ とし，現段階までに観測されたすべてのデータを $Y_k = (r_1, \ldots, r_k)$ とおくと，現段階までの意思決定とデータの履歴は $H_k = (D_{k-1}, Y_k)$ とおける．つまり，第 k 段階の決定はこれらの関数となる $d_k = d_k(H_k)$.

* Ding et al. は一例として，$n_1 = 5, T = 8$ の場合を検討をしている.

2) ベイジアン階層的モデル

新治療の真の奏効率を θ_{new} として二項分布を仮定し，奏効率の不確実性に関してはベータ分布を想定する.

$$r_k \mid \theta_{\text{new}} \sim \text{Binomial}(\theta_{\text{new}}, n_1)$$

$$\theta_{\text{new}} \sim \text{Beta}(a, b)$$

Bayes の定理より，第 $(k-1)$ 段階での事後分布が第 k 段階での事前分布となり，奏効率の不確実性の更新が逐次的に行われる．つまり，第 k

段階での θ_{new} の事後分布は

$$\theta_{\text{new}} \mid H_k \sim \text{Beta}\left\{a + \sum_{i=1}^{k} r_i, b + \sum_{i=1}^{k}(n_1 - r_i)\right\}$$

となる．つまり，この事後分布の期待値 $E(\theta_{\text{new}} \mid H_k)$ の大小で「試験終了，継続，第 3 相に進む」という決定が効用関数最大化につながると考えるのが自然であろう．したがって，その段階 k に伴って変化する境界線を設定することに帰着される．

3) 第 3 相試験の結果の予測

第 3 相では，標準治療との RCT を想定し，各群同数 $n_2/2$ と仮定して，総症例数 n_2 の計算には頻度論的アプローチを採用する．つまり，臨床的に意味のある差 $\delta = \theta_{\text{new}} - \theta_{\text{old}} > 0$ を片側 5％の有意水準，検出力 90％で検出するのに必要な症例数を求める．使用するのは割合の差の検定統計量 Z である．効用関数の計算には，第 3 相の試験で新治療が標準治療に対し有意にまさる確率 $P(Z \geq z_{\alpha/2} \mid H_k)$ が必要となるが，それには，θ_{old} の事前分布と第 3 相で得られる新治療群と標準治療群の結果である有効症例数 $(Y_{\text{new}}, Y_{\text{old}})$ の予測分布が必要となる．

* Ding et al. の例示では，$\theta_{\text{new}} = 0.5, \theta_{\text{old}} = 0.2$ とし，後者の事前分布には平均 0.2，分散 0.0016，95％区間が $(0.128, 0.283)$ となるベータ分布

$$\theta_{\text{old}} \sim \text{Beta}(c, d), \quad c = 20, \quad d = 80$$

を仮定している．新治療の奏効率の事前分布も同程度の分散をもつようにするには $a = b = 80$ と設定できる．

Ding et al. のベータ分布の仮定の下では，標準治療群の有効症例数 Y_{old} の予測分布は次のベータ二項分布にしたがうことがわかる．

$$p(Y_{\text{old}} \mid H_k) = \frac{\Gamma(c+d)}{\Gamma(c)\Gamma(d)} \binom{n_2/2}{Y_{\text{old}}} \frac{\Gamma(c+Y_{\text{old}})\Gamma(d+n_2-Y_{\text{old}})}{\Gamma(c+d+n_2)}$$

一方，新治療群の有効症例数 Y_{old} の予測分布も同様に

$$p(Y_{\text{new}} \mid H_k) = \frac{\Gamma(a+b)}{\Gamma(a)\Gamma(b)} \binom{n_2/2}{Y_{\text{new}}}$$

$$\frac{\Gamma(a+\sum_{i=1}^{k} r_i + Y_{\text{new}})\Gamma(b+\sum_{i=1}^{k}(n_1-r_i)+n_2-Y_{\text{new}})}{\Gamma(a+b+kn_1+n_2)}$$

となる．実際の計算では，この二つの予測分布から，割合の差の検定をシミュレートし，有意となる確率を $P(Z \geq z_{\alpha/2} \mid H_k)$ を推定すればよい．

4) 効用関数

Ding et al. は開発者の立場からの経済的費用と新治療が市場に出たときの利益を考慮した効用関数を定義している．第2相試験での被験者一人あたりのコストを c_1，第3相に進んだ場合に必要な症例数は n_2 と計算され，被験者一人あたりのコストを c_2 と設定した．また，試験が成功し，承認された場合の利益は，新治療の奏効率と対照薬の奏効率の差 δ の値が大きいほど利益が大きいと仮定し，単位あたりの利益を b と考えた．とすると，第 k 段階での効用関数 $u_k = u_k(d_k, \theta_{\text{new}}, \theta_{\text{old}}, Y_k, Y_{\text{new}}, Y_{\text{old}})$ は

- 第 k 段階で「試験終了」となった場合は，$u_k = -c_1 n_1 k$
- 第 k 段階で「第3相へ進む」となった場合は，$u_k = -(c_1 n_1 k + c_2 n_2) + b\delta I(Z \geq z_{\alpha/2})$

となり，最小化したい期待効用関数は「試験終了」の場合は u_k の値自身であるが，「第3相へ進む」の場合は

$$E(u_k \mid 第3相へ進む) = -(c_1 n_1 k + c_2 n_2) + b\delta P(Z \geq z_{\alpha/2})$$

となる．「試験継続」となった場合の期待効用関数は第 $(k+1)$ 段階での効用関数に $-c_1 n_1$ が加わる．

 * Ding et al. の例示では $c_1 = 0.14, c_2 = 0.7, b = 290$（単位：1000\$）と設定している．

5) シミュレーション

下記の Step 1〜3 を L（例えば，5000）回繰り返す（$i = 1, \ldots, L$）ことにより生成される L 個のサンプルから事後分布の期待値に基づく意思決定の境界線が推定できる．

Step 1 : $\theta_{\text{new}}^{(i)} \sim \text{Beta}(a, b)$
Step 2 : $r_k^{(i)} \sim \text{Binomial}(\theta_{\text{new}}^{(i)}, n_1), \quad k = 1, \ldots, T$
Step 3 : 各段階での θ_{new} の事後分布の期待値を計算する

$$m_k^{(i)} = E(\theta_{\text{new}}^{(i)} \mid H_k), \quad k = 1, \ldots, T$$

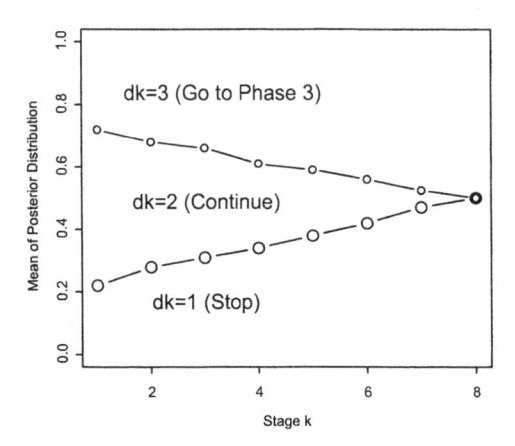

図 2.9 各段階における意思決定の境界線の一例

期待値は連続量なので，区間 $[0,1]$ を，例えば，21 個の部分区間 $[0, 0.025)$, $[0.025, 0.075), \ldots, [0.925, 0.975), [0.975, 1]$ に離散化し，各部分区間に入る $m_k^{(i)}$ は同じ値 $u_k^{(i)}$ して扱う：

$$m_k^{(i)} \in \text{区間 } j \longrightarrow u_k^{(i)} = j, \quad j = 1, \ldots, 21$$

Step 4：それぞれのサンプル i について，最終段階 $k = T$ での事後確率の期待値が含まれる区間 j を決定し，2 種類の意思決定 $d_T = 1$ と $d_T = 3$ に対する効用関数を計算する．区間 j の意思決定 d_k の期待効用関数は，その区間に含まれた効用関数の平均値として計算する．期待効用関数の大きいほうをとることにより区間 j での最適な意思決定 d_T を決定することができる．次に，$k = (T - 1)$ 段階における 3 種類の意思決定に対する効用関数を区間 j 毎に同様に計算する．「試験継続」となった場合の期待効用関数は第 T 段階での最適な意思決定に基づく効用関数（すでに計算されている）に $-c_1 n_1$ を加えればよい．このようにして，段階 $k = 1$ までのそれぞれの区間 j に対する期待効用関数を計算することができる．結局，段階 k，区間 j 毎に最適な意思決定の境界線が描けることになる．その一例として図 2.9 に Ding *et al.* の例に類似した境界線の一例を示した．

2.9 ベイジアン統計解析を適切に報告するためのガイドライン

ベイジアンの統計解析の報告に関しては,Spiegelhalter *et al.*[93)] が CONSORT への補足として,ベイジアンの解析において,明確かつ簡潔に記述する必要のある項目のガイドラインを提示している.

a. 背 景
- 介入方法.
- 研究の目的:興味ある量に関する推測には事前分布が必要である.推測の後に採用される意思決定あるいは推薦には,使用する損失関数あるいは効用関数を明示的に示すことが望ましい.

b. 方 法
- 研究デザイン:交換可能性の仮定を正当化するための研究間の類似性に注意を払う.
- 結果変数:真に興味あるパラメータ.
- 統計モデル:パラメータとデータ間の確率的な関係.モデル選択の手続きも記述する.
- 前向きの解析:事前分布,損失関数はデータをとる前に設定されたか? 解析は研究期間中に実施されたか? などを明確に述べる.
- 事前分布:興味あるパラメータの事前分布は明確に記述する.もし,情報のある事前分布を採用する場合には,その誘出法あるいはデータに基づく根拠を説明する.もし,無情報の事前分布を採用するときはその正当性を述べる.もし,事前分布に対する感度分析を実施するのであれば,検討するすべての事前分布を列挙する.
- 損失関数:損失関数を採用する際には明記する.
- 計算/ソフトウェア:MCMC 法を利用した場合には推定値が収束した証拠を提示する.

c. 結 果
- 研究から得られた証拠:観測データについての情報,例えば,標本サイズ,測定値など.

d. 解　釈

- ベイジアンの解釈：事後分布のグラフ，信用区間などを提示して，推測に用いた事後分布を明確に要約する．損失関数などを採用した場合には，結果をその用語で表現する．
- 感度分析：他の事前分布を用いた結果も示す．
- コメント：解析方法，解析結果の長所と短所を正直に評価する．

3

マルコフ連鎖モンテカルロ法

　ベイジアン統計解析には事後分布の計算と，その期待値など事後分布の要約統計量の計算が必要になる．その計算には事後分布を被積分関数の一部とする複雑な積分を計算する必要があるが，これまでは，その複雑な計算を簡単にできる一般的な技術が存在しなかったために，その適用は共役な事前分布を仮定した解析に限られていた．しかし，最近の乱数を用いた数値計算技術の発展，特に，マルコフ連鎖モンテカルロ法（MCMC, Markov chain Monte Carlo method）の登場により，複雑な積分を簡単に計算できるようになり，ベイジアン統計解析の適用可能性が飛躍的に向上した．

　MCMC法はマルコフ連鎖を利用したモンテカルロ積分（Monte Carlo integration）である，といえる．言い換えれば，いま問題にしている確率分布（事後分布）から"サンプリング"するアルゴリズムである．その重要な特徴は，巧妙にマルコフ連鎖を作ることにより，目的とする確率分布がマルコフ連鎖の定常分布（stationary distribution）として与えられることである．

　本章では，読者がマルコフ連鎖モンテカルロ法のプログラムの作成に挑戦できるような内容としたつもりである[*1]．もっとも，その展開に興味がない読者は本章を読み飛ばしていただきたい．

[*1] その目的のために，本章の内容と構成の一部を拙著『統計モデル入門（医学統計学シリーズ2）』第10章 Markov chain Monte Carlo 法，朝倉書店[104] から抜粋している．

3.1 モンテカルロ積分

モンテカルロ積分は乱数を利用して積分を評価する方法で，積分計算が正確に，あるいは，近似的にも解を得るのが困難なときによく利用される．例えば，事前分布として Cauchy 分布

$$p(\theta) = \frac{1}{\pi\gamma[1+(\frac{\theta-\theta_0}{\gamma})^2]} \tag{3.1}$$

をもち，正規分布の尤度

$$p(y \mid \theta) = \frac{1}{\sqrt{2\pi\sigma^2}} \exp\left[-\frac{(\theta-\mu)^2}{2\sigma^2}\right]$$

をもつ場合を考えてみよう．この場合の事後分布の平均値は

$$\int \theta \frac{p(\theta)p(y \mid \theta)}{p(y)} d\theta = \frac{1}{\sqrt{2\pi\sigma^2}} \frac{1}{\pi\gamma} \frac{1}{p(y)} \int \frac{\theta \exp[-\frac{(\theta-\mu)^2}{2\sigma^2}]}{1+(\frac{\theta-\theta_0}{\gamma})^2} d\theta$$

となるが，これを実際に計算するには，次に三つの方法が考えられる：

1) 解析解：難しい！
2) 数値解：上記のような解析解が困難な場合に数値解を利用できる．有限個の点で確率分布の「高さ」を評価し，いわゆる台形公式 (trapezoid rule) を利用して，その重み付き和として積分を評価する方法．さまざまな方法が提案されているが，高次元となるにつれてその適用が困難になる．
3) シミュレーションによる解：モンテカルロ積分は乱数の無作為抽出 (random sampling) の方法を利用して積分を評価する方法である．下記の例を参照されたい．

■ 例：円の面積の推定 ■

円の面積の公式 (πr^2, r：円の半径) を利用しないで円の面積を求めることを考えてみよう．一つのアプローチは円をぴったり含む正方形（円の直径が正方形の一辺に一致する）を考え，正方形上で一様分布にしたがう乱数点列を発生させ，その中で円内に落ちる点の割合をカウントする方法である（図 3.1 参照）．例えば，一辺 2 の正方形上に 100 個の乱数点列を生成し，そのうち，78

3.1 モンテカルロ積分

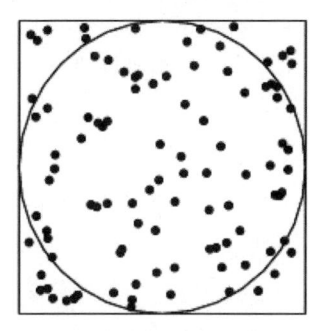

図 3.1 円の面積の推定

個の点が円内に落ちたとしよう．この場合，正方形の面積は $2^2 = 4$ であるので，円の面積は $78/100 \times 4 = 3.12$ と推定され，真の値 $\pi \times 1^2 = 3.14159$ に近いことがわかる．点の数を増やせば，近似がよくなる．

さて，事後分布の要約統計量，例えば，平均値，メディアン，モード，パーセント点などはすべて確率変数の関数の期待値として表現される．確率変数 X が確率分布 $\pi(x)$ をもつとき，関数 $f(X)$ の期待値は

$$E_\pi(f(X)) = \int f(x)\pi(x)dx \quad (3.2)$$

である．この積分が解析的に困難な場合，もし，$\pi(x)$ からの**独立**でかつ**無作為標本**が抽出される，

$$x^{(1)}, x^{(2)}, \ldots, x^{(N)} \sim \pi(x), \quad x^{(s)} \perp x^{(t)} \quad (3.3)$$

ならば

$$E_\pi(f(X)) \approx \frac{1}{N}\sum_{t=1}^{N} f(x^{(t)}) \quad (3.4)$$

で近似できる．これがモンテカルロ積分であり，大数の法則 (law of large numbers) により一致性 (consistency)

$$\bar{f}_N = \frac{1}{N}\sum_{t=1}^{N} f(x^{(t)}) \longrightarrow E_\pi(f(X)), \quad N \to \infty \quad (3.5)$$

が成立する．しかし，これは $\pi(x)$ が既知の場合であり，未知の場合にはどのように未知の分布から標本抽出をすればよいか，が問題となる．実は，$\pi(x)$ をその定常分布にもつマルコフ連鎖 (Markov chain) を巧妙に構成することにより解決する．

3.2 マルコフ連鎖

　事後分布が陽に表現できれば，独立なサンプルを事後分布から抽出することはやさしいが，一般には事後分布を明示的に表現できないことが多い．そのような場合でも，マルコフ連鎖を上手に作成することにより比較的容易に目的とする事後分布からのサンプルを抽出することができる．

　マルコフ連鎖とは，次の観測時点の状態（観測値）が現在の観測時点の状態にだけ確率的に依存する確率過程（一連の観測値）であり，状態が推移する確率を**推移確率**（transition probability）という．その簡単な例は，あの英国で有名な「すごろくゲーム：Snakes and Ladders」だろう．サイコロを振り，出た数だけすごろく盤を進んでいく．ヘビの所で止まると後戻り，はしごの所で止まると近道ができ，早くゴールに着いたら勝ち，というゲームである．このゲームでは，次の状態（次にどの盤に行くか）は現在の状態（プレーヤーが現在位置している盤）とサイコロを振って出た目の数だけに依存することは明らかである．したがって，現在の盤にどのようにして到達したかには依存しないので，状態の推移はマルコフ連鎖を構成する[30]．

　さて，これまでの議論を数式を用いて表現してみよう．推移確率 $p(\cdot \mid \cdot)$ をもつマルコフ連鎖からサンプルを抽出（乱数を発生）させるとは，初期値（初期状態）を $\theta^{(0)}$ と設定して，

$$\theta^{(t+1)} \sim p(\theta \mid \theta^{(t)}), \quad t = 0, 1, 2, \ldots \tag{3.6}$$

とすることである．ここに，$\theta^{(t)}$ は t 回目の繰り返し（iteration）のサンプルの値である．**更新値**（updates）とも呼ばれる．つまり，$\theta^{(t+1)}$ は $\theta^{(t)}$ には依存するが，時点 t より前の初期値 $\theta^{(0)}$，サンプルの値 $\theta^{(1)}, \ldots, \theta^{(t-1)}$ とは独立である．以下では，この一連のサンプルの値をマルコフ連鎖，あるいは，単に**連鎖**（chain）と呼ぶ．この種のマルコフ連鎖は次第に初期状態を忘れるようになり，推移確率 $p(\cdot \mid \cdot)$ もいつかは，一定の分布に収束する場合がある．この分布を**定常分布**（stationary distribution），あるいは，**平衡分布**（equilibrium distribution）と呼ぶ．

3.2 マルコフ連鎖

[例題 1] 推移確率が次に示す正規分布であるマルコフ連鎖

$$\theta^{(t+1)} \sim N(0.5\theta^{(t)}, 1.0), \quad t = 0, 1, 2, \ldots$$

について

1) 初期値を適当に変えて，それぞれ 500 回繰り返せ．
2) $\theta^{(t)}$ の定常分布 $\pi(\theta)$ を求めよ．

[解答]

1) S-Plus[*2]を利用し，初期値を 2 通り $\theta^{(0)} = -2, 5$ に変えた結果を図 3.2 に示す．すでに，150 番目前後からデータのバラツキは類似していることがわかる．201 番目からの 300 個の連鎖のヒストグラムをみると，正規分布に類似した形状を示し，その平均値 (M) と分散 (V) は，前者は ($M = -0.24, V = 1.27$)，後者は ($M = -0.13, V = 1.26$) であった．

2) 定常分布

マルコフ連鎖を書き換えれば

$$\theta^{(t+1)} = 0.5\theta^{(t)} + \epsilon, \quad \epsilon \sim N(0, 1)$$

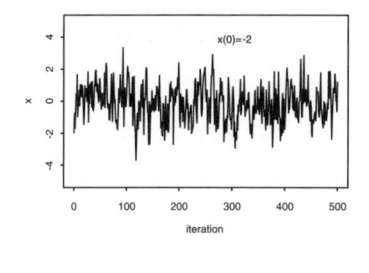

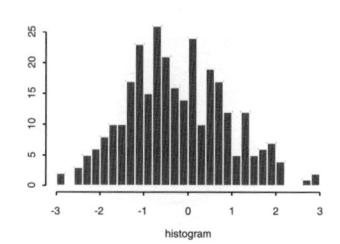

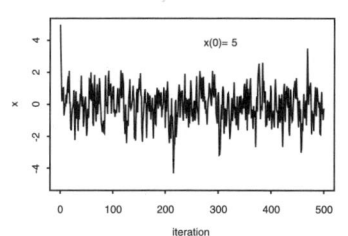

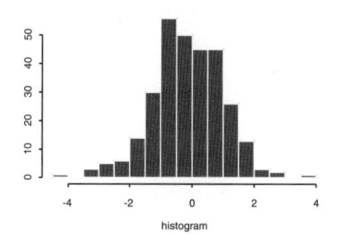

図 3.2 例題 1 のマルコフ連鎖：初期値を変えた 2 種類の 500 回の繰り返しの連鎖パターンと最後の 300 個の連鎖のヒストグラム

[*2] ここでは，S-Plus を利用しているが，R を利用してもよい．

となる．まず，定常分布は正規分布であることは明らかであろう．そこでその定常分布を

$$N(\mu, \sigma^2)$$

としよう．定常であれば，期待値の関係から

$$\mu = E(\theta^{(t+1)}) = E(\theta^{(t)})$$
$$E(\theta^{(t+1)}) = 0.5 E(\theta^{(t)})$$

より $\mu = 0$ となる．また，分散の関係より

$$\mathrm{Var}(\theta^{(t+1)}) = 0.5^2 \mathrm{Var}(\theta^{(t)}) + 1$$

つまり，

$$\sigma^2 = \frac{\sigma^2}{4} + 1$$

から $\sigma^2 = 4/3$ となる．したがって，定常分布は $N(0, 4/3)$ となる．

しかし，すべてのマルコフ連鎖が定常分布をもつとは限らない．重要な性質として，マルコフ連鎖が「**再帰的** (irreducible)」である場合に，定常分布は一意に定まることである．ここに，再帰的とは，任意のある状態から他の状態へ，有限回の推移で推移できるマルコフ連鎖を意味する．

さて，マルコフ連鎖を利用した実際の計算では，最初の m 個の繰り返しのサンプルの値は初期値依存性が強いということで捨て（**burn-in sample** と呼ばれる），残りのサンプルの値で $E(f(X))$ を推定することになる．

$$\bar{f}_{n,m} = \frac{1}{n-m} \sum_{t=m+1}^{n} f(\theta^{(t)}) \tag{3.7}$$

<u>Metropolis–Hastings アルゴリズム</u>

$$\theta^{(t+1)} \sim p(\theta \mid \theta^{(t)})$$

1) ある条件付き分布（サンプラーと呼ぶ）を $q(\cdot \mid \cdot)$ と設定する．
2) **Step 1**. Sample $z \sim q(\theta \mid \theta^{(t)})$ at each iteration t
3) **Step 2**. $\theta^{(t+1)}$ の値として，次の確率的選択を行う．

まず，z を採択するかどうかの**採択確率**（acceptance probability）を定義する：

$$\alpha(\theta^{(t)}, z) = \min\left(1, \frac{\pi(z)q(\theta^{(t)} \mid z)}{\pi(\theta^{(t)})q(z \mid \theta^{(t)})}\right) \quad (3.8)$$

そこで，次の決定を行う．

$$\theta^{(t+1)} = z, \quad \text{with probability} \quad \alpha(\theta^{(t)}, z)$$
$$\theta^{(t+1)} = \theta^{(t)}, \quad \text{with probability} \quad 1 - \alpha(\theta^{(t)}, z) \quad (3.9)$$

3.3 Metropolis–Hastings アルゴリズム

さて，問題は，解析的に表現できない事後分布

$$\pi(\theta) = p(\theta \mid y) = \frac{p(y \mid \theta)p(\theta)}{p(y)} \quad (3.10)$$

を定常分布にもつ

$$\text{マルコフ連鎖：} p(\cdot \mid \cdot)$$

をどのように構成すればよいのか，である．Metropolis et al.[74] がその方法を提示し，Hastings[52] がそのアルゴリズムを完成させた．これを **Metropolis–Hasting アルゴリズム**（Metropolis–Hasting algorithm）[24,52,74] という．

1) まず，解析者が現時点の値（状態）に基づいて次の時点にどの値（状態）に推移するかを示す条件付き分布を提案する．これをサンプラー（sampler）と呼ぶ．
2) 次に，このサンプラーから一つのサンプル（乱数）を発生させ，次に進むべき値の候補を示す．
3) この値が採択されれば，その値に進む．採択確率は式(3.8)で与えられる．
4) しかし，この値が棄却されれば，現時点と同じ値にとどまる．
5) このプロセスを数多く繰り返せば，発生された値に関するヒストグラムが生成される．繰り返し数を増やしていくと，ヒストグラムがなめらかな曲線に収束していく．これが，定常分布，つまり，求める事後分布 $\pi(\theta)$

の密度関数である.

このアルゴリズムの重要な性質は，これから得られる定常分布が，提案されるサンプラーにかかわらず，$\pi(\theta)$ に一致することである．と同時に式 (3.8) の形も重要である．事後分布 $p(\theta \mid y)$ の計算には積分

$$p(y) = \int p(y \mid \theta) p(\theta) d\theta$$

が含まれ，一般にはこの積分の計算がまず困難であり，したがって，$\pi(\theta)$ の関数形は一般に未知となる．しかし，式 (3.8) はその積分 $p(y)$ は分母分子でキャンセルされるので，それを計算することは不要であることを教えている．つまり，事後分布としてはその核 (kernel) である尤度と事前分布の積，つまり

$$\text{事後分布の核}: \pi(\theta) \propto p(y \mid \theta) p(\theta) \tag{3.11}$$

だけを指定すればよいことを教えている．ベイジアン統計解析では，事後分布の核の関数形は既知であるので，この MH アルゴリズムはとてもありがたいのである．「**MH アルゴリズムで得られる定常分布がサンプラー $q(\cdot \mid \cdot)$ にかかわらず $\boldsymbol{\pi(\theta)}$ となる**」ことを以下の例題を通して考えてみよう．

[例題 2] 対称な条件付き分布,

$$q(\theta \mid z) = q(z \mid \theta) \tag{3.12}$$

である場合の採択確率 $\alpha(\theta, z)$ はどうなるか？
[解答]

$$\begin{aligned}\alpha(\theta, z) &= \min\left(1, \frac{\pi(z) q(\theta \mid z)}{\pi(\theta) q(z \mid \theta)}\right) \\ &= \min\left(1, \frac{\pi(z)}{\pi(\theta)}\right)\end{aligned} \tag{3.13}$$

[例題 3]

$$\pi(\theta) p(z \mid \theta) = \pi(z) p(\theta \mid z) \tag{3.14}$$

であることを示せ．
[解答]

 1) ケース 1. $z \neq \theta$

3.3 Metropolis–Hastings アルゴリズム

$$\pi(\theta)p(z\mid\theta) = \pi(\theta)q(z\mid\theta)\min\left(1,\frac{\pi(z)q(\theta\mid z)}{\pi(\theta)q(z\mid\theta)}\right)$$
$$= \min\left(\pi(\theta)q(z\mid\theta),\pi(z)q(\theta\mid z)\right)$$
$$= \pi(z)q(\theta\mid z)\min\left(1,\frac{\pi(\theta)q(z\mid\theta)}{\pi(z)q(\theta\mid z)}\right)$$
$$= \pi(z)p(\theta\mid z)$$

2) ケース 2. $z=\theta$：明らか.

[例題 4] 定常分布が $\pi(z)$ となる，すなわち

$$\int \pi(\theta)p(z\mid\theta) = \pi(z) \tag{3.15}$$

となることを示せ．

[解答] 定常状態で，時点 t に状態 z にいる確率は，時点 $t-1$ に状態 θ にいて，推移確率 $p(z\mid\theta)$ で状態 z に推移する確率を θ で合計（積分）したものであるから

$$\int \pi(\theta)p(z\mid\theta)d\theta$$

となる．例題 3 の結果を利用すると，次式が展開できる．

$$\int \pi(\theta)p(z\mid\theta)d\theta = \int \pi(z)p(\theta\mid z)d\theta$$
$$= \pi(z)\int p(\theta\mid z)d\theta$$
$$= \pi(z)$$

さて，サンプラー（sampler）$q(\cdot\mid\cdot)$ の選び方に限らず，MH アルゴリズムで構成されるマルコフ連鎖により望みの定常分布 $\pi(\theta)$ が得られることの理屈はわかったが，具体的な導入においては

- sampler $q(\cdot\mid\cdot)$ の候補はたくさんある
- その選び方は？
- 早く収束する（rapid mixing）ものがよいが，それは，当然のことながら，定常分布 $\pi(\cdot)$ との関係に大きく依存する
- mixing rate ＝「過去を忘れる速度」と定義すると，rapid mixing rate であれば，推定誤差は小さくなる

- しかし，あるマルコフ連鎖がどのような mixing rate をもつかを事前に予測することは困難

などという問題がある．ここでは，条件付き確率として代表的な2種類の例をあげよう．

1) 対称サンプラー（symmetric sampler, Metropolis sampler）：

$$q(z \mid \theta) = q(\theta \mid z) \tag{3.16}$$

Metropolis et al.[74)] が提案したものである．この場合の採択確率は式(3.13) で与えられる．応用では，正規分布

$$q(z \mid \theta) = N(\theta, \sigma^2) \tag{3.17}$$

とすることが少なくない．その，特殊な場合として，ランダムウォーク・サンプラー（random walk sampler）

$$q(z \mid \theta) = q(\mid z - \theta \mid) \tag{3.18}$$

が考えられる．後の例でも示すように，分散 σ^2 の大きさの選び方に注意が必要である．

2) 独立サンプラー（independence sampler）：

状態に依存しないサンプラーで次のように定義される：

$$q(z \mid \theta) \equiv q(z) \tag{3.19}$$

ただ，独立サンプラーは，後の例で示すように，非常に良いか非常に悪いのどちらかであることが多いことに注意！ この場合の採択確率は

$$\alpha(\theta, z) = \min\left(1, \frac{w(z)}{w(\theta)}\right) \tag{3.20}$$

ここに，$w(\cdot) = \pi(\cdot)/q(\cdot)$ である．

[例題 5]

$$\pi(\theta) = N(0, 1)$$
$$q(z \mid \theta) = N(a\theta + b, \sigma^2)$$

において，

1) Metropolis sampler
 2) Independence sampler

を求めよ．次に，これらの2種類のサンプラーについて，σ^2 を適当に変えて，その収束状況を観察せよ．

[解答]

 1) Metropolis sampler：

$q(z \mid \theta) = q(\theta \mid z)$, であるから

$$(z - a\theta - b)^2 = (\theta - az - b)^2$$
$$\Updownarrow$$
$$\{(1-a)(z+\theta) - 2b\}(1+a)(z-\theta) = 0$$

つまり，

$$(a = 1, b = 0), \quad (a = -1, b：任意)$$

となる．特に，$(a = 1, b = 0)$ の場合は

$$\begin{aligned} q(z \mid \theta) &= \frac{1}{\sqrt{2\pi\sigma^2}} \exp\left\{-\frac{(z-\theta)^2}{2\sigma^2}\right\} \\ &= q(\mid z - \theta \mid) \end{aligned} \qquad (3.21)$$

とランダムウォーク・サンプラーとなる．さて，このサンプラーで，初期値 $\theta^{(0)} = 5$ として，

$$\sigma = 0.1,\ 0.3,\ 5.0$$

と変えて，それぞれの場合についてのマルコフ連鎖の状況を調べてみよう．1000回繰り返し，501回目から1000回目までのサンプルのヒストグラムを図3.3に示した．$\sigma = 0.1$ の場合は $z - \theta$ の幅が小さく抑えられるため，$\pi(z)/\pi(\theta)$ が1に近くなり，式(3.13)で与えられる採択確率が高くなるが，変動は小さく，したがって，mixing rate は遅い．これに，対して，$\sigma = 5$ と設定すると，$z - \theta$ の幅が大きすぎるため，採択確率は小さくなり，しばらく変動しないサイクルを繰り返すことになる．$\sigma = 0.3$ のケースでは，これらの両極端のパターンが生じることはなく，比較的早く収束しているように思われるが，まだまだ十分ではない．

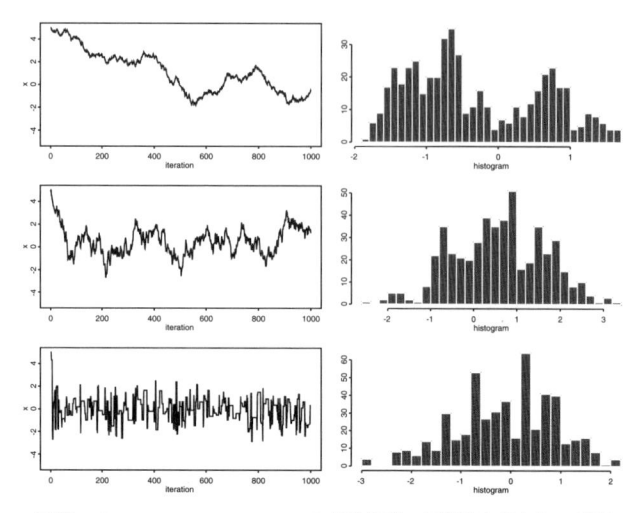

図 3.3 例題 5 の Metropolis sampler で 標準偏差の初期値を変えた 3 種類の 1000 回の繰り返しの連鎖パターンと最後の 500 個の連鎖のヒストグラム．上から順に $\sigma = 0.1, 0.3, 5.0$．

2) Independence sampler：

この場合は明らかに「$a = 0$, b：任意」となる．この挙動をみるために，$b = 0$ として，

$$\sigma = 0.1,\ 3.0,\ 10.0$$

の三つの場合を調べてみよう．図 3.4 に示すように，$\sigma = 0.1$ の場合は初期値 $\theta^{(0)} = 5$ から 0 付近に推移してから収束しているようにみえるが，変化の幅がきわめて小さい．しかし，$\sigma = 3.0$ の場合はかなりきれいに正規分布 $N(0,1)$ に収束していることがわかる．この理由はなにが原因しているのだろうか？ 式 (3.20) の採択確率

$$\frac{w(z)}{w(\theta)} = \frac{\pi(z)/q(z)}{\pi(\theta)/q(\theta)}$$

の部分を考えてみよう．$q(\cdot)$ の分散が $\pi(\cdot)$ の分散より小さい，すなわち，分布の裾がより軽い（light tailed）場合，

- $q(\theta)$ が $\pi(\theta)$ に比してきわめて小さくなることが多く，分母，すなわち，$w(\theta)$ がきわめて大きくなる
- それに対して，z の値はほとんど裾に位置しない

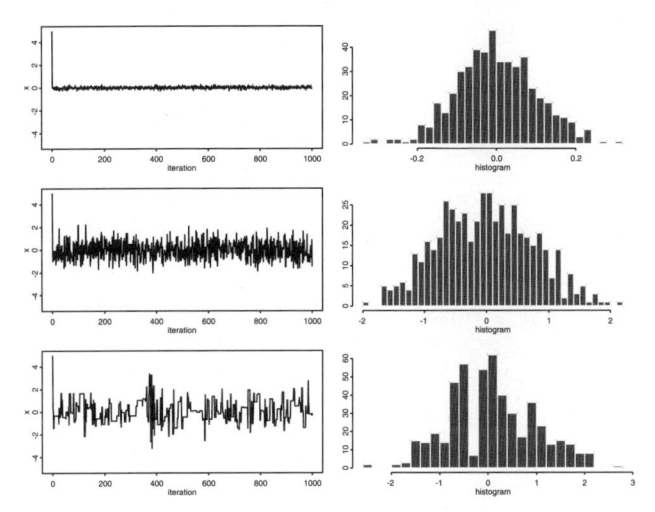

図 3.4 例題 5 の independence sampler で標準偏差の初期値を変えた 3 種類の 1000 回の繰り返しの連鎖パターンと最後の 500 個の連鎖のヒストグラム．上から順に $\sigma = 0.1, 3.0, 10.0$.

ことから採択確率はきわめて小さくなることと，サンプラー $q(\cdot)$ の分布の裾が小さいことにより変動幅が小さくなったのである．

ところが，$\sigma = 3.0$ の場合は $q(\cdot)$ は $\pi(\cdot)$ より裾が重くなる（heavy tailed）のでこのようなことは避けられる．図 3.4 に示した結果は非常にうまくいっている例であり，この二つは対照的な例である．$\sigma = 3.0$ の場合のヒストグラムで示した乱数列の平均値 (M) と分散 (V) は，それぞれ，$(M = -0.018, V = 0.963)$ となり，定常分布 $\pi(\cdot) = N(0, 1)$ に近づいていることがわかる．ところが，$\sigma = 10.0$ とすると，先程の Metropolis sampler の $\sigma = 5.0$ の例のようにしばらく変動しないサイクルを繰り返している．$\sigma = 3.0$ ほどは mixing rate は早くないが，それでも，後半 500 個のサンプルの平均，分散はそれぞれ，$(M = 0.112, V = 1.167)$ と標準正規分布に近づいている．

3.4 単一成分 Metropolis–Hastings アルゴリズム

これまでは，マルコフ連鎖の推移確率

は一変量を暗黙のうちに仮定してきた．実際には多変量

$$\boldsymbol{\theta} = (\theta_1, \ldots, \theta_K) \tag{3.22}$$

の場合がほとんどである．例えば，後述する例題 6 のロジスティック回帰分析の例では

$$\boldsymbol{\theta} = (\alpha, \beta) \tag{3.23}$$

の二変量である．この多変量の場合には推移確率に多変量分布を設定して一度に推移させる方法も考えられるが，それよりも，一つ一つの成分（変数）θ_j 毎にサンプラー $q_j(\cdot \mid \cdot)$ を設定し，それぞれの繰り返し時点 t で，変数 $\theta_1, \theta_2, \ldots$ の順に逐次推移させる方法が簡単であり，かついろいろと便利である．つまり，次のアルゴリズムがよく利用される：

$$\begin{aligned}
\theta_1^{(t+1)} &\sim p_1(\cdot \mid \theta_1^{(t)}, \theta_2^{(t)}, \ldots, \theta_K^{(t)}) \\
\theta_2^{(t+1)} &\sim p_2(\cdot \mid \theta_1^{(t+1)}, \theta_2^{(t)}, \ldots, \theta_K^{(t)}) \\
&\vdots \\
\theta_j^{(t+1)} &\sim p_1(\cdot \mid \theta_1^{(t+1)}, \ldots, \theta_{j-1}^{(t+1)}, \theta_j^{(t)}, \ldots, \theta_K^{(t)}) \\
&\vdots \\
\theta_K^{(t+1)} &\sim p_p(\cdot \mid \theta_1^{(t+1)}, \ldots, \theta_{K-1}^{(t+1)}, \theta_K^{(t)})
\end{aligned} \tag{3.24}$$

つまり，それぞれの変数の推移にあたっては，最も新しい $\boldsymbol{\theta}$ に基づく採択確率を利用する．まず，繰り返し時点 t から時点 $t+1$ への推移において，変数 θ_j が推移する直前の他の変数の状態を次式で定義する：

$$\boldsymbol{\theta}_{-j}^{(t)} = \{\theta_1^{(t+1)}, \ldots, \theta_{j-1}^{(t+1)}, \theta_{j+1}^{(t)}, \ldots, \theta_K^{(t)}\} \tag{3.25}$$

つまり，このアルゴリズムの下では，サンプラー，定常分布 $\pi(\cdot \mid \cdot)$ とも，現時点の状態の条件付き確率であるから，

$$\alpha_j(\boldsymbol{\theta}_{-j}^{(t)}, \theta_j^{(t)}, z_j) = \min\left(1, \frac{\pi(z_j \mid \boldsymbol{\theta}_{-j}^{(t)}) q_j(\theta_j^{(t)} \mid z_j, \boldsymbol{\theta}_{-j}^{(t)})}{\pi(\theta_j^{(t)} \mid \boldsymbol{\theta}_{-j}^{(t)}) q_j(z_j \mid \theta_j^{(t)}, \boldsymbol{\theta}_{-j}^{(t)})}\right) \tag{3.26}$$

3.4 単一成分 Metropolis–Hastings アルゴリズム

表 3.1 ある薬剤の 50%致死量（LD50, median lethal dose）を推定することを目的とした毒性試験のデータ

用量 No. k	$\log_{10}$(用量) d_k	標本数 n_k	死亡数 y_k
1	1.691	59	4
2	1.724	60	10
3	1.755	62	19
4	1.784	56	31
5	1.811	63	52
6	1.837	59	53
7	1.861	62	60
8	1.884	60	60

このアルゴリズムは単一成分 **Metropolis–Hastings** アルゴリズム（single-component Metropolis–Hastings algorithm）と呼ばれ，Metropolis *et al.*[74] によって提案された MCMC の基本体系である．ここで，

$$\pi(\theta_j^{(t)} \mid \boldsymbol{\theta}_{-j}^{(t)}) = \frac{\pi(\boldsymbol{\theta}_{-j}^{(t)}, \theta_j^{(t)})}{\int \pi(\boldsymbol{\theta}_{-j}^{(t)}, \theta_j) d\theta_j} \tag{3.27}$$

は，$\theta_j^{(t)}$ のフル条件付き分布（full conditional distribution）である（式 (2.41) 参照）．

[例題 6] 表 3.1 の毒性データにロジスティック回帰モデルを適用し，単一成分 MH アルゴリズムを適用して推定せよ．

[解答] ここでは，次のロジスティック回帰モデルを考える：

$$y_k \sim \text{Binomial}(\theta_k, n_k), \quad k = 1, \ldots, 8 \tag{3.28}$$

$$\log \frac{\theta_k}{1 - \theta_k} = \alpha' + \beta' d_k \tag{3.29}$$

推定を容易にするために，式 (3.29) の d_k を標準化された変数 x_k に変換しておく：

$$\log \frac{\theta_k}{1 - \theta_k} = \alpha + \beta \left(\frac{d_k - \bar{d}}{s(d)} \right) = \alpha + \beta x_k$$

$$\bar{d} = \sum_{k=1}^{8} \frac{d_k}{8}$$

$$s(d) = \sqrt{\sum_{k=1}^{8} \frac{(d_k - \bar{d})^2}{7}}$$

ここで,
$$\alpha' = \alpha - \frac{\beta \bar{d}}{s(d)}, \quad \beta' = \frac{\beta}{s(d)}$$
である.さて,パラメータ (α, β) の事前分布をそれぞれ独立に $p_1(\alpha)$, $p_2(\beta)$ とすると,その同時事後分布は

$$\pi(\alpha, \beta \mid \boldsymbol{x}, \boldsymbol{y}, \boldsymbol{n}) = \frac{p_1(\alpha) p_2(\beta) f(\boldsymbol{y} \mid \boldsymbol{x}, \boldsymbol{n}, \alpha, \beta)}{\int \int p_1(\alpha) p_2(\beta) f(\boldsymbol{y} \mid \boldsymbol{x}, \boldsymbol{n}, \alpha, \beta) d\alpha d\beta}$$

となる.ここで

$$\boldsymbol{x} = (x_1, x_2, \ldots, x_8)^T$$
$$\boldsymbol{y} = (y_1, y_2, \ldots, y_8)^T$$
$$\boldsymbol{n} = (n_1, n_2, \ldots, n_8)^T$$
$$f(\boldsymbol{y} \mid \boldsymbol{x}, \boldsymbol{n}, \alpha, \beta) = \prod_{k=1}^{8} \binom{n_k}{y_k} \frac{\exp\{y_k(\alpha + \beta x_k)\}}{\{1 + \exp(\alpha + \beta x_k)\}^{n_k}}$$

である.同時事後分布には積分の項が含まれるが採択確率を計算するときに分母の積分が消えてくれるので,ここでは,同時事後分布の核

$$\pi(\alpha, \beta \mid \boldsymbol{x}, \boldsymbol{y}, \boldsymbol{n}) \propto p_1(\alpha) p_2(\beta) f(\boldsymbol{y} \mid \boldsymbol{x}, \boldsymbol{n}, \alpha, \beta)$$

だけがわかればよい.そこで,パラメータ (α, β) にそれぞれ,サンプラー $q_\alpha(\cdot \mid \cdot)$, $q_\beta(\cdot \mid \cdot)$ を適当に選んで,単一成分MH法を適用すると,それぞれの採択確率は次のとおりになる:

$$\alpha^{(t+1)} : \min\left(1, \frac{\pi(z_\alpha \mid \beta^{(t)}) q_\alpha(\alpha^{(t)} \mid z_\alpha, \beta^{(t)})}{\pi(\alpha^{(t)} \mid \beta^{(t)}) q_\alpha(z_\alpha \mid \alpha^{(t)}, \beta^{(t)})}\right)$$
$$= \min\left(1, \frac{p_1(z_\alpha) f(\boldsymbol{y} \mid \boldsymbol{x}, \boldsymbol{n}, z_\alpha, \beta^{(t)}) q_\alpha(\alpha^{(t)} \mid z_\alpha, \beta^{(t)})}{p_1(\alpha^{(t)}) f(\boldsymbol{y} \mid \boldsymbol{x}, \boldsymbol{n}, \alpha^{(t)}, \beta^{(t)}) q_\alpha(z_\alpha \mid \alpha^{(t)}, \beta^{(t)})}\right)$$
$$\beta^{(t+1)} : \min\left(1, \frac{\pi(z_\beta \mid \alpha^{(t+1)}) q_\beta(\beta^{(t)} \mid z_\beta, \alpha^{(t+1)})}{\pi(\beta^{(t)} \mid \alpha^{(t+1)}) q_\beta(z_\beta \mid \beta^{(t)}, \alpha^{(t+1)})}\right)$$
$$= \min\left(1, \frac{p_2(z_\beta) f(\boldsymbol{y} \mid \boldsymbol{x}, \boldsymbol{n}, z_\beta, \alpha^{(t+1)}) q_\beta(\beta^{(t)} \mid z_\beta, \alpha^{(t+1)})}{p_2(\beta^{(t)}) f(\boldsymbol{y} \mid \boldsymbol{x}, \boldsymbol{n}, \beta^{(t)}, \alpha^{(t+1)}) q_\beta(z_\beta \mid \beta^{(t)}, \alpha^{(t+1)})}\right)$$

となる.ここで,サンプラーとして,independence sampler を適用し,

$$q_\alpha(z_\alpha \mid \alpha^{(t)}, \beta^{(t)}) = q_\alpha(z_\alpha) = p_1(\alpha) = N(0, \sigma_\alpha^2) \quad (3.30)$$
$$q_\beta(z_\beta \mid \beta^{(t)}, \alpha^{(t+1)}) = q_\beta(z_\beta) = p_2(\beta) = N(0, \sigma_\beta^2) \quad (3.31)$$

3.4 単一成分 Metropolis–Hastings アルゴリズム

としてみよう．この場合，採択確率は

$$\alpha^{(t+1)} : \min\left(1, \frac{f(\boldsymbol{y} \mid \boldsymbol{x}, \boldsymbol{n}, z_\alpha, \beta^{(t)})}{f(\boldsymbol{y} \mid \boldsymbol{x}, \boldsymbol{n}, \alpha^{(t)}, \beta^{(t)})}\right)$$

$$\beta^{(t+1)} : \min\left(1, \frac{f(\boldsymbol{y} \mid \boldsymbol{x}, \boldsymbol{n}, z_\beta, \alpha^{(t+1)})}{f(\boldsymbol{y} \mid \boldsymbol{x}, \boldsymbol{n}, \beta^{(t)}, \alpha^{(t+1)})}\right)$$

ときわめて単純化される．さて，こんなに単純化された MCMC の挙動を次の三つの場合について検討してみよう．

	α の初期値	β の初期値	σ_α	σ_β
run 1	0	5	5	5
run 2	-2	5	3	3
run 3	4	0	1.5	1.5

図 3.5 に「run 1」の実行を，それぞれ 2000 回繰り返した連鎖のモニタリングと burn-in sample の 500 回の繰り返しを捨てた残り 1500 回の更新値のヒストグラムを示した．初期値によって収束の仕方はあまり変化はないが，分散が大きいとしばらく変動しないサイクルを繰り返す挙動を示すことがわかる．図 3.6 には 3 通りの実行を一つの図に示したものである．収束という点ではあまり問

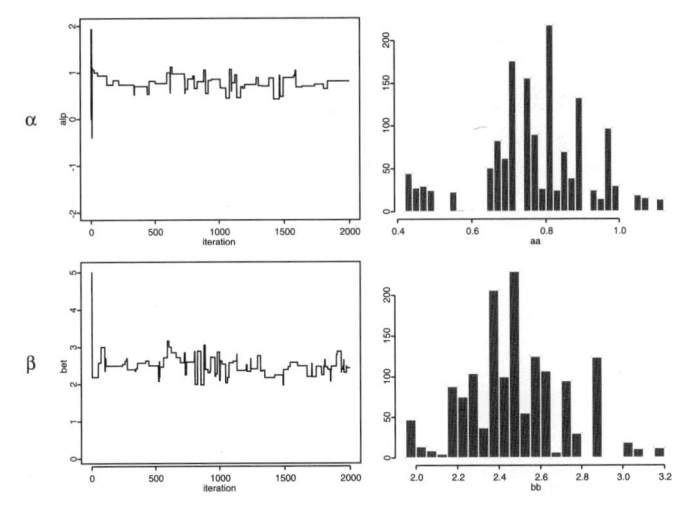

図 3.5 例題 6 の「run 1」の 2000 回の繰り返しの連鎖パターンと最後の 1500 回の更新値のヒストグラム

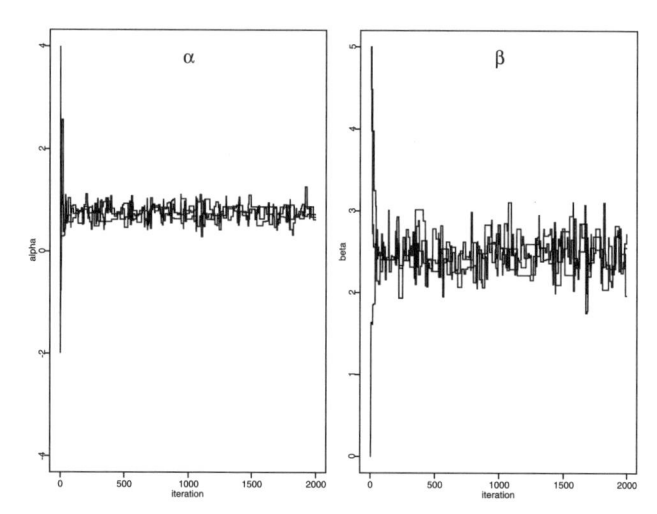

図 3.6 例題 6 の 3 種類の run の 2000 回の繰り返しの重ねプロット

表 3.2 例題 6 の結果

run	$\hat{\alpha} \pm SE$(標準化)	$\hat{\beta} \pm SE$(標準化)	$\hat{\alpha}'$	$\hat{\beta}'$
run 1	0.773 ± 0.145	2.480 ± 0.237	-65.17	36.77
run 2	0.691 ± 0.135	2.398 ± 0.208	-65.24	35.55
run 3	0.741 ± 0.157	2.499 ± 0.207	-65.20	37.04
最尤推定値			-64.77	36.53

題は少ないが,きれいな乱数列とは言いがたい.しかし,推定結果は表 3.2 に示すとおりで,標準化する前のパラメータ (α', β') の推定値をみてみると,最尤推定値とあまり変わらない.

3.5 Gibbs サンプリング

式 (3.26) の中のサンプラー $q_j(\cdot \mid \cdot, \cdot)$ を式 (3.27) のフル条件付き分布

$$q_j(z_j \mid \theta_j^{(t)}, \boldsymbol{\theta}_{-j}^{(t)}) = \pi(z_j \mid \boldsymbol{\theta}_{-j}^{(t)}) \tag{3.32}$$

と設定したサンプラーを **Gibbs** サンプラー (Gibbs sampler) と呼ぶ.今日の MCMC の多くの応用はこの Gibbs サンプラーから乱数を発生させる **Gibbs** サンプリング (Gibbs sampling) を利用している.それは,求めたい定常分布のフル条件付き分布からのサンプリングとなっていて,$\theta_j^{(t)}$ に依存しないこと

から independence sampler である．この式を式 (3.26) に代入してみると，

$$\alpha_j(\boldsymbol{\theta}_{-j}^{(t)}, \theta_j^{(t)}, z_j) = \min\left(1, \frac{\pi(z_j \mid \boldsymbol{\theta}_{-j}^{(t)})\pi(\theta_j^{(t)} \mid \boldsymbol{\theta}_{-j}^{(t)})}{\pi(\theta_j^{(t)} \mid \boldsymbol{\theta}_{-j}^{(t)})\pi(z_j \mid \boldsymbol{\theta}_{-j}^{(t)})}\right) = 1$$

となり，常に採択される independence sampler でもある．さて，例題 6 のロジスティック回帰モデルのフル条件付き分布を求めてみると，

$$\pi(\alpha \mid \beta) \propto p_1(\alpha) f(\boldsymbol{y} \mid \boldsymbol{x}, \boldsymbol{n}, \alpha, \beta)$$
$$\propto \exp\left(-\frac{\alpha^2}{2\sigma_\alpha^2}\right) \prod_{k=1}^{8} \frac{\exp\{y_k(\alpha + \beta x_k)\}}{\{1 + \exp(\alpha + \beta x_k)\}^{n_k}} \quad (3.33)$$
$$\pi(\beta \mid \alpha) \propto p_2(\beta) f(\boldsymbol{y} \mid \boldsymbol{x}, \boldsymbol{n}, \alpha, \beta)$$
$$\propto \exp\left(-\frac{\beta^2}{2\sigma_\beta^2}\right) \prod_{k=1}^{8} \frac{\exp\{y_k(\alpha + \beta x_k)\}}{\{1 + \exp(\alpha + \beta x_k)\}^{n_k}} \quad (3.34)$$

となり，この複雑な分布から乱数を「直接」発生させるのは容易ではない．ところが，次に解説する**棄却サンプリング** (rejection sampling) というアルゴリズムを利用することにより多くの場合に比較的簡単にコンピュータで乱数が発生できるのである．棄却サンプリングとは一般の確率分布からのサンプリング法の総称であるが，特に，確率分布から直接にサンプリングすることが困難な場合に利用される方法である．いま，すべての θ について $\Pi(\theta) \geq \pi(\theta)$ となる関数 $\Pi(\theta)$ が存在し，それに比例した確率分布からの乱数の発生は容易と仮定しよう．すると，

$$\Pr\{X = \theta\} \propto \Pi(\theta) = \Pi(\theta)\frac{\pi(\theta)}{\Pi(\theta)} + \Pi(\theta)\left(1 - \frac{\pi(\theta)}{\Pi(\theta)}\right)$$

となり，もし，関数 $\Pi(\theta)$ に比例する確率分布からの乱数 X を確率 $\pi(\theta)/\Pi(\theta)$ で採択すれば，その乱数は $\pi(\theta)$ からの乱数と一致することがわかる．すなわち，次のアルゴリズムが成立する．

1) $\Pi(\theta)$ に比例する確率分布からの乱数を X とする．
2) 一様分布 $U(0,1)$ からの乱数を U とする．
3) もし，「$U \leq \pi(X)/\Pi(X)$」ならば X を $\pi(\theta)$ からの乱数として採用する．採用されなければ 1) へ戻る（このループを X が採用されるまで繰り返す）．

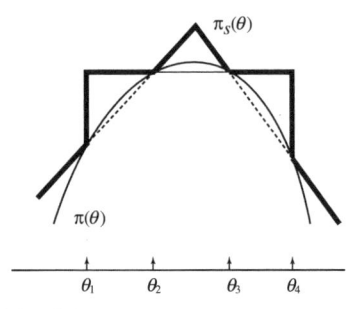

図 3.7 適応的棄却サンプリングの secant method の概要図

しかし，実際の適用にあたっては $\Pi(\theta)$ を求める方法が問題となる．Gilks and Wild[48] は "secant method" を利用して微分の必要のない方法，**適応的棄却サンプリング**（adaptive rejection sampling）を提案した．その概要は図 3.7 に示すとおりである．

---

adaptive rejection sampling from $\pi(\cdot)$

1) $\pi(\theta)$ を評価するための θ の初期値の集合 $S = \{\theta_1, \ldots, \theta_s\}$ を用意する．通常は 4 点から 6 点前後で十分である．
2) 図 3.7 に示すように，$\{\theta_1, \ldots, \theta_s\}$ に基づいて secant method により $\Pi_S(\theta)$（太い折れ線）を構築する．
3) $\Pi_S(\theta)$ からの乱数を X とする．
4) 一様分布 $U(0,1)$ からの乱数を U とする．
5) もし，「$U \leq \pi(X)/\Pi_S(X)$」ならば X を $\pi(\theta)$ からの乱数として採用し終了．採用されなければ，$X \ (= \theta)$ を集合 S に加え，2) へ戻る（このループを X が採用されるまで繰り返す）．

[例題 7] 式 (3.33) の α のフル条件付き分布から乱数を発生させるプログラムを作成し，その試行例を示せ．

[解答] S-Plus で作成したプログラムは省略するが，その試行例を図 3.8 に示した．この例ではまず α の初期値の集合 S の初期値として

$$S = \{-0.5, 0, 0.5, 1, 1.5, 2.0\}$$

パラメータの初期値として，

3.5 Gibbs サンプリング 73

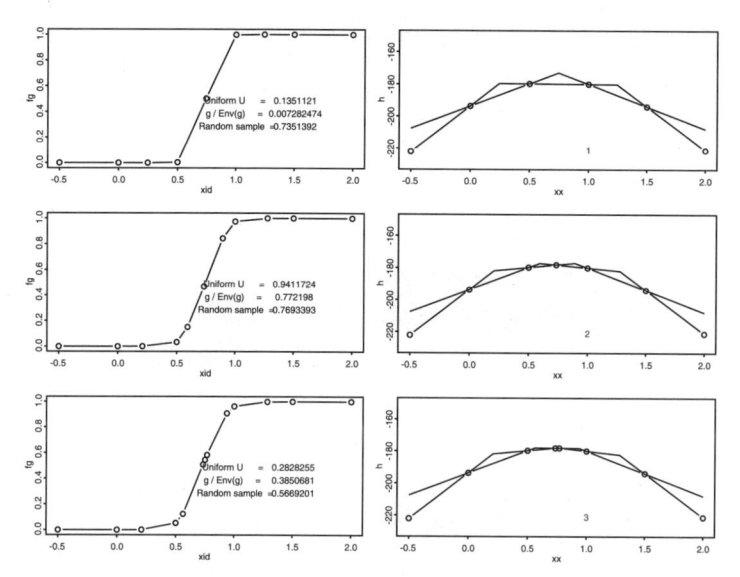

図 3.8 例題 7 の適応的棄却サンプリングの試行例:左は $\Pi_S(\theta)$ に比例する確率分布関数で右は $\Pi_S(\theta)$ である.

$$\alpha^{(0)} = 2, \quad \beta^{(0)} = 2.5, \quad \sigma_\alpha^2 = 1.0$$

と設定したものである.この試行では3回の繰り返しで

iteration	U	X	$\pi(X)/\Pi(X)$	accept/reject
1	0.1351	0.7351	0.0073	reject
2	0.9411	0.7693	0.7722	reject
3	0.2828	0.5669	0.3850	accept

一つの乱数「$X = 0.5669$」を発生させている.図 3.8 の左の図は $\Pi_S(\theta)$ に比例する確率分布関数をそのつどシミュレートしており,右の図は $\Pi_S(\theta)$ である.繰り返し数が増えるにつれて $\Pi_S(\theta)$ は $\pi(\theta)$ に近づいていることが理解できよう.

[例題 8] 例題 6 を Gibbs サンプリングを利用して解析せよ.
[解答] ここでも,S-Plus で作成したプログラムは省略する.まず,適応的棄却サンプリングを利用するための集合 S の設定を次のように設定する.

$$S_\alpha = \{-1.0, 0.0, 1.0, 2.0\}$$
$$S_\beta = \{0.0, 1.0, 2.0, 3.0, 4.0\}$$

表 3.3 例題 8 の推定結果

run	$\hat{\alpha} \pm SE$(標準化)	$\hat{\beta} \pm SE$(標準化)	$\hat{\alpha}'$	$\hat{\beta}'$
run 1	0.7489 ± 0.1452	2.488 ± 0.2105	-65.40	36.88
run 2	0.7521 ± 0.1398	2.480 ± 0.2152	-65.18	36.76
最尤推定値			-64.77	36.53

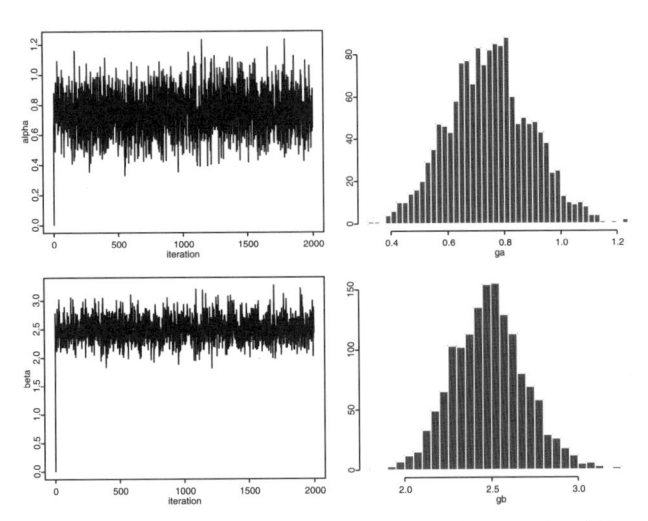

図 3.9 例題 8 の run 1 の長さ 2000 の連鎖パターンと最後の 1500 個の連鎖のヒストグラム

さて，ここではパラメータの（初期値の）設定を 2 通り変えて計算してみよう．

run	α の初期値	β の初期値	σ_α	σ_β
run 1	0	0	5	5
run 2	-2	5	1	1

結果は表 3.3 にまとめ，「run 1」の結果を図 3.9 に示す．

[例題 9] 表 3.1 の毒性データに，二項分布では説明できない過分散（over-dispersion）を考慮したロジスティック回帰モデルを適用し，Gibbs サンプリングを利用して解析せよ．

[解答] 二項分布では説明できない変動 $\epsilon_k, k = 1, \ldots, 8$ を導入したベイジアン回帰モデルは次のようになる：

$$\log \frac{\theta_k}{1-\theta_k} = \alpha + \beta x_k + \epsilon_k \tag{3.35}$$

$$\alpha \sim N(0, \sigma_\alpha^2)$$

$$\beta \sim N(0, \sigma_\beta^2)$$

$$\epsilon_k \sim N(0, \sigma^2) = N\left(0, \frac{1}{\tau}\right)$$

$$\tau \sim \mathrm{Gamma}(a, b)$$

のフル条件付き分布を求めてみると,

$$\pi(\alpha \mid \beta, \boldsymbol{\epsilon}) \propto \exp\left(-\frac{\alpha^2}{2\sigma_\alpha^2}\right) \prod_{k=1}^{8} \frac{\exp\{y_k(\alpha + \beta x_k + \epsilon_k)\}}{\{1 + \exp(\alpha + \beta x_k + \epsilon_k)\}^{n_k}} \tag{3.36}$$

$$\pi(\beta \mid \alpha, \boldsymbol{\epsilon}) \propto \exp\left(-\frac{\beta^2}{2\sigma_\beta^2}\right) \prod_{k=1}^{8} \frac{\exp\{y_k(\alpha + \beta x_k + \epsilon_k)\}}{\{1 + \exp(\alpha + \beta x_k + \epsilon_k)\}^{n_k}} \tag{3.37}$$

$$\pi(\epsilon_j \mid \alpha, \beta, \tau) \propto \exp\left(-\frac{\tau}{2}\epsilon_j^2\right) \prod_{k=1}^{8} \frac{\exp\{y_k(\alpha + \beta x_k + \epsilon_k)\}}{\{1 + \exp(\alpha + \beta x_k + \epsilon_k)\}^{n_k}} \tag{3.38}$$

$$(j = 1, \ldots, 8)$$

$$\pi(\tau \mid \boldsymbol{\epsilon}) \propto p(\tau) \prod_{k=1}^{8} p(\epsilon_k \mid \tau)$$

$$\propto \tau^{a-1} \exp(-b\tau) \cdot \prod_{k=1}^{8} \tau^{\frac{1}{2}} \exp\left\{-\frac{\tau}{2} \sum_{k=1}^{8} \epsilon_k^2\right\}$$

$$= \tau^{a+\frac{8}{2}-1} \exp\left\{-\tau\left(b + \frac{1}{2}\sum_{k=1}^{8} \epsilon_k^2\right)\right\}$$

$$\propto \mathrm{Gamma}\left(a + \frac{8}{2}, b + \frac{1}{2}\sum_{k=1}^{8} \epsilon_k^2\right) \tag{3.39}$$

となる. つまり, τ だけは適応的棄却サンプリングを適用する必要はないことになる. さて, 適応的棄却サンプリングを利用するための集合 S の設定は前と同様に設定しよう. また,

$$a = b = 0.01$$

と設定した. さて, ここではパラメータの (初期値の) 設定を

run	α の初期値	β の初期値	σ_α	σ_β
run 1	0	0	5	5

と設定してみた．2000回の繰り返しでburn-in sample数を $M = 500$ として推定した．それぞれのパラメータのGibbsサンプリングの連鎖と事後分布のヒストグラムを図3.10に示した．推定結果は表3.4に示すとおりである．

3.6　欠測データの補完

欠測データ（missing data）は欠測値（missing value）とも表現するが，その

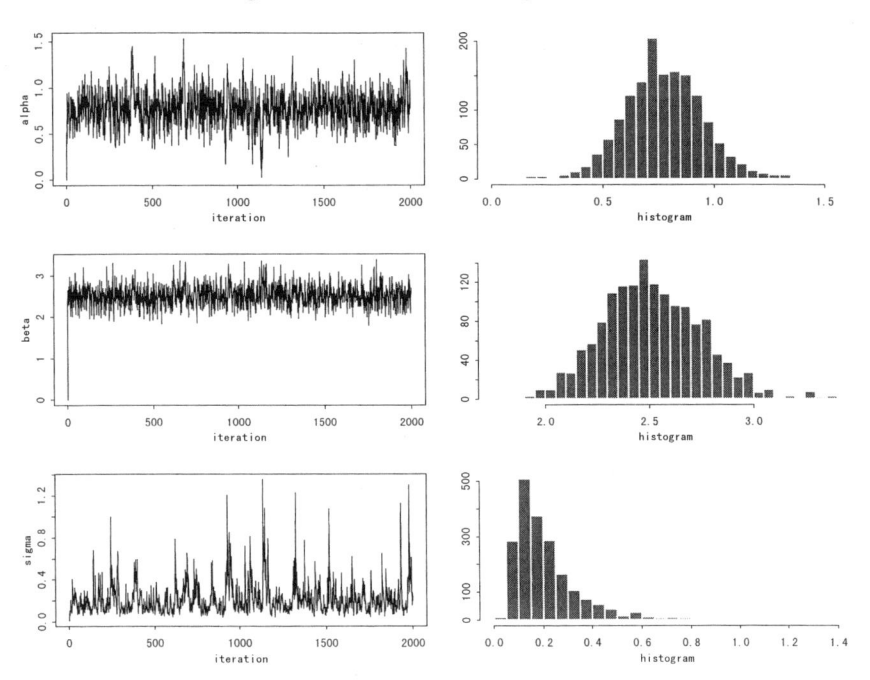

図 **3.10**　例題9の長さ2000の連鎖パターンと最後の1500個の連鎖のヒストグラム

表 **3.4**　表3.1の毒性データのベイジアン統計解析の結果

run	$\hat{\alpha} \pm SE$	$\hat{\beta} \pm SE$	$\hat{\sigma} \pm SE$
例題 9	0.7740 ± 0.1806	2.516 ± 0.2415	0.2206 ± 0.1526
例題 8 (run 1)	0.7479 ± 0.1409	2.474 ± 0.2075	

処理は決して簡単ではない.「その取り扱いについては,5.13 節で詳細に解説するが,その取り扱いにはすべて検証できない仮定をおかなければならない」,ということに注意したい.もし,欠測データが,測定されなかったデータに依存せずに,独立に発生した,と考えられる場合には,Gibbs サンプラーにより容易に欠測データの補完（imputation）が可能である.上記の仮定を **MAR**（missing at random）と呼ぶが,ここでは,簡単な例でその取り扱い方を解説する.

一般論として,欠測データを含んだデータを $\boldsymbol{y} = (\boldsymbol{y}_{obs}, \boldsymbol{y}_{mis})$ とし,その尤度を $L(\boldsymbol{y} \mid \theta)$ とし,パラメータ θ が事前分布 $p(\theta)$ をもち,欠測データ $\boldsymbol{y}_{mis}$ は MAR であると仮定しよう.すると,Gibbs サンプリングを利用して,最初にパラメータ θ の事後分布 $p(\theta \mid y)$ から無作為にサンプル θ^* を抽出する.次に,θ^* を所与として,欠測データの条件付き予測分布 $p(\boldsymbol{y}_{mis} \mid \boldsymbol{y}_{obs}, \theta^*)$ から無作為に欠測データ $\boldsymbol{y}_{mis}^*$ を抽出する.これが補完の基本的手続きである.

ここでは,次の簡単な例で欠測データの補完の方法を説明しよう.まず,$\boldsymbol{y}_{obs} = (y_1, \ldots, y_n)$ とし $\boldsymbol{y}_{mis} = (y_{n+1}, \ldots, y_m)$ としよう.欠測データは MAR であると仮定すると,互いに独立に

$$y_i \sim N(\mu, \sigma^2), \quad i = 1, \ldots, m$$

と仮定できる.μ と $\tau = 1/\sigma^2$ の事前分布には互いに独立に無情報

$$p(\mu) \sim N(0, a), \quad a \to 大$$
$$p(\tau) \sim \text{Uniform}(0, b), \quad b \to 大$$

を仮定すると,μ, σ^2 の事後分布は

$$\mu \mid \sigma^2, \boldsymbol{y}_{obs} \sim N\left(\bar{y}_{obs}, \frac{\sigma^2}{n}\right)$$
$$\frac{1}{\sigma^2} \mid \boldsymbol{y}_{obs} \sim \frac{1}{(n-1)s_{obs}^2} \cdot \chi_{n-1}^2$$

となる.ここで,$\bar{y}_{obs}$ と s_{obs}^2 は標本平均と標本分散である.そこで,次の手続き $j = 1, 2, \ldots$ を N 回繰り返すことにより $\boldsymbol{y}_{mis}$ の補完が可能となる:

1) Step 1. $1/\sigma^2 \mid \boldsymbol{y}_{obs}$ の事後分布からランダムサンプル σ_j^2 を抽出する.

2) Step 2. $\boldsymbol{y}_{obs}$ と σ_j^2 を利用して $\mu \mid \sigma^2, \boldsymbol{y}_{obs}$ の事後分布からランダムサンプル μ_j を抽出する．

3) Step 3. 上記 Step 1 と Step 2 の μ_j と σ_j^2 を利用して，$N(\mu_j, \sigma_j^2)$ から $(m-n)$ 個のサンプル $(y_{n+1}, \ldots, y_m)$ を独立に抽出する．

例えば，$\mathbf{Y} = (3.5, 6.3, 4.8, 4.8, 5.5, 6.0, 7.5, \text{NA}, \text{NA}, \text{NA})$ としよう．ここで，NA は欠測データのコードである．このデータでは，$n=7, m=10$ であり，観測されたデータからは $\bar{y}_{obs} = 5.47, s_{obs}^2 = 1.65$ である．そこで，上記のプロセスを 1 回試みると，

1) Step 1. $\chi_6^2/(6*1.65)$ の事後分布から σ_1^2 のサンプル 1 個，3.04 が抽出された．

2) Step 2. $N(5.47, 3.04/7)$ から μ_1 のサンプル 5.15 が抽出された．

3) Step 3. サンプル $(Y[8], Y[9], Y[10])$ は正規分布 $N(5.15, 3.04)$ から，それぞれ，$(4.1, 5.5, 5.1)$ と独立に抽出された．

これを多数回繰り返すことにより，μ, σ と $\boldsymbol{y}_{mis}$ の事後分布を得ることができるのである．次章で紹介する WinBUGS でのコードは次のようになる．

```
# Model
  model{
  for(i in 1:10) {
    Y[i] ~ dnorm(mu,tau)
  }
  sigma2 <- 1/tau
# Priors
  mu ~ dnorm(0, 0.001)
  tau ~ dunif(0, 1000)
    }
# Data
  list(Y=c(3.5, 6.3, 4.8, 4.8, 5.5, 6.0, 7.5, NA, NA, NA))
# Initial values
  list(mu=0, tau=1, Y=c(NA, NA, NA, NA, NA, NA, NA, 0, 0, 0))
```

データ Y の最初の 7 個は初期値は不要なので，欠測コード "NA" が指定されていることに注意したい（4.3.3 項参照）．このプログラムの実行結果は，事後分布の平均値と 95%信用区間を ( ) 内に示す形で，

$$\mu = 5.47(4.5, 6.4), \quad \sigma^2 = 1.65(0.6, 4.6)$$

$$Y[8] = 5.46(2.8, 8.0), \quad Y[9] = 5.50(2.9, 8.4), \quad Y[10] = 5.49(2.7, 7.8)$$

上記の例は簡単な例であるが，もし，回帰分析などで共変量に欠測データがある場合は，その共変量に事前分布を設定する必要があることはいうまでもない．第5章の応用例で，5.15.2項では，離散的な共変量について欠測データがある例が紹介され，5.13.1項では，共変量の欠測データに補完モデルを適用した例が紹介されている．

3.7 収束診断

一般に目的とするマルコフ連鎖を構築することはそれほど困難ではないが，マルコフ連鎖が収束しているかどうかの判断と，それにどの程度の繰り返し数が必要なのかを判断することのほうがより難しい．MCMC の収束診断の方法についてはまだまだ未解決の問題が多い[14, 15, 28]．収束状況を検討するには，一つの十分に長いマルコフ連鎖を検討すればよいという考え方もある．その診断法には相対効率，Raftery–Lewis 法[80]，Geweke χ^2 検定[45]などがある．一方で，実務家に好まれている方法としては，初期値を変えて数通りのマルコフ連鎖を発生させ，その変動パターンと収束状況をチェックする方法である．複数のマルコフ連鎖に基づく診断法は Gelman–Rubin 統計量[42, 43]が知られている．

MCMC から得られるサンプルには，その方法の性質から，初期値依存性，サンプル間の相関があるので，burn-in sample のサイズ M を適切にとり，繰り返しの数 N も多くとる必要がある．本章の多くの例題では最初の $M = 500$ 回の繰り返しは捨てて（burn-in），$M + 1 = 501$ 回目からの乱数列を利用したのであるが，「連鎖の最初の項は初期値に依存しているので，その部分は捨て，収束した（過去を忘れた）部分だけを利用」しようという自然な発想である．

相関の程度は，モデルの複雑性，パラメータ化，それにサンプラー $q(\cdot \mid \cdot)$ に大きく依存する．例えば，例題6のロジスティック回帰モデルにおいて，共変量は標準化した変量 $(x_k - \bar{x})/s(x)$ を利用したが，これを標準化しない変量 x_k をそのまま利用すると，初期値依存性がきわめて強く，収束がきわめて悪くな

る．冗長なパラメータがあるとモデルの識別可能性の問題で収束がきわめて遅くなるし，事前分布の広がりがあまりにも大きいと収束の遅さに影響する．また，パラメータ間の相関にも気をつける必要がある．これらはモデル化の良し悪しに関連する問題でもあるので，モデル化する際にはできるだけ簡単さ，自然さを心がける必要がある．WinBUGSを利用した収束診断のいくつかの例については次章で紹介する．

3.8 適用環境

MCMCは多くの統計ソフトウェアに組み込まれているし，本章でも紹介したように，ユーザー自身でも比較的容易にプログラムを作成することは可能である．本書においては，MCMC解析を比較的容易に実施できるように開発され，無料で提供され，世界的にその性能が評価されているソフトウェアWinBUGSを紹介し，それを利用した実例を紹介する．WinBUGSには，統計モデルとサンプリング法の指定方法が柔軟であり，解析結果のさまざまな図的表現，収束診断などが用意されている．また，数多くのサンプル実例集が掲載されているマニュアルも充実している．最近では，多くの標準的な統計ソフトウェアにはWinBUGSを呼ぶ機能が備わってきているので，その利用環境は一層高まっている．ただ，WinBUGSはあくまでベイジアン統計解析のための道具なのでベイジアンのアプローチについて十分な知識がないとその利用は危険である，ということには注意したい．

4

WinBUGS

4.1 はじめに

　WinBUGS[70)] は MCMC 法を利用してベイジアン解析を実行する統計ソフトウェアである．BUGS は **B**ayesian **I**nference **U**sing **G**ibbs **S**ampling の略語であり Windows で稼働する．それは，ベイジアンあるいはフル確率モデルを仮定する，つまり，統計モデルに含まれるすべての数や量は確率変数であると仮定され，統計モデルは，観測されない量（パラメータ，欠測値）と観測された量（データ）すべての同時確率分布から構成される．したがって，観測されたデータで条件付けを行い，観測されていないパラメータ，欠測値などの事後分布を求める．この事後分布の周辺分布を求めて主要な興味ある数，量に関する推測を積分へのモンテカルロアプローチ（Gibbs サンプリング）を利用して実行する．

　Gibbs サンプリングはすでに前章で解説したように，他の量を所与としたときのある量の条件付き分布からのサンプルを逐次的にとる方法であるが，その過程から得られた一連のサンプルが，広い条件の下で，実は興味ある未知の量の事後分布からのサンプルとなっているところがこの方法のポイントである．したがって，真の量に関する推測が，その一連のサンプルのヒストグラム，要約統計量を利用して容易に行うことができる．

　WinBUGS は複雑なモデルも柔軟に解析できる．多くの未知のパラメータがあるモデルで，パラメータ間には条件付き独立の仮定が自然であり，かつ，適切と考えられるモデルである．例えば，階層的な変量効果のパラメータ，潜在

変数，測定誤差，そして欠測値がある一般化線形モデルが考えられる．

4.1.1 始める用意

- WinBUGS 1.4 をダウンロードしてインストールする
  http://www.mrc-bsu.cam.ac.uk/bugs/winbugs/contents.shtml
- 最新のパッチ（修正モジュール）をダウンロードしインストールする
- 無制限に使用するためにはキー（key）をダウンロードする

キーとパッチは WinBUGS でそのファイルを開くことによりインストールできる．もしくは，そのコードを新しいファイルにコピーして張り付けることでも可能．

＊WinBUGS 画面のツールバーの Tools を選び，そのメニューから Decode, そして，そのメニューから Decode All を選択する（本書では，WinBUGS のこの種類の選択手続きを → を利用して，「**Tools → Decode → Decode All**」と表現する場合がある）．その際，新しいファイルを作るように要求されたら「yes」をクリックする．

次は，WinBUGS のマニュアルから新しいユーザーへの提案である：

1) まず，最初に WinBUGS マニュアルの最後にあるチュートリアルを学習する．
2) Help にあるいくつかの例を実行してみる．
3) 読者が考えている統計モデルに類似している例をみつけ，実行してみる．さらに，読者のモデルに合わせて BUGS 言語（BUGS language）を修正して実行してみる．

4.2 チュートリアル

チュートリアル文書は WinBUGS manual の最後のページにある（Help → User Manual → Tutorial）Seeds example（発芽した種子の割合を検討した実験データの例）を例にして解説している．この Seeds example は WinBUGS Examples の Volume 1 に掲載されている例である（Help → Examples Volume I → Seeds）．この例は種子と根エキス（root extract）の二つの要因を 2×2 要

表 4.1 Seeds example のデータ

seed O. aegyptiaco 75						seed O. aegyptiaco 73					
Bean			Cucumber			Bean			Cucumber		
r	n	r/n	r	n	r/n	r	n	r/n	r	n	r/n
10	39	0.26	5	6	0.83	8	16	0.50	3	12	0.25
23	62	0.37	53	74	0.72	10	30	0.33	22	41	0.54
23	81	0.28	55	72	0.76	8	28	0.29	15	30	0.50
26	51	0.51	32	51	0.63	23	45	0.51	32	51	0.63
17	39	0.44	46	79	0.58	0	4	0.00	3	7	0.43
			10	13	0.77						

因配置実験にしたがって配置された 21 個のプレート上で発芽した種子の割合を問題にしている．そのデータは表 4.1 に示してあるが，r_i と n_i はプレート i ($=1,2,\ldots,N$) 上にある発芽した種の数と種の総数である．

このデータに対する，一つの自然なモデルは次に示すように，変量効果のパラメータを含んだロジスティック回帰モデルで，さらに，二項分布では説明できない過分散（over-dispersion）を表すパラメータも含んだモデルである．これは第 3 章の例題 6 で取り上げたモデルと同様である．変数 p_i をプレート i の発芽確率とすると，モデルは次のように表現できる．

$$r_i \sim \text{Binomial}(p_i, n_i)$$
$$\text{logit}(p_i) = \alpha_0 + \alpha_1 x_{1i} + \alpha_2 x_{2i} + \alpha_{12} x_{1i} x_{2i} + b_i$$
$$b_i \sim \text{Normal}(0, \sigma^2),\ \tau = 1/\sigma^2$$

ここで，x_{1i} と x_{2i} はプレート i の種子のタイプと根エキスを表す二値変数で，その交互作用項 $\alpha_{12} x_{1i} x_{2i}$ も含まれている．

4.2.1 BUGS 言語でのモデル指定

BUGS 言語では「twiddles」記号を利用して簡潔なモデル表現が可能である．上記のモデルを BUGS 言語で表現すると以下のように書ける．記号 ∼ で「… 分布に従う」などの確率的な関係を表現し，左矢印（'<' に '−' を続ける）で「… に等しい」などの決定的な関係を表現している．確率変数であるパラメータ $\alpha_0, \alpha_1, \alpha_2, \alpha_{12}, \tau$ は最小限の情報をもつ事前分布が仮定され，σ に関する論理的表現は変量効果の分布の標準偏差が推定されることを示している．

```
model {
  for (i in 1:N) {
    r[i] ~ dbin(p[i], n[i])
    b[i] ~ dnorm(0, tau)
    logit(p[i]) <- alpha0 + alpha1 * x1[i] + alpha2 * x2[i]
      + alpha12 * x1[i] * x2[i] + b[i]
  }
  alpha0 ~ dnorm(0, 1.0E-6)
  alpha1 ~ dnorm(0, 1.0E-6)
  alpha2 ~ dnorm(0, 1.0E-6)
  alpha12 ~ dnorm(0, 1.0E-6)
  tau ~ dgamma(0.001, 0.001)
  sigma <- 1 / sqrt(tau)
}
```

この BUGS 言語の標記で注意したいのは，正規分布のパラメータである．平均 μ, 分散 σ^2 の正規分布は通常 $N(\mu, \sigma^2)$, あるいは, $\text{Normal}(\mu, \sigma^2)$ と表現するが，BUGS 言語では分散の逆数，つまり精度を表すパラメータ τ $(= 1/\sigma^2)$ を用いて

$$\text{dnorm}(\mu, \tau) \qquad (4.1)$$

と表現することに注意したい．他の分布の標記方法については第 1 章，あるいは，4.3.1 項を参照されたい．

4.2.2　プログラムを実行するには

WinBUGS ソフトウェアは書式付きテキスト，表，公式，図，グラフなど，さまざまな異なったドキュメントファイルを利用しているが，すべては単一のウィンドウで表示され，単一のファイルに収めることができる（図 4.1）．この意味するところは，例えば，Seeds 例のモデルをチュートリアル文書上で直接実行できる，ということである．なぜかというと，モデルのコードはその部分をハイライトするだけで活性化され（made "live"）実行されるからである．しかし，通常は別のファイルを作成して，実行したいモデルのコード，データなど必要な情報を書き込んでおく．

a. Check model（モデルのチェック）

モデルを実行するには，以下に示すステップで，モデルの記述が十分に確率

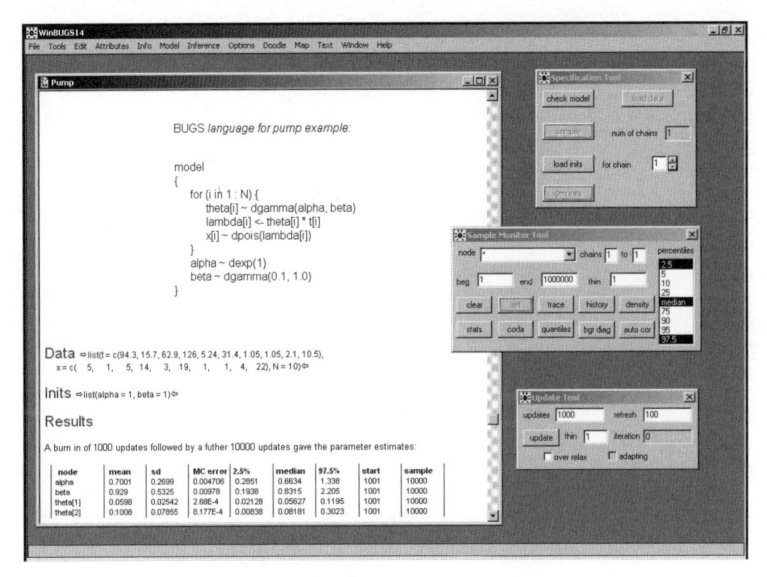

図 4.1 WinBUGS window

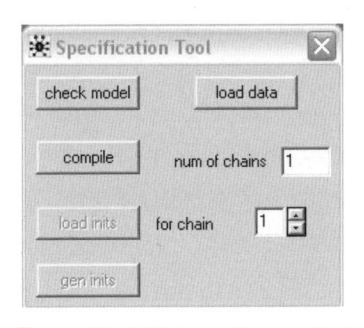

図 4.2 WinBUGS Specification Tool

モデルを定義しているかどうかをチェックする必要がある：

1) プログラムファイルを開くには，ツールバーの [File] を選びメニューから [Open] を選び, Seeds のモデルファイル「Manuals/Tutorial/seeds_model.odc」を選択する．
2) ツールバーの [Model] を選びメニューから [Specification] を選ぶ．
3) すると図 4.2 に示す Specification Tool が現れる．
4) プログラムコードの最初にある単語 'model' をハイライト（マウスの左

スを単語全体にドラッグ)する．
5) モデルのシンタックスをチェックするためにSpecification Toolの[check model]ボタンをクリックする．
6) WinBUGS画面の左下隅に"model is syntactically correct"と表示されるはずである．
7) もしシンタックスエラーが起きていれば，カーソルがエラーが起きたところに置かれ，エラーメッセージがWinBUGS画面の左下隅に表示される．

b. Load the data（データの読み込み）

入力データの形式はS-Plusのフォーマット（list構造）(Manuals/Tutorial/seeds_S_data.odc)，あるいは，S-Plusのフォーマットと碁盤目配列を組み合わせたフォーマット (Manuals/Tutorial/seeds_mix_data.odc) の2種類がある．

- list構造のデータ形式の場合は，単語'list'をハイライトし，Specification Toolの[load data]ボタンをクリックする．すると，WinBUGS画面の左下隅に"data loaded"と表示される．
- 碁盤目配列のデータ形式の場合は，最初はlist構造の場合と同様に単語'list'をハイライトし，Specification Toolの[load data]ボタンをクリックする．そうするとWinBUGS画面の左下隅に"data loaded"と表示される．次に，列のラベルが書かれている行全体をハイライトする．そうして，WinBUGS画面の左下隅に"data loaded"と表示されるのを確認する．

c. Number of chains（マルコフ連鎖の数を選ぶ）

MCMCで発生させる初期値の異なった連鎖の数を決める．デフォルトは1であるが，このチュートリアルでは二つの連鎖を選ぶ．というのは，複数の連鎖をシミュレートするのはマルコフ連鎖が収束しているかどうかをチェックする方法の一つであるからである．

* Specification Toolのnumber of chainsと書かれているボックスに2を入力する．

d. Compile（プログラムのコンパイル）

* Specification Toolの[compile]ボタンをクリックしてモデルのコンパイルを

行う．正しく，コンパイルが完了すればWinBUGS画面の左下隅に"model compiled"と表示されるはずである．

e. Initial values（初期値の設定）

最後に，各パラメータのMCMCサンプラーに初期値を与える．この初期値は基本的には任意であるが，実際にはあまりにも不適切な初期値が与えられると収束がひどく悪くなることがあることに注意する．二つ以上の連鎖を選んだ場合には初期値もそれぞれの連鎖に必要である．このチュートリアルでは連鎖の数を2としたので，初期値も2種類必要であり，初期値のデータは「Manuals/Tutorial/seeds_inits.odc」にある．

1) 単語'list'をハイライトし，Specification Toolの[load units]ボタンをクリックする．すると，WinBUGS画面の左下隅に"chain initialised but other chains contain uninitialised variables"と表示されるはずである．

2) 2番目の連鎖に対する初期値の設定を繰り返す．正しく終了すると，WinBUGS画面の左下隅に"model is initialized"と表示される．

3) なお，すべてのパラメータに初期値を用意する必要はなく，必要なパラメータ毎にSpecification Toolの[gen inits]ボタンをクリックすることで初期値を乱数で（指定された事前分布から）発生してくれる．この際にはWinBUGS画面の左下隅に"initial values generated, model initialized"と表示される．

f. Monitor values（パラメータの値の推移のモニター）

Specification Toolを閉じる．これで，シミュレーションを始める用意が整ったことになる．しかし，その前に，パラメータの事後分布に関するさまざまな推測，収束のチェックなどをするために，シミュレートされるパラメータの値を保存する必要がある．それには各パラメータに対して「モニター（monitors）」を設定しておく必要がある．

1) ツールバーの[Inference]のメニューから[Sample]を選ぶ．そうすると，図4.3に示すSample Monitor Toolが現れる．

2) 変数"alpha0"を[node]ボックス内に入力し[set]ボタンをクリックする．

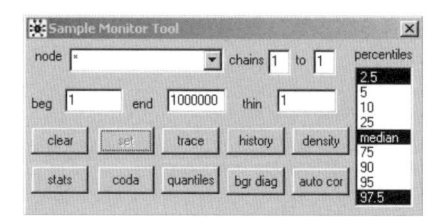

図 **4.3** WinBUGS Sample Monitor Tool

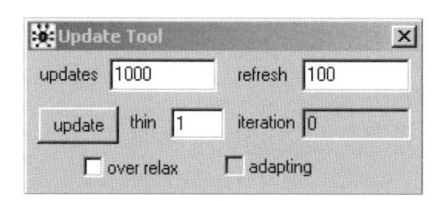

図 **4.4** WinBUGS Update Tool

3) 変数 alpha1, alpha2, alpha12, sigma に対しても同様の作業を繰り返す．

g. プログラムの実行

1) ツールバーの [Model] を選び，そのメニューから [Update] を選ぶ．図 4.4 に示す Update tool が現れる．
2) 更新回数（シミュレーションの繰り返し数）を [updates] ボックスに入力する．例えば，5000 回と入力する．
3) 次に，[update] ボタンをクリックすると，プログラムが開始し，それぞれのパラメータの値のシミュレーションを始める．[iteration] ボックスの数字は現在終了した繰り返し数を表示している．[refresh] ボックスに入力された数（デフォルトは 100）は，その数字毎に更新された値をシステムが報告することを意味しており，refresh の値を 10, 1 などと変更することができるが，その数が小さいほどシミュレーションの速度は遅くなる．
4) 全体のシミュレーションが終了すると WinBUGS 画面の左下隅に "updates took ***" と表示される．ここで *** はかかった時間（秒）である．
5) ここで，次に行うべきことは，シミュレートした各パラメータのマルコ

フ連鎖のモニタリングをチェックし，収束状況の判断をすることである．

h. パラメータの値のモニタリング

各パラメータの値のモニタリングには図 4.3 に示す Sample Monitor Tool で利用できる．この Tool には事後分布のさまざまな要約機能が用意されているが，なかでも，次の三つの機能はよく利用される．

- **trace**：パラメータ値の連鎖の推移の実況（'live trace plots'）をみる．
- **history**：パラメータ値の連鎖の最初からの推移をみる．
- **auto cor**：繰り返し時点の時間差（time lag）を 50 とした自己相関のプロット（後出の式 (4.2) 参照）．

これらの機能を使用するには次のステップが必要である：

1) [node] ボックスに必要なパラメータの名前を入力する，あるいは登録されているすべてのパラメータを同時にプロットするには node ボックスに「*」を入力する．
2) burn-in sample として，捨てたい最初のサンプルがあれば，「その数+1」を [beg] ボックスに入力する．例えば，最初の 1000 回の繰り返しを burn-in sample とすれば，[beg] ボックスには「1001」と入力する．
3) 必要な [trace], [history], [auto cor] ボタンをクリックする．

ここまでで，WinBUGS プログラムを実行する大体のプロセスを解説してきた．後に解説するように，収束したことが確認できれば，さらなる updates を設定してモデルの適用に必要な十分な繰り返し数をもつサンプルを求める．そして，得られた事後分布（シミュレートされたマルコフ連鎖のヒストグラム）の要約統計量を求めたり，さまざまなグラフを描いて事後分布の特徴を要約する．

なお，Summary Monitor Tool という機能があり，このモニターは，すべての値ではなく，移動平均（running mean），移動標準偏差（running standard deviation），移動パーセンタイル（running quantile）などの要約された統計量の値を保存する．多くのパラメータを有する変量モデルのようなモデルで繰り返し回数の多いシミュレーションを実施するときに利用すると便利である．

＊Summary monitor を設定するには，ツールバーの [Inference] を選び，そのメニューから [Summary] を選ぶ．図 4.5 に示す，Summary monitor が現れるので，必要なパラメータの名前を入力し，[set] ボタンをクリックする．

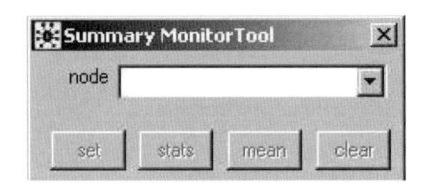

図 4.5 Summary Monitor Tool

4.2.3 収束の診断

一般的にいって，シミュレートされたマルコフ連鎖が収束している（想定した事後分布からの乱数となっている）かどうかをチェックするには相当な注意が必要である．WinBUGS のマニュアルにも *It is very difficult to say conclusively that a chain (simulation) has converged, only to diagnose when it definitely hasn't!* と注意している．つまり，収束の確定診断は困難であり，明らかに収束していない状況を示唆してくれるだけである． 以下に示すのは収束を評価するための実際的なガイドラインであるが，多くのパラメータを有するモデルにおいては，すべてのパラメータをチェックするのは実際的でなく，無作為に選んだパラメータについてチェックする必要がある．特に，繰り返し数を x 軸，サンプル値を y 軸にした発生パターンをプロットすることにより，サンプルがいつ頃から安定してきたかを検討することができる．次のプロットはすでに説明した Sample Monitor Tool で利用できる：収束状況を観察する方法でよく行われる方法は，二つ以上の連鎖を同時に発生させ，[trace] ボタンと [history] ボタンを利用する方法である．この場合はそれぞれの連鎖を違う色で表示するので，もし，すべての連鎖が互いに重なり合って推移している状況が観察できれば，あくまで視覚的ではあるが，連鎖は確かに収束していると合理的に確信することができるであろう．図 4.6 には [history] ボタンを利用して Seeds 例の四つのパラメータの推移を示した．この図から，これらの連鎖は収束したと判断してよいだろう．

視覚的ではなく，収束診断へのよりフォーマルなアプローチとして，WinBUGS は Brooks and Gelman[14] のテキストで解説されている診断法を導入し，

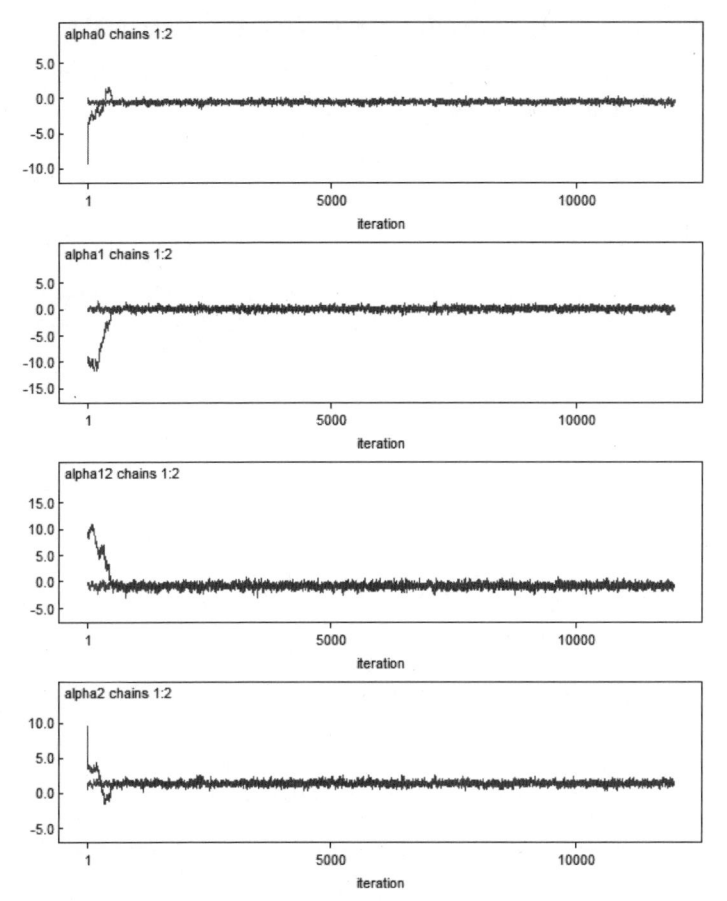

図 4.6 種子データのロジスティック回帰モデルの四つのパラメータ値の推移の履歴
([history] ボタンの利用；口絵 1 参照)

CODA ソフトウェア[*1)]に一致した形式でシミュレートされたマルコフ連鎖を出力する機能も提供している．

a. BGR 診断法

BGR（Brooks–Gelman–Rubin）診断法[14, 15)]は Brooks and Gelman[14)] で修正された Gelman–Rubin 統計量（Gelman–Rubin statistic）を利用する．そ

---

*1) http://cran.r-project.org/web/packages/coda/index.html

の基本的アイデアは，初期値が大きく異なった複数の連鎖を同時に発生させ，後半の半分の連鎖の値を利用して連鎖間の変動の大きさ（B, between chain variability）と連鎖内変動の大きさ（W, within chain variability）を比較する方法である．WinBUGS では変動の大きさの尺度として 80%信用区間（credible interval）の幅を利用している．収束していればその比 $R = B/W$ は 1.0 となる．WinBUGS では全体の連鎖の後半の連鎖から一つの R の値を計算するのではなく，この計算を徐々に幅を広げて繰り返し行い R の値の変動パターンを観察できるように工夫している．例えば，全体で 1000 の繰り返しを計画する場合，上のアイデアでは後半の 500 の連鎖で R が一つ計算されるが，この値を含めて 10 個の R を計算し，その推移を観察することを考える．つまり，

$$1-100, 1-200, 1-300, \ldots, 1-900, 1-1000$$

の連鎖の区間を考え，それぞれの後半の連鎖

$$51-100, 101-200, 151-300, \ldots, 451-900, 501-1000$$

で R を計算し，その推移をグラフで描くのである．この推移から収束が始まる時点，1.0 に収束する傾向があるかどうかが容易にわかる．この例では，後半の連鎖の終点間の幅が $100, 200, 300, \ldots$ と 100 であるが，一般には

$$\max(100, 連鎖全体の長さ/100)$$

と設定され，R の推移を赤色で，B の推移を緑色で，そして W の推移を青で図示している．また，B と W は R と同じ図上で観察できるように最大値が 1.0 となるように標準化されている．連鎖が収束すれば，R が 1.0 に近づくと同時に B と W も定常状態に近づくはずである．

* BGR 診断は Sample Monitor Tool の [bgr diag] ボタンで実行する．

種子データのロジスティック回帰モデルのすべてのパラメータの BGR 診断は図 4.7 に示す．この図から α_0, α_1, α_2, α_{12} は繰り返し数 500 前後から収束しているようにみえるが，τ（over-dispersion の分散の逆数）は繰り返し数 2000 あたりで収束に到達しているようにみえる．したがって，この BGR 診断を基準に判断すれば，最初の 2000 個のサンプルは burn-in sample として捨て去ることが可能である．

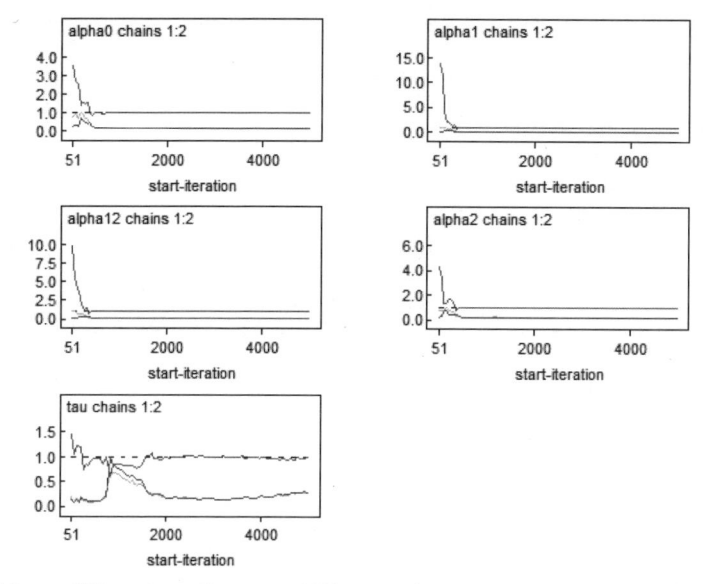

図 4.7 種子データのロジスティック回帰モデルのすべてのパラメータの BGR 診断（口絵 2 参照）

* Sample Monitor Tool で [beg] ボックスに 2001 と入力することにより，最初の 2000 個は捨てられ，2001 番目からのサンプルで解析が行われる．

b. 自己相関

マルコフ連鎖は過去を忘れる確率過程であることを思い出せば，ある一定の時間差（time lag）があるデータ同士の相関，つまり，自己相関が時間差が増加するにつれて無相関となっているかどうかも収束の判定基準となる．X_t を平均 μ，分散 σ^2 をもつ定常確率過程とすると，時間差 $\tau = t - s$ の関数として自己相関係数は

$$R(\tau) = \frac{E[(X_t - \mu)(X_{t+\tau} - \mu)]}{\sigma^2} \tag{4.2}$$

と定義される．

* 自己相関は Sample Monitor Tool の [auto cor] ボタンで実行する．

種子データのロジスティック回帰モデルの自己相関係数のプロットを図 4.8 に示す．この例では，期待どおりすべてのパラメータの自己相関係数は時間差

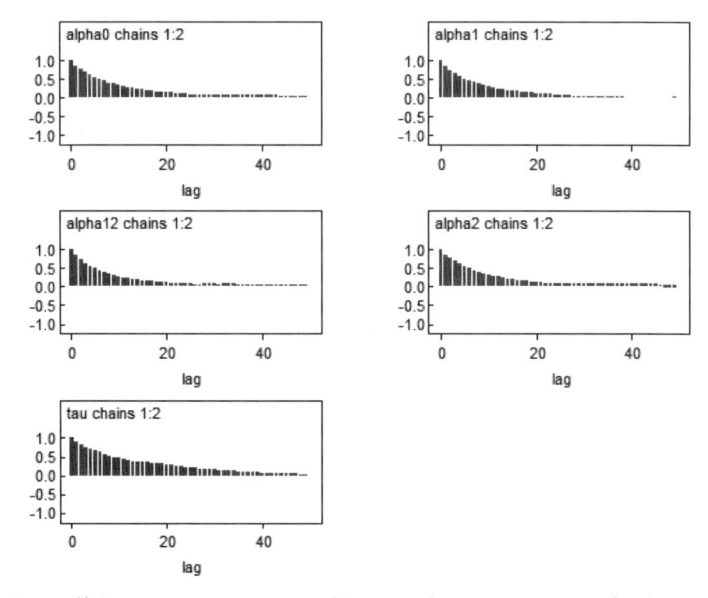

図 4.8 種子データのロジスティック回帰モデルのすべてのパラメータの自己相関係数のプロット

が増加するにつれて 0 に近づいていることが観察できる.

4.2.4 サンプルサイズ——連鎖の繰り返し数

収束したことが一応確認できれば，連鎖のサンプルサイズ（繰り返し数（number of iterations），更新値の数（number of updates）ともいう）を増やして事後分布の要約に利用するための十分なサンプルサイズを確保する必要がある．定常状態でのサンプルサイズが増えれば事後分布の精度は高まるからである．そこで，問題はどの程度のサンプルサイズが必要か？である．事後分布の推定値の正確度を評価する一つのアプローチはそれぞれのパラメータのモンテカルロ誤差（Monte Carlo error）を計算することである．ここで

モンテカルロ誤差 = 事後分布のサンプル平均と真の事後分布の平均との差

である．WinBUGS が提唱している目安は，モンテカルロ誤差がサンプル標準偏差の 5% 程度より小さくなるまで繰り返し数を増やせばよい，ということである．種子データのロジスティック回帰モデルの例においてサンプルサイズを

表 4.2 種子データのロジスティック回帰モデルのパラメータの要約統計量

node	mean	sd	MC error	2.5%	median	97.5%	start	sample
alpha0	−0.555	0.190	0.0034	−0.937	−0.556	−0.176	2001	20000
alpha1	0.087	0.312	0.0069	−0.550	0.092	0.696	2001	20000
alpha12	−0.836	0.439	0.0111	−1.731	−0.825	−0.003	2001	20000
alpha2	1.359	0.274	0.0058	0.820	1.354	1.923	2001	20000
sigma	0.286	0.146	0.0055	0.045	0.275	0.613	2001	20000

増やしてみよう．表 4.2 に，各連鎖を 10000 回，合計 20000 回まで増加した場合の要約統計量の結果を示す．この表から，連鎖の長さ 20000 もあれば，モンテカルロ誤差がサンプル標準偏差の 5%以下となる基準は十分に満たしていることがわかる．例えば，sigma の MC 誤差は $0.0055/0.146 = 0.037$ と標準偏差 sd の約 4%となっている．

* モンテカルロ誤差，サンプル標準偏差などの要約統計量は Sample Monitor Tool の [stats] ボタンで表示できる．

4.2.5 事後分布の要約

事後分布はカーネル型の密度関数推定法（kernel density plots, [density] ボタン）で推定したり，平均，分散，分位点などの要約統計量（[stats] ボタン）で要約することができる．

* Sample Monitor Tool で，すべてのパラメータを選択するには，[node] ボックスに「*」を入力し，burn-in sample があれば，計算を開始する時点を [beg] ボックスに入力しておく．

a. 要約統計量（summary statistics）

[stats] ボタンで表 4.2 に示す統計量が表示される．

b. 密度関数推定（density）

[density] ボタンで連続変数であればカーネル型の密度関数推定を，離散変数であればヒストグラムを表示する．図 4.9 は種子データのロジスティック回帰モデルでの例を示した．

c. 他の plots 機能

- **Box plot**：日本語では箱ひげ図のひげのない図を意味し，箱の長さは四分位範囲（interquartile range），中央の線は平均値を意味し，その腕（arm）は 2.5%点，97.5%点まで延びている．

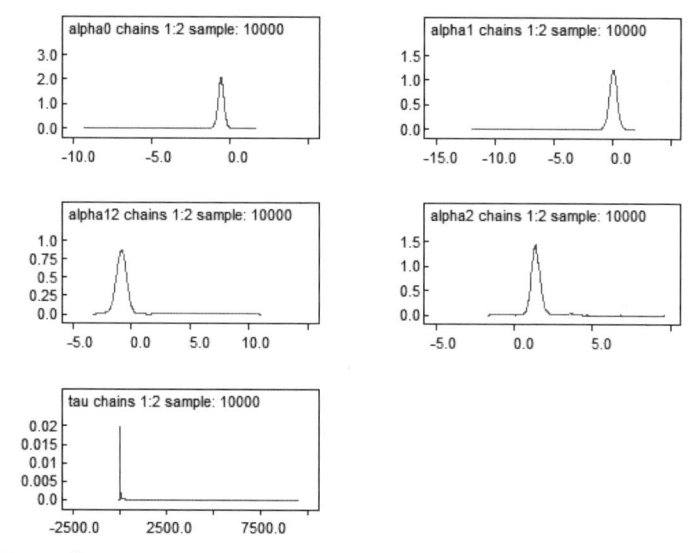

図 4.9 種子データのロジスティック回帰モデルでのパラメータの密度関数推定 ([density] ボタン)

* [Inference] のメニューの [Compare] を選んで [box plot] ボタンをクリックする.
- **Caterpillar plot**：Box plot にきわめて似た図を表示するが，平均と 95%範囲は箱ではなく点で示している.
    * [Inference] のメニューの [Compare] を選んで [caterpillar] ボタンをクリックする.
- **Scatter plot**：いわゆる散布図である.
    * [Inference] のメニュー [Correlations] を選ぶ. [nodes] の隣にボックスが二つあるので，そこに二つのパラメータの名前を入力し，[scatter] ボタンをクリックする.

4.3 モデルの書き方

ここでは，WinBUGS でのモデルの書き方，データ入力，そして初期値の作成法，などについて簡単に説明する.

* その詳細は Help → User manual → Model Specification を参照.

4.3.1 言　　語

WinBUGS 言語では，論文での数式表現と同じような形式で統計モデルを表現できるので便利である．確率変数であるノード (node) は「ノードの名前 (パラメータ名) の次に "~"，その後に分布が続く」:

$$r \sim dbin(n,p)$$

よく利用される分布の表現について表 4.3 に示した．
* 分布の全貌については Help → User manual → Distributions 参照のこと. 本書の第 1 章にもその全貌を掲載した．

論理ノードは「ノード名に左矢印，その後にノードの関数が続く」:

$$mu[i] <- beta0 + beta1 * x1[i] + beta2 * x2[i]$$

よく利用される関数について表 4.4 に示した．
* 関数の全貌については Help → User manual → Model Specification → Logical Nodes 参照のこと．

表 4.3　WinBUGS でよく利用される分布

分布	表現
Binomial	r ~ dbin(p,n)
Normal	x ~ dnorm(mu,tau)
Poisson	x ~ dpois(lambda)
Uniform	x ~ dunif(a,b)
Gamma	x ~ dgamma(a,b)
Beta	x ~ dbeta(a,b)

表 4.4　WinBUGS でよく利用される関数

表現	意味			
tau <- 1/pow(s,2)	$\tau = 1/s^2$			
s <- 1/sqrt(tau)	$s = 1/\sqrt{\tau}$			
p <- step(x-0.7)	$p=1$ if	$x \geq 0.7$,	$p=0$	その他
p <- equals(x,0.7)	$p=1$ if	$x = 0.7$,	$p=0$	その他
sum(p[m:n])	$\sum_{i=m}^{n} p_i$			
mean(p[])	$\sum_i p_i / n$			
inprod(v1,v2)	$\sum_i v1_i v2_i$			

リンク関数（link function）も通常の表記と同様に論理ノードの左側で指定できる：

$$\mathtt{logit(mu[i])\, \textless{-}\, beta0 + beta1 * x1[i] + beta2 * x2[i]}$$

インデックスは S-Plus/R と似た標記を利用している：

$\quad$ n:m $\quad n, n+1, \ldots, m$
$\quad$ x[ ] $\quad$ vector x
$\quad$ y[,3] $\quad y$ の 3 番目のカラム

配列は括弧 [ ] 内でインデックスをつける．整数のインデックスの計算には基本的な演算が利用できる．例えば，

$$\mathtt{Y[(i+j)*k,1]}$$

一組の計算を繰り返すには for loop を利用する：

```
for(i in a:b){
   r[i] ~ dbin(p[i],n[i])
   p[i] ~ dunif(0,1)
}
```

一般的な規則として，ノードは左側に 1 回だけ現れるが，いくつかの例外もある．例えば，

```
for(i in 1:N){
    z[i] <- sqrt(y[i])
    z[i] ~ dnorm(mu,tau)
}
```

打ち切り，センサリング（censoring）は I(lower,upper) を利用する．例えば，

$$\mathtt{x \sim dnorm(mu, tau) I(lower, upper)}$$

は区間 [lower, upper] 内で観測された値 x を意味する．もし，lower あるいは upper が空白であれば，限界がないことを意味する．例えば，I(0,) は 0 より大を意味する．

4.3.2 データ

データの入力は S-Plus のフォーマットまたは長方形（碁盤目）配列の 2 種類がある．欠測値は NA で表現する．データにあるすべての変数はモデルの中で定義しなければならない．

a. S-Plus の形式：リスト構造

この形式では，単一のリスト構造の中でスカラー，ベクトル，配列すべてに名前と値が与えられる．単語 list のすぐ後にはスペースを置いてはいけない．例えば，スカラー変数 xbar, 次元の数を表す変数 N と T, ベクトル x, そして，2 次元配列 Y（30 行 15 列）を変数にもつモデルの場合，データ全体は次のようなリスト構造の形式で書かれる：

```
list(xbar=22, N=30, T=5,
x=c(8,15,22,29,36),
Y=structure(
  .Data = c(
    151, 199, 246, 283, 320,
    145, 199, 249, 293, 354,
    .......................
    .......................
    153, 200, 244, 286, 324),
  .Dim = c(30,5)
  )
)
```

b. 長方形の配列形式

この場合にはそれぞれの列の先頭にカラムの名前（変数名）を書く必要がある．最後には END で終わる．例えば，二つの変数 age と sex をもつ場合は，次の配列形式で表現できる：

```
age[]    sex[]
 26       0
 52       1
 .........
 34       1
END
```

4.3.3 初期値

初期値はデータと全く同じ形式で表現できる．初期値は未知のパラメータに与えられるが，もし，ある配列の要素がすでに既知（パラメータ間の制約により）の場合には，それらの要素は初期値において NA と指定しなければならない．

```
list(alpha=10, beta=c(1,1,1,NA),
 gamma=structure(
   .Data = c(1,0,0,
             0,1,0,
             0,0,1),
   .Dim = c(3,3)
   )
)
```

もし，複数の MC サンプルを発生させる予定であれば，初期値はそれぞれの MC サンプル毎に用意しなければならない．パラメータの初期値設定がされなければ，"this chain contains unitialized variables" というメッセージが出る．4.2.2 項で述べたように，すべてのパラメータに初期値を事前に用意する必要はなく，Specification Tool の [get inits] ボタンをクリックすることでまだ初期化されていないパラメータの初期値を WinBUGS に発生させることが可能である．その初期値はそのパラメータに定義された事前分布からサンプリング (forward sampling) した値である．事前分布がきわめてフラットであれば，初期値は極端に大きいあるいは小さい値となる可能性もある．したがって，事前に妥当な初期値を用意するほうが望ましい．一般には次のアプローチが推奨されている：

1) 頻度論者の立場で母数効果と考えられるパラメータには，最尤推定値や前のシミュレーションの結果などを利用して，見当をつけたおおよその値を初期値として用意しておく
2) 変量効果と考えられるパラメータに対しては [gen inits] ボタンで初期値を乱数で発生させる

また，当然のことであるが，論理的ノードには初期値は不要である．例えば，

$$\text{beta[4]} \leftarrow 1-(\text{beta[1]}+\text{beta[2]}+\text{beta[3]})$$

では，beta[1], beta[2], beta[3] は初期値が必要であるが beta[4] は不要で

ある．

4.4 プログラムを実行する

4.4.1 スクリプトの利用

WinBUGSを実行するには，チュートリアルで説明したポイント・アンド・クリック方式に替わって，スクリプト言語方式を利用することもできる．モデルを設定し，それが正確なことを確認できれば，解析を自動的に実行できるスクリプトを使用することができる．この方法を利用すれば，最初からすべてのステップを繰り返すことなく，スクリプトを稼働するだけでプログラム全体が実行できるので便利である．

スクリプトを利用するには，少なくとも四つのファイル（.odc または .txt）が必要である．

- スクリプトファイル
- モデルファイル
- データファイル
- それぞれの MC サンプルに対する初期値のファイル（別々に作成する）

以下には種子データのロジスティック回帰モデルを実行し，これまでと同じプロット，要約統計量を出力してくれるスクリプトの例を紹介する．注意したいのは，MC サンプル 1, 2 に対して初期値のファイルをそれぞれ **seeds_in1.txt**, **seeds_in2.txt** と作成している点である．

```
display('log')                           # set up log file
# check model
check('C:/Programs/WinBUGS14/Manuals/Tutorial/seeds_model.txt')
# load data
data('C:/Programs/WinBUGS14/Manuals/Tutorial/seeds_data.txt')
compile(2)                               # compile code for 2 chains
# load initial values for chain 1
inits(1,'C:/Programs/WinBUGS14/Manuals/Tutorial/seeds_in1.txt')
# load initial values for chain 2
inits(2,'C:/Programs/WinBUGS14/Manuals/Tutorial/seeds_in2.txt')
#gen.inits()        # generate initial values if needed
```

```
set(alpha0)          # monitor alpha0
set(alpha1)          # monitor node alpha1
set(alpha2)          # monitor alpha2
set(alpha12)         # monitor node alpha12
set(tau)             # monitor tau
set(sigma)           # monitor node sigma
update(12000)        # run 12000 simulations
trace(*)             # trace plot of samples for all parameters
history(*)           # history plot of samples for all parameters
gr(*)                # BGR diagnostic for all parameters
beg(2001)            # 2000 iteration burn-in
end(12000)           # end calculation at 12000th iteration
stats(*)             # calculate summary statistics
density(*)           # plot distribution of beta
# save the script
# save('C:/Programs/WinBUGS14/Manuals/Tutorial/seeds_script')
# run the script
# script('C:/Programs/WinBUGS14/Manuals/Tutorial/seeds_script')
```

* 最後の save, script を含めたスクリプトコマンドの詳細については Help → User manual → Batch-mode: Scripts を参照のこと.

* スクリプトの実行は,ツールバーの [Model] を選んで,そのメニューの [script] をクリックすればよい.スクリプトコマンドと実行結果はその順番に一緒に log ファイルに出力される.

4.4.2　Model のメニュー

他に覚えておくと便利な Model のメニューをまとめておく.

- **Model → Update → refresh**：入力された数毎に更新された値をシステムが報告する機能.実行速度に関連する.
- **Model → Update → thin**：数 k を入力すると,更新される値を k 毎に保存する機能.しかし,通常は 1 に設定しておいてよい.
- **Model → Save state**：いま,実行したプログラムの現在の状態 (MC サンプルの値) を表示してくれる.WinBUGS が急にクラッシュして停止したときに再実行する際の初期値に,また,同じプログラムを今後実行する際の初期値に利用できる.

- Model → Seed tool：乱数発生の seed を新しく設定するのに使用する．

4.4.3 エラーメッセージとトラブルシューティング

エラーはモデルのシンタックスチェック，データ，初期値の読み込み，コンパイル，そして，MC サンプルを発生させる際に起こる．表 4.5～4.8 には，それぞれのステージでよく起こるエラーメッセージのリストの一部をあげたので参考にされたい．

表 4.5 モデルのシンタックスチェック時のエラーメッセージ

Error message	可能な理由
Invalid or unexpected token scanned	句読点，括弧，などが正しくない
Empty slot not allowed in variable name	空白が許されない場所が空白となっている
Expected left pointing arrow <- or twiddles ~	すべてのノードは<- または ~ である必要がある
Expected the key word in	in が期待されていた
Expected right parenthesis	) が期待されていた
Expected an open brace	{ が期待されていた
Expected a comma	dunif(0,100) のようにコンマが期待されていた
Unknown type of probability density	分布のスペルをチェック
Unknown type of logical function	論理関数のスペルをチェック

表 4.6 データ入力時のエラーメッセージ

Error message	可能な理由
Undefined variable	使用する変数はすべて model で指定する
Invalid or unexpected token scanned	data file にシンタックスエラー
Node dimension does not match	要素の数が .Dim(,) で指定された数と異なる
Expected a number or an NA	data file にスペースは許されない
Expected an integer	整数である必要がある．例：.Dim(,)
Expected keyword list	data file は list(...) で始まっているか
Expected keyword structure	配列は y=structure(...) などを利用する
Expected collection operator c	例：x=c(...) のようになっているか

表 4.7 コンパイル時のエラーメッセージ

Error message	可能な理由
array index greater than array upper bound for x	配列の上限を超えている
variable T is not defined	変数がどこにも定義されていない
multiple definitions of node tau	e.g. tau <- and tau ~ などは許されない
index out of range	ベクトルの上限を超えている
logical expression too complex	2，3 行に分割して表現を簡単にする
unable to choose update method	プログラミング上の制約が守られていない

表 4.8 データ入力，初期値設定時のエラーメッセージ

Error message	可能な理由
number of initial values not equal to length of vector	初期値の数がベクトルの長さを超えている
SplusData100	S-Plus のデータ形式にシンタックス上のエラー
parameter 1 of beta too small – cannot sample	例えば，beta(0.001,1) を利用しようとしたとき
shape parameter of gamma too small	例えば，gamma(0,1) を利用しようとしたとき

時には，モデルの初期化が成功して，[update] ボタンをクリックしたときにもエラーが起きることがある．その際には理解しがたいメッセージが現れることがある．ここにその例をあげる：

- **Undefined real result**：数値のオーバーフロー
- **Index array out of range**：指定された配列の範囲を超えてデータを割り当てようとした
- **Stack overflow**：sigma → 1/sigma のような再帰的な定義がある場合
- **NIL dereference (read)**：シンタックスチェックでは検出できない，しかし，不適切な表現（変換）があるとき
- **DFreeARS**：適応的棄却サンプリングを実施しているときになんらかの問題が起きていることを意味する．

4.5 結果の解釈のツール

4.5.1 モデルの視覚的チェック

Comparison Tool（ツールバーの [inference menu] のメニューの中から [Compare...] を選ぶと Comparison Tool が現れる）にはモデルをフィットさせた際のさまざまなプロットを作成する機能があり，これを利用してモデルの視覚的チェックが可能である．例えば，次のような回帰分析を実施しているとしよう．

$$Y_i \sim N(\mu_i, \sigma^2), \quad \tau = 1/\sigma^2$$
$$\mu_i = \alpha + \beta x_i + \epsilon_i$$

a. モデルの適合性をみる視覚的表示

Box plot と Caterpillar plot を利用すると，[node] ボックス内に入れた変数

(例，期待値) の事後分布が，2.5%点，50%点，97.5%点で要約される．x 軸の変数としたい変数を [axis] ボックスに入れ，model fit を利用すると，x 軸の変数の値にしたがって区分的に直線で結ばれ，**区分線形曲線**（piecewise linear curve）が描かれる．その際，1本の赤線はメディアンを結んだ線，赤線を挟んだ2本の青の点線は，それぞれ，下側2.5%点を結んだ線，上側2.5%点を結んだ線を表示している．もし，[other] ボックスにある変数（例：y 変数）を入力すると，x 軸の変数に対応する値の座標が黒い点（・）でプロットされる．

b. 残差とあてはめ値の検討

次に，残差（residuals）$\epsilon_i = Y_i - \hat{\mu}_i$ の検討が重要となる．もし，回帰モデルがデータによく適合しているのであれば，Comparison Tool の中の [node] ボックスの中に残差を表す変数を入力し

* Box plot と Caterpillar plot を利用すれば標準化残差（standardized residual）はほぼ $-3 \sim +3$ の間に入る．
* Scatter plot を利用して残差をあてはめ値に対してプロットすれば，その散布図にははっきりと識別できるパターンは存在しないはずである．

c. 事前分布の感度分析

事前分布が結果に及ぼす感度分析を行う方法の一つは，同じシミュレーションの中で，異なった事前分布をいくつか用意して次のように解析を繰り返すことである：

1) 同じデータセットを k 個複製する．
2) それぞれの事前分布に対して同じ解析を for loop で繰り返し結果を配列（array）に保存する．
3) すでに述べた Comparison Tool で結果を比較する．

これらの機能を利用した具体例として，WinBUGS examples Volume 2 の "The Dugongs example" を利用してみよう．データは表 4.9 に示すように，27匹のジュゴン（dugong，海牛）の体長と年齢のデータである．Carlin and

表 4.9 Dugongs のデータ

Dugong	1	2	3	4	5	⋯	26	27
年齢(X)	1.0	1.5	1.5	1.5	2.5	⋯	29.0	31.5
体長(Y)	1.80	1.85	1.87	1.77	2.02	⋯	2.27	2.57

Gelfand[17]は非線形モデルでこのデータを次のようにモデル化している．

$$Y_i \sim \text{Normal}(\mu_i, \sigma^2), \quad \tau = 1/\sigma^2, \quad i = 1, \ldots, 27$$
$$\mu_i = a - bg^{X_i} \quad a, b > 1; 0 < g < 1$$

変数 a, b, t には標準的な無情報事前分布を仮定し，変数 g には区間 $(0, 1]$ 上の一様分布を仮定した．その WinBUGS のプログラムは以下のとおりである：

```
model {
for( i in 1 : N ) {
Y[i] ~ dnorm(mu[i], tau)
mu[i] <- alpha - beta * pow(gamma,x[i])
y.pred[i] ~ dnorm(mu[i], tau)
}
alpha ~ dnorm(0.0, 1.0E-6)
beta ~ dnorm(0.0, 1.0E-6)
gamma ~ dunif(0.5, 1.0)
tau ~ dgamma(0.001, 0.001)
sigma <- 1 / sqrt(tau)
U3 <- logit(gamma)
}
```

このプログラムを通常のように実行して，Comparison Tool の [node] ボックスに mu，[other] ボックスに Y，[axis] ボックスに x を入力し [model fit] ボタンをクリックする．そうすると，期待値 μ の事後分布の中央値，2.5%，97.5%点が年齢 x に対してプロットされる（区分線形曲線）．体長の値 Y は黒い点でプロットされる（図 4.10 参照）．

もし，μ ではなく，Y の予測値 y.pred をプロットする場合は [node] ボックスに y.pred を入力すればよい（図 4.11 参照）．期待値 μ の周りの 95%信用区間はフィットされたパラメータの不確実性を反映している．また，予測値 y.pred の周りの 95%信用区間の大きさは，μ の推定の不確実性に加えて，サンプリング誤差 σ とその不確実性の両者が反映されている．

4.5.2 解析結果を他の統計パッケージで使用する方法

Sample Monitor Tool の [coda] ボタンをクリックするとモニターされている変数（node）の値が S-Plus/R などで利用できるアスキー表現で（iteration,

4.5 結果の解釈のツール

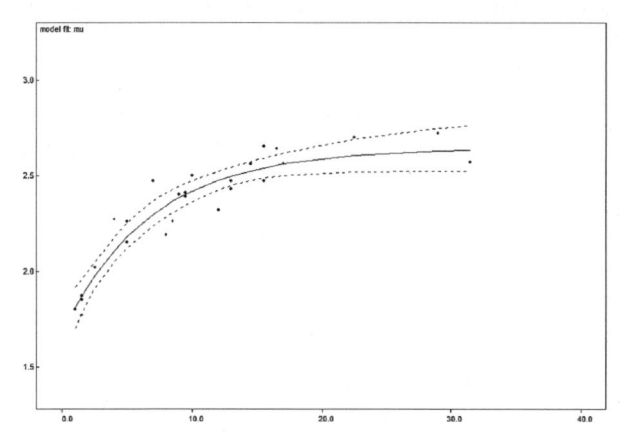

図 4.10 ジュゴンの例のモデルでの期待値 μ の model fit. 実線（赤）は中央値，点線（青）は μ の 95%信用区間，黒い点はデータである（口絵 5 参照）.

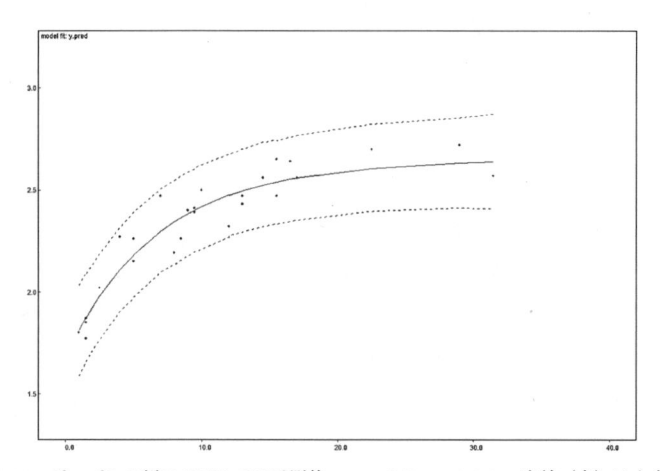

図 4.11 ジュゴンの例のモデルでの予測値 $y.pred$ の model fit. 実線（赤）は中央値，点線（青）は $y.pred$ の 95%信用区間，黒い点はデータである.

変数の値）の配列形式，例えば，次のような形式

....

2001 -0.4624

2002 -0.3252

2003 -0.2811

2004 -0.3371

2005 -0.3910
....

でファイルに出力される．複数の変数があるときは，配列の行数は (iteration の総数)×(変数の個数) で，一つの変数が終わったら，次の変数が続く．この意味で2種類のファイルが作成される：

1) 最初のファイルは「CODA Index」ファイルで，出力された変数毎に保存されている場所（最初と最後の行数）を示す．
2) 次のファイルは「CODA for chain 1」,「CODA for chain 2」と，指定した chain 毎に変数の値が繰り返し番号の次に出力される．

なお，R2WinBUGS[*2)] を利用すると，R の中から BUGS を実行できる．

4.6 連鎖が収束しない例

ここでは，WinBUGS を利用して連鎖が収束しないいくつかの典型的な例を概観し，それを避けるいくつかの「こつ」を習得しよう．

4.6.1 連鎖の収束を改善させるためのこつ

1) よい初期値を使用する．非常にフラット（flat）な事前分布からのあまりにも極端に大きい，あるいは小さい初期値は利用しない．
2) 変数の値は，なるべく，平均値 0 にセンタリング（$x \to x - \bar{x}$）あるいは，平均 0, 分散 1 に標準化（$x \to [x - \bar{x}]/sd$）などの変換を施しておいたほうがよい．
3) 不適切な事前分布は導入しない．
4) 自己相関を減少させるための方法の一つとして，**過緩和更新法**（over-relaxation algorithm）を採用する．
5) モデルを構築する際に，パラメータ間に高度な相関を生じさせるようなパラメータの導入は避けること．

しかし，このような工夫をしたとしても，非常に長い連鎖を実行しなければなら

[*2)] http://cran.r-project.org/web/packages/R2WinBUGS/index.html;
http://stat.columbia.edu/~gelman/bugsR/

ないこともめずらしくない．もし，時間を気にするのであれば，[trace] は利用しないほうがよい．なぜなら，trace を実行すると全体の計算時間が遅くなるからである．また，もし，変数の値の保存スペースが足りない場合には，Update Tool の [thin] ボタンを利用して k 毎に保存するように k の値を指定すればよい．

さて，上に述べたそれぞれの「こつ，秘訣」について，具体例をみてみよう．

4.6.2 初期値の影響

ここでは，初期値の与え方によって，連鎖の収束状況が大きく異なる例を紹介する．この例は WinBUGS 事例集 Vol. 1 の "Salm: extra-Poisson variation in dose–response study" からとったものであり，そのデータを表 4.10 に示した．3 種類のプレート (j) を用意し，それぞれのプレートについて，六つの異なったキノリン（quinoline）の用量 i（mg/plate）で処理され，復帰突然変異株（revertant）サルモネラ菌のコロニー数をカウントしたアッセイデータである．理論的にはある用量反応関係が示唆されている．

さて，このアッセイデータに対するモデルとして，次の過分散（over-dispersion）を考慮した変量効果を含む Poisson 回帰モデルを考える．

$$y_{ij} \sim \text{Poisson}(\mu_{ij})$$
$$\log(\mu_{ij}) = \alpha + \beta \log(x_i + 10) + \gamma x_i + \lambda_{ij}$$
$$\lambda_{ij} \sim \text{Normal}(0, \sigma^2), \quad \tau = 1/\sigma^2$$

ここで，y_{ij} は用量 i，プレート j での復帰突然変異株サルモネラ菌のコロニーの数であり，x_i は i の用量（mg/plate），パラメータ $\alpha, \beta, \gamma, \sigma$ は独立な無情報事前分布が仮定されている．このモデルを BUGS code で書くと次のようになる：

表 4.10 事例 Salm：復帰突然変異株（revertant）のサルモネラ菌のコロニーの数

	キノリン（quinoline）の用量					
	0	10	33	100	333	1000
plate 1	15	16	16	27	33	20
2	21	18	26	41	38	27
3	29	21	33	69	41	42

```
model {
  for(i in 1:doses) {
   for(j in 1:plates) {
    y[i,j] ~ dpois(mu[i,j])
    log(mu[i,j]) <- alpha + beta*log(x[i]+10) +
     gamma*x[i] + lambda[i,j]
    lambda[i,j] ~ dnorm(0.0, tau)
   }
  }
  alpha ~ dnorm(0.0,1.0E-6)
  beta ~ dnorm(0.0,1.0E-6)
  gamma ~ dnorm(0.0,1.0E-6)
  # Prior 1: uniform on SD
  sigma~ dunif(0,100)
  tau<-1/(sigma*sigma)
}
```

このモデルを繰り返し数100000回，2種類のchainで実行してみよう．chain 1の初期値は$\alpha=0, \beta=0, \gamma=0, \sigma=1$とし，chain 2の初期値は[gen inits]ボタンを利用してモデルの事前分布から発生させてみる．結果は次のとおりである：

1) 2種類の連鎖のhistoryは図4.12に示すとおりである．繰り返し数40000回程度まではchain 2（青色）がchain 1（赤色）に収束していないのが明らかに観察される．

2) この非収束の現象は図4.13に示したBGR診断でも確かめられる．赤い線（二つの連鎖の連鎖間変動の連鎖内変動に対する比）が40000回程度まで不安定な動きを示し，値が1を超えている．その後は1.0に収束している．

3) また，この間，事後分布は図4.14に示すように，二つの山をもつような多峰性の形状を示し，まだ収束していない状況を示している．

つまり，事前分布が広範囲に広がっていると，[gen inits]ボタンで発生させた初期値が極端に大きな値をとることがあり，その連鎖は収束に長い時間がかかることがあるのである．ただ，いったん収束すると，history，BGR診断図，事後分布，そして自己相関はいたって健康的な変動が観察される．図4.15にはσ

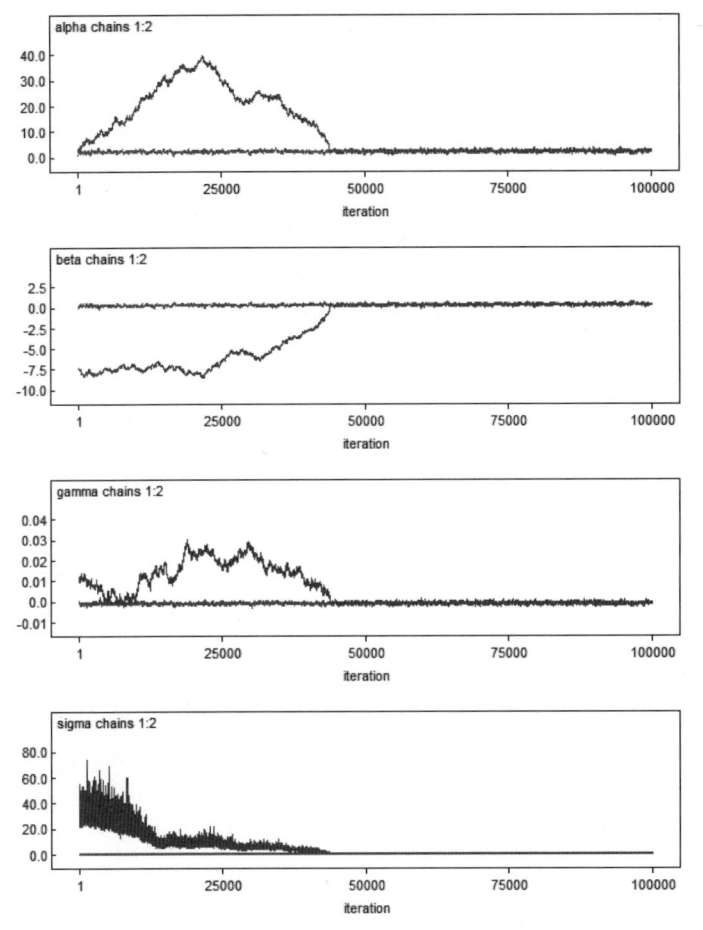

図 4.12 事例 Salm：パラメータ $\alpha, \beta, \gamma, \sigma$ の history（口絵 3 参照）

の例を示した．

4.6.3 共変量のセンタリング

次の例は WinBUGS 事例集 Vol. 2 の "Beetles: choice of link function" からとったものであり，そのデータを表 4.11 に示した．二硫化炭素（carbon disulphide）の毒性をカブトムシ（beetle）を用いて調べた用量反応実験で，二硫化炭素に曝露し 5 時間後に死亡したカブトムシの数をカウントした実験データで

図 4.13 事例 Salm：パラメータ $\alpha, \beta, \gamma, \sigma, \tau$ の BGR 診断（口絵 4 参照）

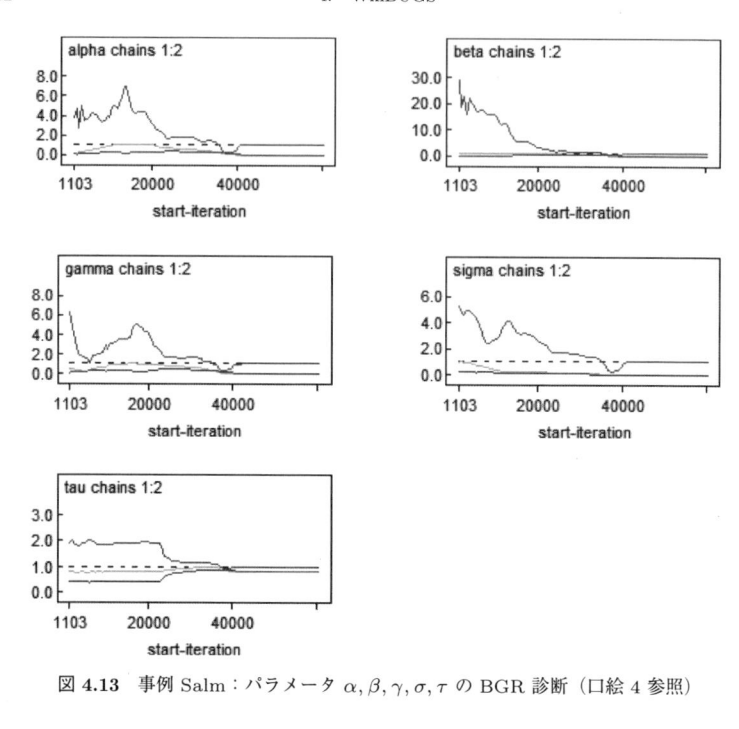

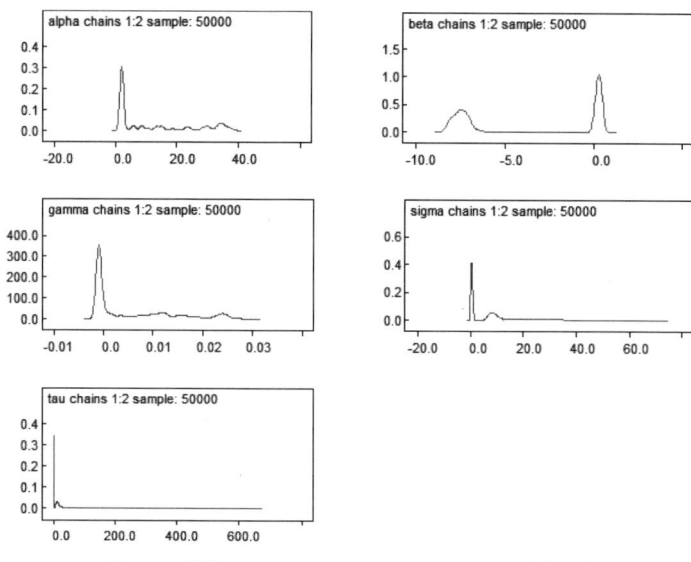

図 4.14 事例 Salm：パラメータ $\alpha, \beta, \gamma, \sigma, \tau$ の事後分布

4.6 連鎖が収束しない例

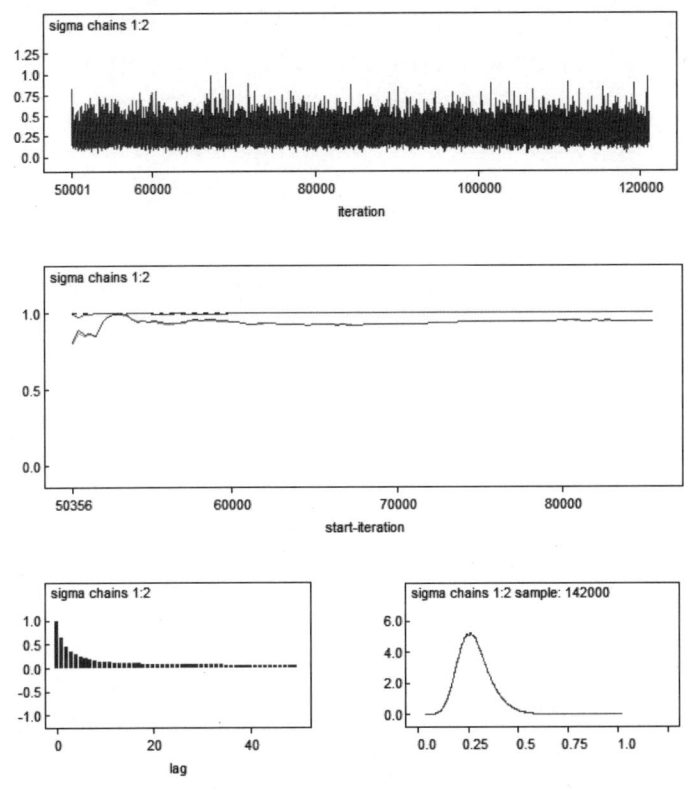

図 4.15 事例 Salm：σ の繰り返し数 50000 回以降の history, BGR diagram, 自己相関と事後分布

表 4.11 事例 Beetles のデータ

二硫化炭素の log(濃度) (x_i)	カブトムシの数 (n_i)	死亡したカブトムシの数 (r_i)
1.6907	59	6
1.7242	60	13
1.7552	62	18
1.7842	56	28
1.8113	63	52
1.8369	59	52
1.8610	62	61
1.8839	60	60

このような用量反応関係を表現するモデルは，第3章で例示した表3.1の毒性試験データに対するモデルと同様で，死亡数 r_i はサンプルサイズ n_i，真の反応率 p_i をもつ二項分布が仮定される．この例では過分散（over-dispersion）は考慮されていないが，リンク関数（link function）にはいくつかのオプションがあり，ロジスティックモデル（logistic model），プロビットモデル（probit model），complimentary log–log モデル（complimentary log–log model）などが適用されることが多い：

$$p_i = \exp(\alpha + \beta x_i)/(1 + \exp(\alpha + \beta x_i)) \qquad \text{logisitic}$$
$$p_i = \Phi(\alpha + \beta x_i) \qquad \text{probit}$$
$$p_i = 1 - \exp(-\exp(\alpha + \beta x_i)) \qquad \text{clog–log}$$

ここではロジスティックモデルを適用してみよう．ロジット関数を利用すると

$$\text{logit } p_i = \alpha + \beta x_i$$

となる．その WinBUGS code は次のように書ける：

```
model {
  for( i in 1 : N ) {
  r[i] ~ dbin(p[i],n[i])
    logit(p[i]) <- alpha + beta * x[i]
  rhat[i] <- n[i] * p[i]
  }
  alpha ~ dnorm(0.0,0.001)
  beta ~ dnorm(0.0,0.001)
}
```

このモデルを初期値を変えた二つの chain で実行した結果で，β の例を図4.16に示す．history plot からは二つの連鎖がよく混ざり合うことなくゆっくり動き回っていて，なかなか収束しない現象がみてとれる．BGR plot からは三つの線とも安定していない．また，自己相関をみるとそれぞれの更新値は一つ前の更新値との相関が高く，収束からほど遠いことを示している．事後分布も多峰性を示している．この現象に対応するための方法はいくつか考えられるが，その一つは，単純に繰り返し数をもっと多くして収束するまで長い連鎖を計算

4.6 連鎖が収束しない例

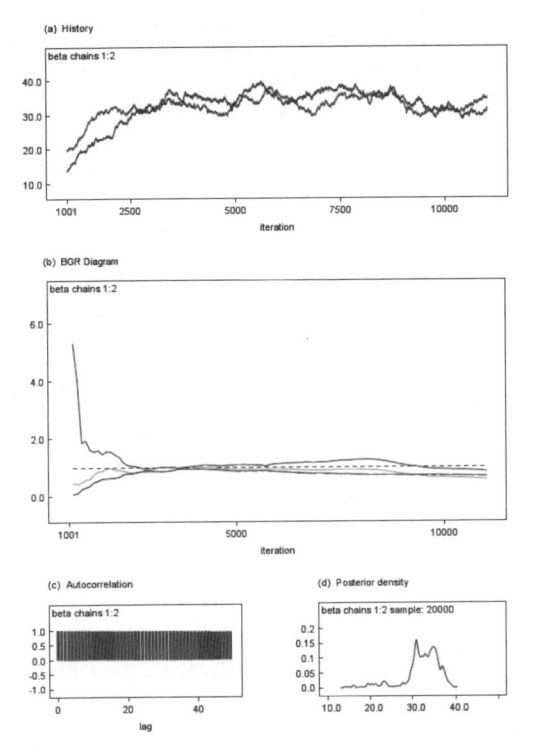

図 4.16 事例 Beetles における収束しない状況を示す例：β に関する history, BGR diagram, 自己相関と事後分布（口絵 6 参照）

し，BGR 診断などを利用して収束が起きた時点を把握し，それ以前の更新値は burn-in sample として捨てればよい．しかし，最もよい方法は収束しやすいモデルの構造に変えることである．特に，共変量のセンタリングをするだけでも収束の程度がはるかによくなる場合が少なくない．つまり，

$$\text{logit } p_i = \alpha + \beta(x_i - \bar{x})$$

と変更することである．この場合の WinBUGS code は次のようになる：

```
model {
  for( i in 1 : N ) {
   r[i] ~ dbin(p[i],n[i])
    logit(p[i]) <- alpha.star + beta * (x[i]-mean(x[]))
   rhat[i] <- n[i] * p[i]
```

```
}
alpha <- alpha.star - beta * mean(x[])
alpha.star ~ dnorm(0.0,0.001)
beta ~ dnorm(0.0,0.001)
}
```

このモデルの実行結果としてパラメータ β の例を図 4.17 に示す．trace と history plot は二つの連鎖がよく混ざりあっていることを示し，自己相関も小さい．BGR 診断も赤線が 1.0 の値をほぼキープし，青と緑の線も安定している．また，事後分布への影響も明瞭である．この例からもわかるように，共変

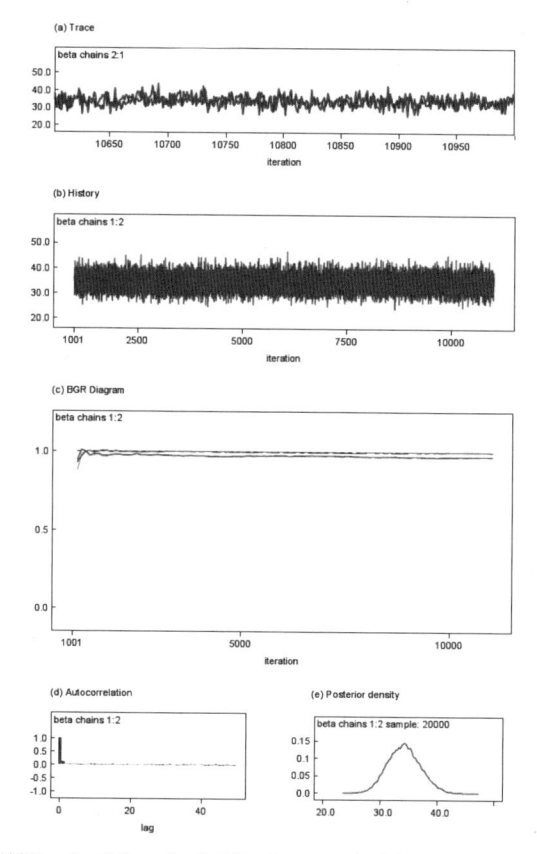

図 4.17 事例 Beetles において，共変量のセンタリングを行ったモデルが収束している状況を示す例：β に関する trace, history, BGR diagram, 自己相関と事後分布

量のセンタリングは収束状況を改善する最も簡単でかつ効果的な方法であるといえる．

4.6.4 自己相関が高い場合——Over-relaxation algorithm

次の例は WinBUGS 事例集 Vol. 1 の "Epil: repeated measures on Poisson counts" からとったものであり，そのデータを表 4.12 に示した．59 名のてんかん患者に対する抗けいれん剤の効果を評価した臨床試験のデータである．共変量は治療群 (0 or 1)，期間毎のてんかん発作の回数，それに投与開始時年齢である．このデータは有名で，多くの統計家によって解析されている．WinBUGS の事例では，Breslow and Clayton[13)] が検討した少々複雑なモデルを考えている．そこでは，治療期間における発作回数に影響を与えるさまざまな要因をモデル化しているが，ここではその詳細な解釈は省略する．

$$y_{jk} \sim \text{Poisson}(\mu_{jk})$$
$$log(\mu_{jk}) = \alpha_0 + \alpha_{Base}\log(Base_j/4) + \alpha_{Trt}Trt_j + \alpha_{BT}Trt_j\log(Base_j/4)$$
$$+ \alpha_{Age}Age_j + \alpha_{V4}V4_k + b1_j + b_{jk}$$
$$b1_j \sim \text{Normal}(0, \sigma_{b1}^2),\ \tau_{b1} = 1/\sigma_{b1}^2$$
$$b_{jk} \sim \text{Normal}(0, \sigma_b^2),\ \tau_b = 1/\sigma_b^2$$

ここで，y_{jk} は患者 $j\ (=1,\ldots,59)$ の訪問時点 $k\ (=1,\ldots,4)$ の発作回数，$Base_j$ はベースライン時点の発作回数，$Trt_j\ (=0,1)$ は治療群，Age_j は年齢，$V4_k$ は 4 回目の訪問時点の有無を示す指示関数，$b1_j$ は個人間の変動が Poisson 分布を超えた過分散を表す変量効果であり，b_{jk} は個人内変動を表す変量効果

表 4.12 てんかん患者に対する抗けいれん剤の有効性を検討した臨床試験データ

患者 No.	治療期間 2 週間毎の発作回数				治療群	ベースライン期間 8 週間の発作回数	年齢
	y1	y2	y3	y4	Trt	Base	Age
1	5	3	3	3	0	11	31
2	3	5	3	3	0	11	30
3	2	4	0	5	0	6	25
4	4	4	1	4	0	8	36
...							
59	1	4	3	2	1	12	37

である．これらの変数の係数あるいは分散には独立で無情報な事前分布が与えられている．このモデルの WinBUGS code は次のようになる：

```
model {
  for(j in 1 : N) {
   for(k in 1 : T) {
    log(mu[j, k]) <- a0 + alpha.Base * (log.Base4[j] - log.Base4.bar)
                        + alpha.Trt  * (Trt[j] - Trt.bar)
                        + alpha.BT   * (BT[j] - BT.bar)
                        + alpha.Age  * (log.Age[j] - log.Age.bar)
                        + alpha.V4   * (V4[k] - V4.bar)
                        + b1[j] + b[j, k]
    y[j, k] ~ dpois(mu[j, k])
    b[j, k] ~ dnorm(0.0, tau.b);          # subject*visit random effects
   }
   b1[j] ~ dnorm(0.0, tau.b1)             # subject random effects
   BT[j] <- Trt[j] * log.Base4[j]         # interaction
   log.Base4[j] <- log(Base[j] / 4)
   log.Age[j] <- log(Age[j])
  }
# covariate means:
  log.Age.bar <- mean(log.Age[])
  Trt.bar    <- mean(Trt[])
  BT.bar <- mean(BT[])
  log.Base4.bar <- mean(log.Base4[])
  V4.bar <- mean(V4[])
# priors:
  a0 ~ dnorm(0.0,1.0E-4)
  alpha.Base ~ dnorm(0.0,1.0E-4)
  alpha.Trt  ~ dnorm(0.0,1.0E-4)
  alpha.BT   ~ dnorm(0.0,1.0E-4)
  alpha.Age  ~ dnorm(0.0,1.0E-4)
  alpha.V4   ~ dnorm(0.0,1.0E-4)
  tau.b1     ~ dgamma(1.0E-3,1.0E-3); sigma.b1 <- 1.0 / sqrt(tau.b1)
  tau.b      ~ dgamma(1.0E-3,1.0E-3); sigma.b  <- 1.0/ sqrt(tau.b)
# re-calculate intercept on original scale:
  alpha0 <- a0 - alpha.Base * log.Base4.bar - alpha.Trt * Trt.bar
   - alpha.BT * BT.bar - alpha.Age * log.Age.bar - alpha.V4 * V4.bar
}
```

このモデルを実行し，最初の 5000 回の更新値を burn-in sample として捨

4.6 連鎖が収束しない例

て，それ以降の 10000 個の更新値を推定に利用すると，自己相関の図 4.18 では，$\alpha_{Base}, \alpha_{Trt}, \alpha_{BT}$ のパラメータの相関が依然として高い傾向が顕著である．無視できない自己相関が存在する場合には事後分布を推定するための「有効な」サンプルサイズ（更新値の数）が減少する（繰り返し数が N あっても相関により独立なサンプルが少ない，という意味）ので，より長い連鎖が必要となる．4.2.4 項で述べたように，モンテカルロ誤差は事後分布の標準偏差の 5%より小さくなる程度の長さが必要となる．このような状況に対処するための方法の一つとして，WinBUGS では**過緩和更新法**（over-relaxation algorithm）を選択できる．通常，繰り返し時点毎に 1 個の更新値を発生するが，このアルゴリズムでは，それぞれの繰り返しにおいて，更新値として k 個の候補値を発生させ，その中から現時点の更新値と負の相関を示す値を選んで，次の時点の更

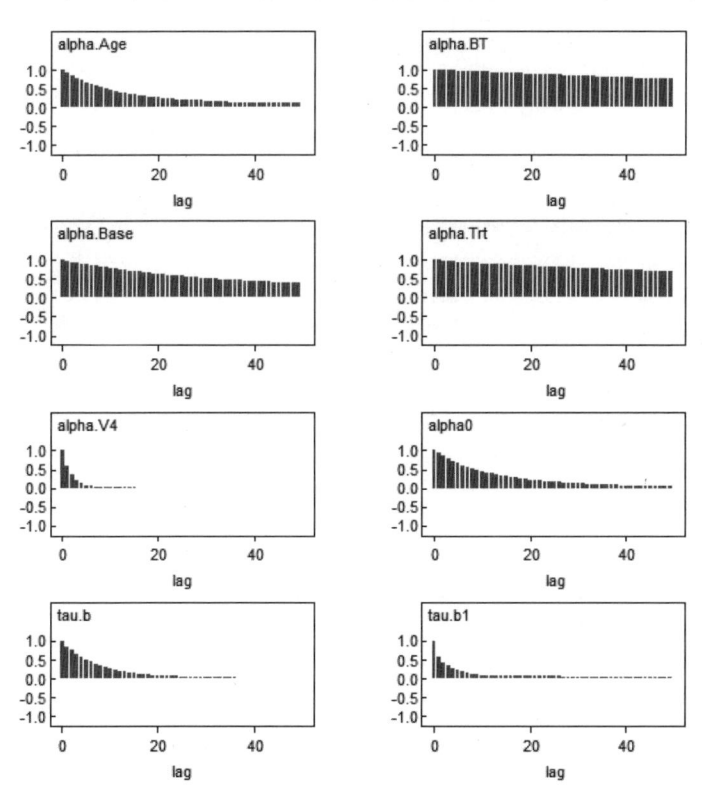

図 4.18 事例 Epil での高い自己相関が観察された解析例

新値とする方法である．

* Update Tool の [over relax] ボックスをクリックする．デフォルト値は $k = 16$ となっている．このデフォルト値を変更したい場合は [Options]→[Updater options] を選択して [over-relaxation] ボックスに k の値を入力する．

この方法を採用すると，繰り返しの時間は増えるが，連鎖内相関は減少する．しかし，いつも成功するとは限らないので，使用には注意が必要である．

さて，事例 Epil の解析にこの方法を適用してさらに 10000 個の更新値を発生させてみると，図 4.19 に示すように自己相関が高かった三つのパラメータ $\alpha_{Base}, \alpha_{Trt}, \alpha_{BT}$ については大幅な改善ではないものの自己相関が改善され

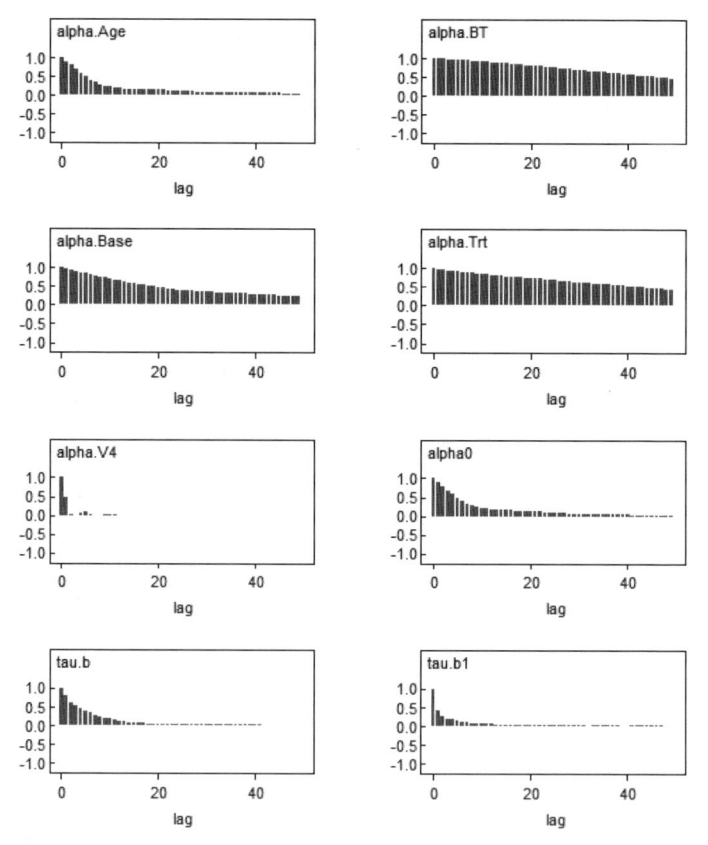

図 4.19 事例 Epil で，過緩和更新法を採用して高い自己相関が改善された三つのパラメータ $\alpha_{Base}, \alpha_{Trt}, \alpha_{BT}$

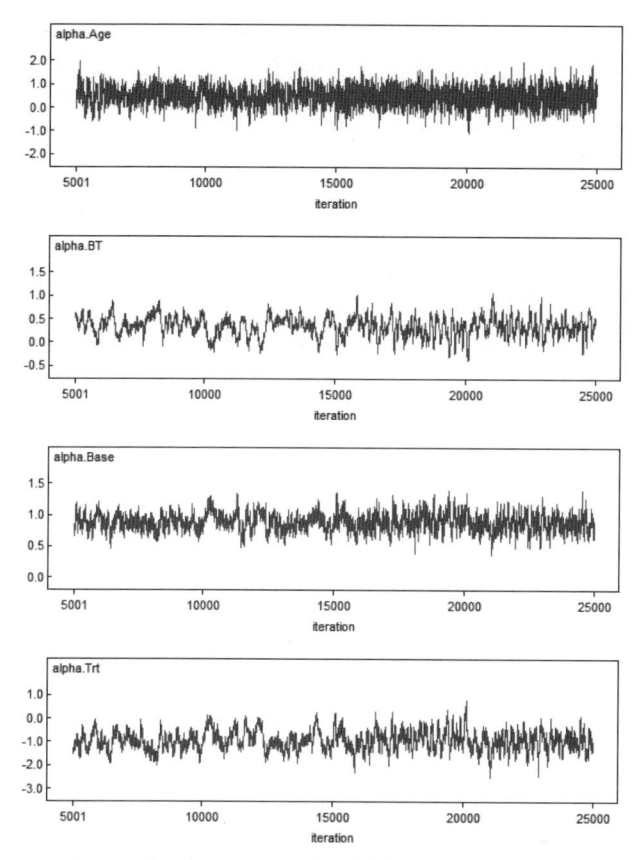

図 4.20 事例 Epil の連鎖の history：過緩和更新法が 15001 回目から採用されている

ているのが観察される．次に連鎖の history を観察してみると，図 4.20 に示すように，過緩和更新法を開始した時点である 15001 回目からの連鎖はその前に比べるとよく混ざり合っているのが観察できよう．

4.6.5 不適切な事前分布の影響

ここで紹介する事例は，WinBUGS 事例集 Vol. 1 "Dyes: variance components model" からとったものである．そのデータを表 4.13 に示した．問題の背景は，染料の収量のバッチ間変動の大きさに関心があり，一元配置型の実験計画法に基づき，無作為に抽出した六つのバッチから無作為に五つのサンプルをと

表 4.13　事例 Dyes のデータ

バッチ	収量(g)				
1	1545	1440	1440	1520	1580
2	1540	1555	1490	1560	1495
3	1595	1550	1605	1510	1560
4	1445	1440	1595	1465	1545
5	1595	1630	1515	1635	1625
6	1520	1455	1450	1480	1445

り，それぞれの染料の収量を測定したものである．バッチもサンプルも独立かつ加法的に収量のバラツキに影響すると仮定することは不自然とはいえないので，このデータに対しては次の分散成分モデル（variance components model）を仮定する．

$$y_{ij} \sim N(\mu_i, \sigma_{\text{within}}^2)$$
$$\mu_i \sim N(\theta, \sigma_{\text{between}}^2)$$

ここで，y_{ij} はバッチ i のサンプル j の収量，μ_i はバッチ i の真の収量，そして，θ は真の平均収量，σ_{within}^2 はサンプリングや分析誤差などによるバッチ内分散，そして，$\sigma_{\text{between}}^2$ はバッチ間分散を意味する．収量の全体の分散は

$$\sigma_{\text{total}}^2 = \sigma_{\text{within}}^2 + \sigma_{\text{between}}^2$$

で計算できる．ここで，分散（variance）σ^2 の逆数を精度（precision）τ で表現する WinBUGS の表現に合わせて

$$\tau_{\text{within}} = 1/\sigma_{\text{within}}^2, \quad \tau_{\text{between}} = 1/\sigma_{\text{between}}^2$$

とおいて，三つのパラメータ θ, τ_{within}, τ_{between} には標準的な無情報事前分布を仮定しよう．WinBUGS code で書くと次のようになる：

```
model {
for(i in 1:batches) {
 mu[i] ~ dnorm(theta, tau.btw)
 for(j in 1:samples) {
    y[i,j] ~ dnorm(mu[i], tau.with)
   }
 }
sigma2.with <- 1 / tau.with
```

```
  sigma2.btw <- 1 / tau.btw
  tau.with ~ dgamma(0.001, 0.001)
  tau.btw ~ dgamma(0.001, 0.001)
  theta ~ dnorm(0.0, 1.0E-10)
}
```

このモデルを実行すると繰り返し200000の長さでもバッチ間精度 τ_{between} (tau.btw) のBGR診断は非常に不安定であることがわかる（図4.21 (a)）．実は，この収束がきわめて悪い原因は，バッチ間精度 τ_{between} (tau.btw) に標準の無情報事前分布 Gamma(0.001, 0.001) を仮定したことによるものである．この例では，更新値間の相関が大きくなったためである．このような結果は実行前には予測がつかないが，このような場合には異なった事前分布を仮定する必要がある．ここでは，一様分布

$$\sigma_{\text{between}} \sim \text{Uniform}(0, 100)$$

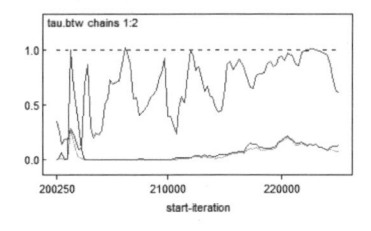

を仮定してみよう．すると，収束状況は図4.21 (b) にみるように一変して収束しているのが明瞭である．二つの事前分布の事後分布の結果をみてみると，表4.14に示すように，ガンマ分布の場合に分散成分の不確実性が一様分布の場合に比べてかなり大きくなっていることがわかる．

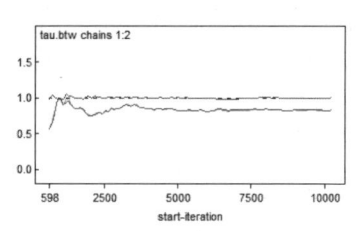

図4.21 事例 Dyes：τ_{between} に関する BGR 診断．(a) 収束していない場合，(b) 収束している場合（口絵7参照）．

表4.14 事例 Dyes の解析結果

Parameter	一様事前分布			ガンマ事前分布		
	Mean	Median	SD	Mean	Median	SD
バッチ間分散 $\sigma^2_{\text{between}}$	2970	2350	2210	2240	1380	3300
バッチ内分散 σ^2_{within}	2740	2570	900	3000	2780	1080
真の平均収量 θ	1528	1528	24.3	1527	1527	21.7

4.6.6 パラメータ化のまずい例：変化点問題

ここでの事例は線形回帰での変化点（change-point）の問題で，WinBUGS 事例集 Vol. 2 の "Stagnant: a changepoint problem" からとったものであり，データは表 4.15 に示した．一つの回帰直線で表現できる通常の場合ではなく，ある点 x_k（変化点）で折れ曲がり，二つの直線で説明できる次のモデルを考える：

$$Y_i \sim \text{Normal}(\mu_i, \sigma^2), \quad \tau = 1/\sigma^2$$

$$\mu_i = \alpha + \beta_{J[i]}(x_i - x_k), \quad J[i] = 1 \text{ if } i \le k, \quad J[i] = 2 \text{ if } i > k$$

つまり，変化点 x_k で $E(Y) = \alpha$ となり，その前の回帰直線の勾配は β_1，それ以降が β_2 となるモデルである．ここで，四つのパラメータ $\alpha, \beta_1, \beta_2, \tau$ それぞれに独立に標準の無情報事前分布を仮定するとともに，変化点はデータの $x_i, i = 1, \ldots, N$ の値のいずれかと考え，添え字 k に 1:N の一様分布を仮定してみよう．WinBUGS code は次のようになる．

```
model {
 for( i in 1 : N ) {
  Y[i] ~ dnorm(mu[i],tau)
  mu[i] <- alpha + beta[J[i]] * (x[i] - x[k])
  J[i] <- 1 + step(i - k - 0.5)
  punif[i] <- 1/N
 }
 tau ~ dgamma(0.001,0.001)
 alpha ~ dnorm(0.0,1.0E-6)
 for( j in 1 : 2 ){
```

表 4.15 変化点問題のデータ

i	x_i	Y_i	i	x_i	Y_i	i	x_i	Y_i
2	−1.39	1.12	12	−0.12	0.59	22	0.59	−0.01
3	−1.08	0.99	13	0.01	0.51	23	0.70	−0.13
4	−1.08	1.03	14	0.11	0.44	24	0.70	0.14
5	−0.94	0.92	15	0.11	0.43	25	0.85	−0.30
6	−0.80	0.90	16	0.11	0.43	26	0.85	−0.33
7	−0.63	0.81	17	0.25	0.33	27	0.99	−0.46
8	−0.63	0.83	18	0.25	0.30	28	0.99	−0.43
9	−0.25	0.65	19	0.34	0.25	29	1.19	−0.65
10	−0.25	0.67	20	0.34	0.24			

4.6 連鎖が収束しない例

```
      beta[j] ~ dnorm(0.0,1.0E-6)
  }
  k ~ dcat(punif[])
  sigma <- 1 / sqrt(tau)
}
```

このモデルを二つの異なる初期値

* alpha = 0.2, beta[1]=-0.45, beta[2]=-1.0, tau=0.5, k=16
* alpha = 0.6, beta[1]=-0.45, beta[2]=-1.0, tau=0.5, k=8

として実行してみよう．その結果は絶望的である．図4.22にパラメータ α の history plot が示されているが，全く混ざり合うことなく異なった挙動を示し，GRP 診断の図4.23も明らかな非収束状況を示している．事後分布もきれいな二峰性の分布を示し，それぞれの連鎖が事後分布の一方のモードに貢献している状況である（図4.24）．実は，上記のモデル化では，変化点はデータの x_i, $i=1,\ldots,N$ の値のいずれかと考えたことに敗因があり，そのために収束の悪さが生じているのである．したがって，変化点問題をモデル化する際には，変化点は連続変数 x_{change} として，データとは独立に，一様分布 Uniform の事前分布を仮定するのが望ましい．その WinBUGS code の例は次のようである．

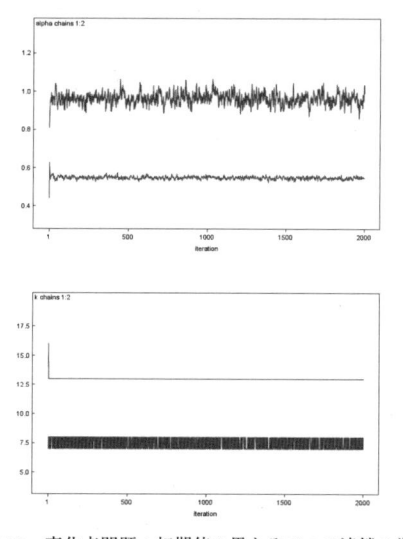

図 4.22 変化点問題：初期値の異なる二つの連鎖の挙動

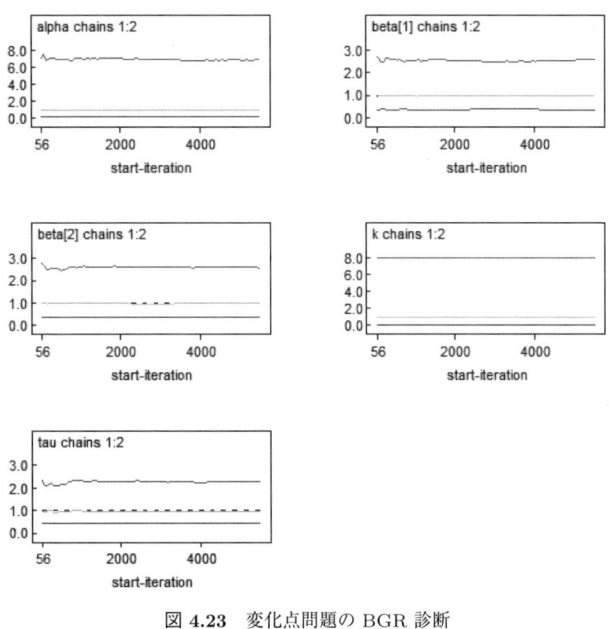

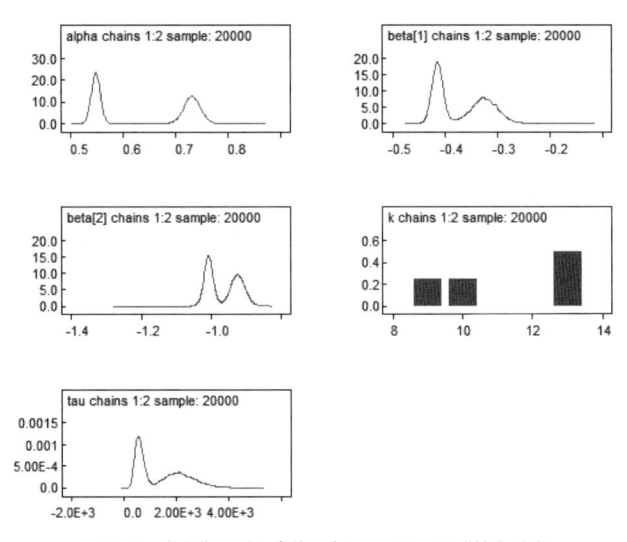

図 4.23 変化点問題の BGR 診断

図 4.24 変化点問題：事後分布が明らかに二峰性を示す

```
model {
   for(i in 1 : N) {
     Y[i] ~ dnorm(mu[i], tau)
     mu[i] <- alpha + beta[J[i]] * (x[i] - x.change)
     J[i] <- 1 + step(x[i] - x.change)
       }
       tau ~ dgamma(0.001, 0.001)
       alpha ~ dnorm(0.0,1.0E-6)
       for(j in 1 : 2) {
       beta[j] ~ dnorm(0.0,1.0E-6)
       }
       sigma <- 1 / sqrt(tau)
       x.change ~ dunif(-1.3,1.1)
}
```

その結果は図 4.25 (p.128) に示したように収束状況は一変して改善していることがわかる.

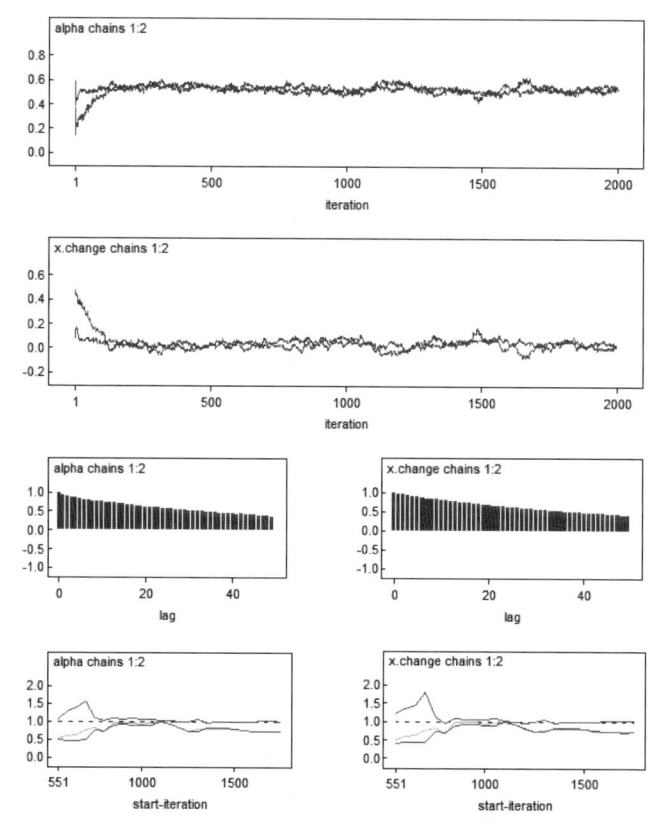

図 4.25　変化点問題：変化点を連続変数とした場合（口絵 8 参照）

5

応 用 例

5.1 事前分布の設定について

ここでは，改めて，事前分布の意味，設定方法について注意点をまとめよう．

1) 事前分布は，モデルパラメータ θ に関するわれわれの知識と不確実性を表現するために利用される．したがって，パラメータがとり得るすべての値を含むべきであるが，最も確からしい値の周辺に集中させる必要はない．なぜならデータはどんな合理的な事前分布の情報をも上回るからである．

2) 共役な事前分布は数学的にも計算上も便利であり，事後分布が解析的に陽に求めることができるだけでなく，結果の解釈が容易であるという実際的な利点がある．したがって，より現実的で複雑な事前分布を考える際の出発点，あるいは，その基本的構成要素として使用できる．もっとも，利用可能な情報から共役な事前分布が不適当と考えられる場合には，より現実に合った，しかし，より複雑な事前分布を設定する必要がある．

3) **基準事前分布** (reference prior)，または，**無情報事前分布** (non-informative prior) は事後分布の構成に最小限の役割しか果たさず，推測は現在のデータ以外の情報には影響されない．尤度 (likelihood) と同じ形状を有する事後分布は，任意の $\theta(-\infty < \theta < \infty)$ の値に対し

$$p(\theta) = 定数$$

となる一様分布から得られるが，その積分は 1 ではなく発散する．この

ような事前分布をインプロパー事前分布（improper prior）と呼ぶ．現在のデータによらず，積分すると1となる事前分布をプロパー事前分布（proper prior）と呼ぶ．

4) WinBUGSでの解析は適正な事前分布を指定する必要がある．したがって，無情報事前分布の設定にあたっては，不確実性の大きい適正な事前分布を使用することになる．不確実性の大きさについては，データの値とモデル毎に設定する必要がある．しかしながら，「無情報（non-informative）」の意味を明確に定義することには依然として難点があり，簡単な場合を除いて，いろいろな議論がある．

5) 位置パラメータに対しては，ある区間上の一様分布，あるいは，大きな分散をもつ正規分布がよく仮定される．一つの非公式な例示として，ある位置パラメータの尤度が値域 $[-10, 10]$ に集中すると期待されるとしよう．つまり，尤度として $N(0, 10)$ が適切な場合である．この場合，
   - 正規分布 $N(0, 1000)$, $N(0, 10000)$, $N(0, 1000000)$ などを事前分布に仮定する（図 5.1），あるいは，
   - 一様分布 $U(-10, 10)$, $U(-100, 100)$, $U(-1000, 1000)$ などを事前分布に仮定する（図 5.2）

いずれの場合も大きな違いは生じない．これらの事前分布は値域 $[-10, 10]$ 上ではほぼ一定（constant, flat）であるので，どれを仮定しても同じような推測（事後分布）を与える．分散が100の正規分布 $N(0, 100)$ は少々平均0の尤度が高いという意味で，情報がない，とはいえない（図 5.3）．「適正な事前分布ではあるが，十分に無情報である」ための条件として，Spiegelhalter et al.[92] は「事前分布の標準偏差は事後分布の標準偏差より少なくも一桁は大きい必要がある」ということを提案している．また，あまりにも狭い範囲をもつ事前分布を仮定してパラメータの値域を制限しないように注意する必要がある（図 5.3）．

6) ある事前分布が適切であるか否かをチェックする一つの方法は，事後分布の大部分が存在する範囲に事前分布を重ねて描写することである．もし，事前分布が尤度がフラットである範囲のある部分に局所的に集中しているとすれば，それは事前分布にぴったりと合わせた事後分布となっ

5.1 事前分布の設定について

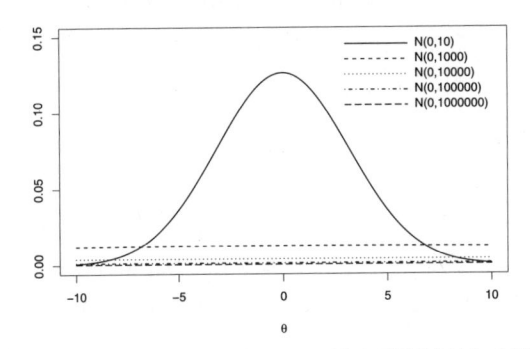

図 5.1 尤度 $N(0, 10)$（実線）とさまざまな正規事前分布（点線）

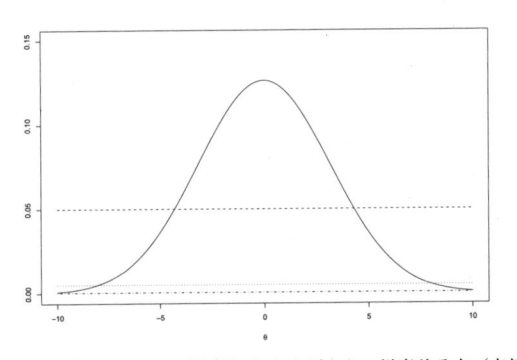

図 5.2 尤度 $N(0, 10)$（実線）とさまざまな一様事前分布（点線）

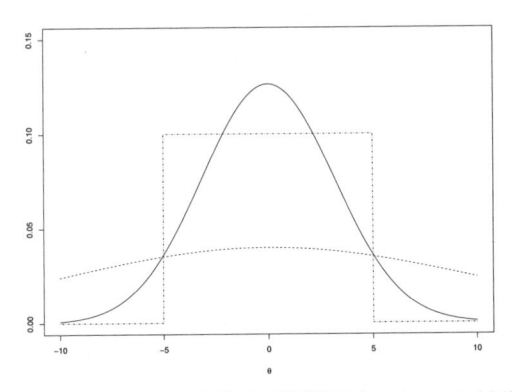

図 5.3 尤度 $N(0, 10)$（実線）と正規事前分布 $N(0, 100)$（点線），一様事前分布 $U(-5, 5)$（一点鎖線）

てしまう．つまり，その事前分布は過度に事後分布に影響をもつことになってしまうことに注意したい．

7) 一方で，無情報事前分布の分散を極端に大きくしてしまうと，極端に大きな値をサンプリングすることで MCMC の収束を悪くする原因となるので避けなければならない．もちろん，これはモデルとデータに依存するが，モデルが複雑になればなるほどに起こりやすくなる問題でもある．したがって，本章のいくつかの応用例では，計算上の理由で，少々情報のある事前分布（informative prior）を仮定している．

8) 問題によっては，無情報事前分布を仮定する場合に，「無情報の程度」とは関係のない別の問題を考慮する必要がある．それは，一つのパラメータ化には一様であっても，別のパラメータ化には必ずしも一様ではないことである．例えば，オッズ比 OR を考えてみると，OR も $1/OR$ も方向が逆なだけで推測自体は不変である．しかし，OR に一様性を仮定してしまうと $1/OR$ は一様とはならない．これでは，実用上困るであろう．このような比を問題にする場合には $\log(OR)$ に一様性を仮定すればよい．このような「**不変性（invariance）**」の議論は Jeffreys 事前分布 (Jeffreys prior)[57] の論拠となっている．

9) 類似の議論が正規分布にしたがう標本の分散 σ^2 にも適用できる．σ に一様性を仮定すると，σ^2 には一様とならない．したがって，この場合にも $\log(\sigma)$ に一様性を仮定すれば，$\log(\sigma^2)$ にも，$\log(1/\sigma^2)$ にも一様性が担保できる．多くの応用例では，標本分散の逆数，つまり，精度の無情報事前分布として，

$$1/\sigma^2 \sim \text{Gamma}(0.001, 0.001)$$

が仮定されることが多い．その理由は，この事前分布は平均 1，分散 1000 であり精度が 0 となるにつれて密度関数が大きくなるが，0 から離れるにつれてほとんどフラットとなり，近似的に $\log(\sigma)$ に対して一様分布を仮定することと同じとなるからである（図 5.4）．一方で，

$$1/\sigma^2 \sim \text{Gamma}(1, 0.001)$$

を仮定する応用例もあるが，それは，近似的には σ に対して一様性を

5.1 事前分布の設定について

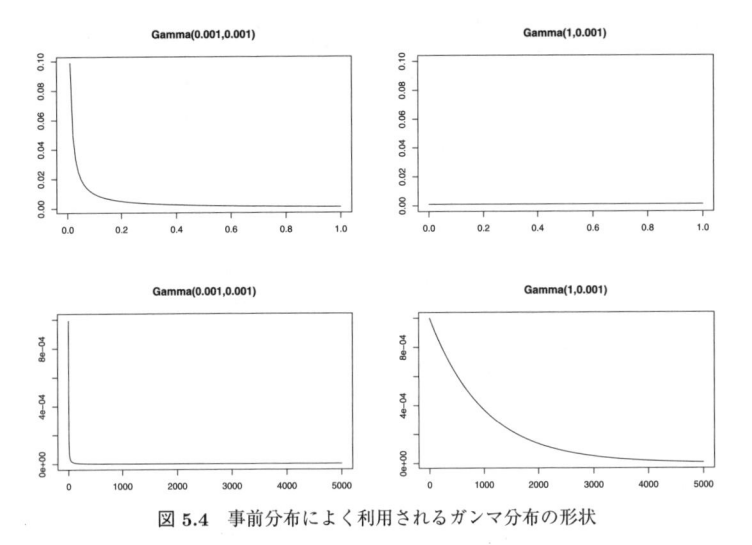

図 5.4 事前分布によく利用されるガンマ分布の形状

担保する事前分布である（図 5.4）．この分布の平均は 1000 で，分散は 1000000 である．

10) $\theta \sim (\mu, \sigma_\theta^2)$ と仮定する階層的モデルでは，変量効果の平均 μ に一様分布を仮定することは一般に合理的である．なぜなら，統合されたデータは，一般的には，平均 μ に関しては十分な情報をもつからである．一方，分散 σ_θ^2 に関する事前分布については，平均 μ の不確実性に影響を与えるだけに，少々厄介な問題であり，一般に認められた（ほとんどのベイジアンが認める）無情報事前分布は存在しない．しかし，現実には，以下に述べる事前分布が使用されている[93]：

- $1/\sigma_\theta^2 \sim \text{Gamma}(0.001, 0.001)$：近似的に $\log(\sigma_\theta)$ に一様である．この事前分布の重みは $\sigma_\theta = 0$ の近辺で大きい．
- $\sigma_\theta^2 \sim \text{Uniform}$：この事前分布は σ_θ の大きな値に重みが大きい．
- $\sigma_\theta \sim \text{Uniform}$：データに十分な情報があれば，より望ましい選択肢といえる．
- $B_0 = s_0^2/(s_0^2 + \sigma_\theta^2) \sim \text{Uniform}$：ここで，$s_0^2 = \frac{1}{K}\sum_k 1/s_k^2$ である．これは，**一様縮小事前分布**（uniform shrinkage prior）[25,76] と呼ばれている（2.5 節参照）．

- $s_0/(s_0+\sigma_\theta) \sim$ Uniform：DuMouchel 事前分布 (DuMouchel prior)[34]
と呼ばれる．

　いずれにしても，MCMC の収束が悪い場合は，4.6.5 項で述べたように上記の事前分布をいくつか適用してその結果を比較してみる感度分析が必要である．

　5.4.1 項ではデータからの情報が少ない場合での変量効果の分散に仮定する事前分布の影響の大きさを例示している．

5.2　一変量正規分布モデル

　正規分布が統計的推測と統計モデルに中心的役割を果たしていることはいうまでもないだろう．平均 (mean) μ と分散 (variance) σ^2 あるいは精度 (precision) $\tau = 1/\sigma^2$ の二つのパラメータが未知であるとき，平均と分散（精度）は独立であると仮定するのは一つの考え方であり，多くの事例でそのように仮定される．

■ 例：がん患者の生存時間 ■

　Aitchison and Dunsmore[2] が検討したデータを取り上げる．放射線治療と手術の併用療法をある特定のがん患者 20 名に施した予後の生存時間 (z, 週) のデータである．

25, 45, 238, 194, 16, 23, 30, 16, 22, 123, 51, 412, 45, 162, 14, 72, 5, 43, 45, 91

このデータには追跡不能となった打ち切りデータ（censored data）はないことに注意したい．生データの分布が高値のほうに裾が延びているので対数変換 $y = \log(z)$ を施した．変換後のデータ y は予想どおり，ほぼ正規分布のような対称性を示し，正規分布が仮定できる：

$$y \sim N(\mu, \sigma^2)$$

二つの未知パラメータに次のように独立な事前分布を仮定しよう：

$$\mu \sim N(0, 1000)$$

$$\tau = 1/\sigma^2 \sim \text{Gamma}(1, 0.001)$$

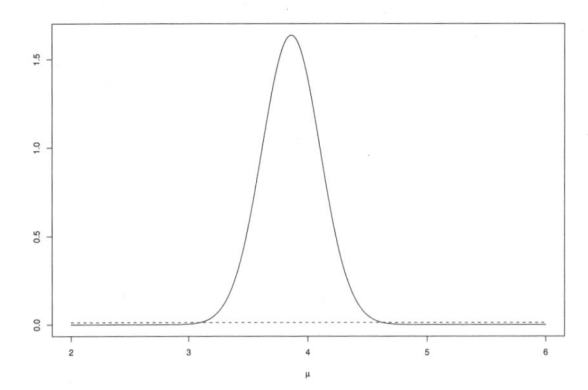

図 5.5 平均 μ の尤度の分布（実線）と無情報事前分布 $N(0, 1000)$（点線）

図 5.5 には μ の尤度と事前分布の形状を示した．この図により，指定した無情報事前分布が，尤度の分布に比べいかにフラット（flat）であるかが理解できるだろう．第一に興味があるのは，「新しい患者に対してこの治療法で期待される生存時間」にある．新しい患者の対数変換後の生存時間を $y_{new} = \log(z_{new})$ とすると，

$$y_{new} \sim N(\mu, \sigma^2)$$

である．さらに，2 番目に興味のある指標として「新しい患者に適用した場合，生存時間が 150 週を超える確率」を推定したいとしよう．WinBUGS では，$y_{new} > \log(150)$ となる頻度をカウントすればよい．

◆ **WinBUGS code**

```
model{
   for (i in 1:n)  {
     y[i] <- log(time[i])
     y[i]  ~ dnorm(mu,tau)
       }
     sig2 <- 1/tau
# priors
     mu ~ dnorm(0,0.001)
     tau ~ dgamma(1,0.001)
# new obs
     ynew ~ dnorm(mu,tau)
     above150 <- step(ynew-log(150))
     }
```

◆ WinBUGS code の解説

WinBUGS のコードでは正規分布 dnorm が平均値と精度 τ で表現されることに注意したい.

* データの入力は一般に for loop を利用する. この例では, サンプルサイズ $n=20$ である.
* 生存時間 time は対数変換されている:$y = \log(\texttt{time})$.
* パラメータ tau には事前分布 Gamma(1, 0.001) が仮定されているが, Gamma(0.001, 0.001) と設定してもほとんど結果に及ぼす影響はない.
* 変数 ynew は y の予測分布からの新しい患者の観測値を表現する.
* 変数 above150 は次式で定義され, 新しい患者の観測値が 150 週を超える確率を推定するためのものである.

$$\texttt{above150} = \begin{cases} 1, & \text{if } \ \texttt{ynew} - \log(150) > 0 \\ 0, & \text{その他} \end{cases}$$

◆ 結果

表 5.1 に異なる連鎖の数が 2, 100000 回の繰り返し (5000 個の burn-in sample) による実行結果を示す. 新規患者の log (生存時間) の平均値は 3.86. 平均生存時間は逆変換して $e^{3.86} = 46.5$ 週, 95%信用区間は (4.95, 407.5) と推定された. 150 週を超える確率は 0.14 と推定されたが (図 5.6), その 95%信用区間は (0, 1) と全領域となっている.

5.3 回帰モデル

線形回帰モデルにおいてベイジアンアプローチを採用し, MCMC 推定を行うことにより, 古典的なアプローチに比べていくつかの利点がある. 例えば, パラメータに制約をつけたり, パラメータに事前知識を付与することが容易にできる. 古典的な回帰パラメータの推定においてはデータ $(y_1, \ldots, y_n)$ に正規分布, Poisson 分布などの確率分布を仮定する. ベイジアンアプローチでは, データ以外にも回帰パラメータにも確率分布を仮定する必要がある. 例えば, 正規分布にしたがう結果変数 (outcome variable) y と予測変数 (predictors)

表 5.1 がん患者の生存時間の事後分布の要約

Parameter	Mean	SD	95% interval	Median
μ	3.862	0.246	(3.38, 4.35)	3.859
σ^2	1.208	0.412	(0.65, 2.22)	1.13
y_{new}	3.838	1.115	(1.60, 6.01)	3.842
$P(z_{new} > 150)$	0.144	0.351	(0.0, 1.0)	0.0

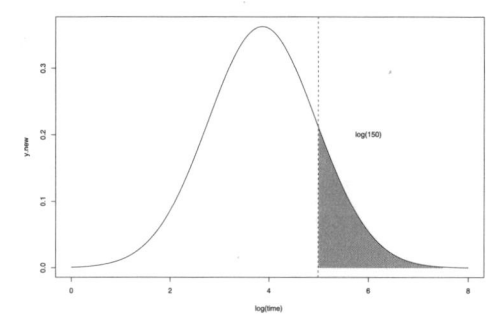

図 5.6 生存時間 150 週を超える確率

$(x_2, \ldots, x_p)$ からなる線形回帰モデルを考えてみよう．

$$y_i = \beta_1 + \beta_2 x_{i2} + \cdots + \beta_p x_{ip} + e_i$$

ここで，誤差 e_i には等分散 $e_i \sim N(0, \sigma^2)$ が仮定されている．5.1 節でも解説したが，無情報事前分布を仮定する多くのベイジアン解析では，パラメータ β と σ^2 に完全な一様分布は仮定しない．なぜなら，積分すると 1 とならない，つまり，**インプロパー事前分布**（improper priors）となるからである．それに代わって，バラツキの大きさを大きくすることにより「ほぼ一様」を達成する（weakly informative priors, just-proper diffuse priors などと呼ばれる）無情報事前分布を仮定することが多い．典型的な事前分布としては β と σ^2 の間に独立性を仮定し，β にはそれぞれ独立に一変量正規分布，$\tau = 1/\sigma^2$ にはガンマ分布を仮定することが多い．

5.3.1 正規線形回帰モデル

■ 例：降雨量のデータ ■

Lee[67] は英国のヨーク（York）の 1971〜1980 年の 10 年間の降雨量のデータ（表 5.2）を検討している．主な目的は，12 月と 11 月の降雨量との関連性を

表 5.2 降雨量のデータ

年	11月の降雨量 x	12月の降雨量 y
1971	23.9	41
1972	43.3	52
1973	36.3	18.7
1974	40.6	55
1975	57	40
1976	52.5	29.2
1977	46.1	51
1978	142	17.6
1979	112.6	46.6
1980	23.7	57

調べることで, y_i, x_i をそれぞれ, 第 i 年の 12 月, 11 月の降雨量 (mm) とし, 次のモデルを考えた.

$$y_i \mid x_i \sim N(\mu_i, \sigma^2)$$
$$\mu_i = \beta_1 + \beta_2(x_i - \bar{x})$$

ここで, $\tau = 1/\sigma^2$ とおく. β_1 と β_2 には, それぞれ無情報事前分布 $N(40, 1000)$, $N(0, 1000)$ が仮定され, τ には無情報事前分布 Gamma$(1, 0.001)$ が仮定された. なお, β_1 に平均値 40 の事前分布が仮定されているが, これは, β_1 の最尤推定値が 40.8 であったので, 平均値 40 とおいた (MCMC の乱数列の収束の速さに貢献する) が, 平均 0 の無情報事前分布を仮定しても収束値にはほとんど影響はない.

◆ **WinBUGS code**

```
model{
  for (i in 1:n) {
        y[i] ~ dnorm(mu[i],tau)
        mu[i] <- beta[1] + beta[2]*(x[i]-mean(x[]))
        }
# priors
        beta[1] ~ dnorm(40,0.001)
        beta[2] ~ dnorm(0,0.001)
        tau ~ dgamma(1,0.001)
        sig2 <- 1/tau
# prediction
```

```
mu.new <- beta[1]+beta[2]*(x.new-mean(x[]))
y.new ~ dnorm(mu.new,tau)
}
```

◆ WinBUGS code の解説

* この例では，$n = 10$ 年．入力するデータは y[i]，x[i]，x.new
* 変数 y[i] は年 i の 12 月の降雨量（mm）で，年によって異なる平均 mu[i]，共通の精度 tau をもつと仮定．
* sig2 は $\sigma^2 = 1/\tau$ を意味する．
* mean(x[]) は変数 x の平均値 $\bar{x}$ を表現する．
* この例でも，tau の事前分布に Gamma$(1, 0.001)$ が仮定されている．Gamma$(0.001, 0.001)$ でも同様の結果を与える．
* mu.new は新しい年の 11 月の降雨量 x.new が観測されたときの 12 月の降雨量の期待値で，y.new はその予測値である．

◆ 連鎖の収束状況

図 5.7 に示す BGR 診断から大体 5000 回の繰り返しで収束している状況が観察される．その根拠は，その時点以降，赤線が 1 に収束し，青と緑の線が安定化している点である（4.2.3 項参照）．

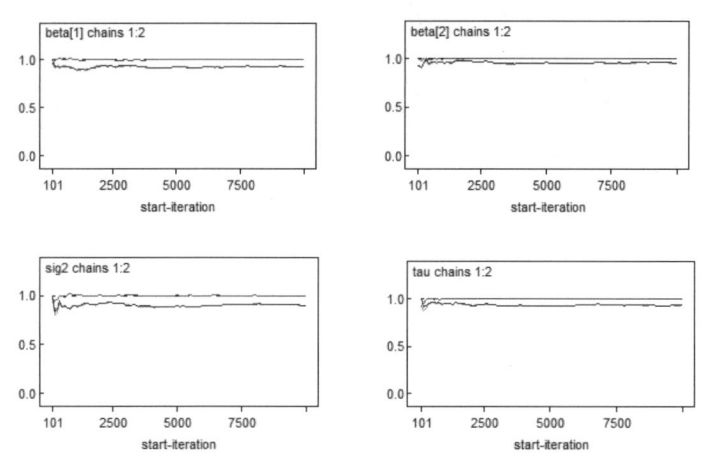

図 5.7　BGR diagram

表 5.3　降雨量の例の推定結果

Parameter	Mean	SD	2.5%	97.5%
β_1	40.81	4.32	32.2	49.5
β_2	−0.16	0.12	−0.40	0.08
σ^2	191	111	75	472

◆ 結果と解釈

二つの異なる連鎖で，それぞれ 5000 burn-in sample, 50000 回の繰り返しによる結果を表 5.3 に示す．もし，11 月の降雨量が過去 10 年間の平均に等しければ，12 月の降雨量の推定値は β_1 となり 41 mm (95%CI：32, 50 mm) であった．β_2 の推定値は負の値であるが，それは 11 月の降雨量が多ければ，12 月は逆に少なくなる傾向を示唆する結果である．

5.3.2　二値回帰モデル

「成功，不成功」，「有効，無効」，ある事象の発生の有無，など二つの値で測定される結果変数（binary outcome）に対して適用されるのが**二値回帰モデル**（binary regression model）である．一般性を失うことなく，二値を 0, 1 で表現できる．y_i をケース $i\,(=1,\ldots,n)$ の二値の結果変数とし，$y_i = 1$ となる確率を

$$p_i = P(y_i = 1)$$

とおき，ここでは成功確率と呼ぶことにする．この場合，y_i は Bernoulli 分布 (Bernoulli distribution) にしたがう．

$$y_i \sim \text{Bernoulli}(p_i)$$

なお，Bernoulli 分布は二項分布（binomial distribution）のサンプルサイズ $n=1$ の特別な場合であるから，

$$y_i \sim \text{Binomial}(p_i, 1)$$

とも書け，この意味で，**二項回帰モデル**（binomial regression model）と呼ばれることも多い．二値回帰パラメータに対する事前分布の設定については正規回帰モデルと同様の考え方が適用できる．成功確率 p_i が共変量 $x_{i1}, x_{i2}, \ldots, x_{ip}$ にリンク関数（link function）$g(\cdot)$ を通して関連すると仮定する：

5.3 回帰モデル

$$g(p_i) = \beta_1 + \beta_2 x_{i2} + \cdots + \beta_p x_{ip}$$

よく利用されるリンク関数としては，対数 $(\log(p))$，ロジット $(\log(\frac{p}{1-p}))$，complementary log–log $(\log[-\log(1-p)])$ などがある．回帰パラメータに対する事前分布の設定については正規回帰モデルと同様の考え方が適用できる．

- それぞれのパラメータ β_j に独立に一変量正規分布 $\beta_j \sim N(0, \sigma_j^2)$ を仮定する，あるいは，
- $(\beta_1, \ldots, \beta_p)$ に多変量正規分布を事前分布と仮定する，

のどちらかである．

■ 例：糖尿病治療の比較研究 ■

Lachin[65] によって検討された 172 人の糖尿病患者のデータをとりあげる．興味は糖尿病の標準治療 $(x_2 = 0)$ に対する集中治療 $(x_2 = 1)$ の効果にある．治療の評価指標は治療を開始してから 6 年間の追跡期間中に「タンパク尿症」が発生した $(y = 1)$ か否かである．共変量として使用されていたのは，ベースラインの糖化ヘモグロビン量 (glycated hemoglobin) の割合 (x_3)，治療前の糖尿病の期間 (月, x_4)，収縮期血圧 (x_5)，性 (女性は $x_6 = 1$) である．データの一部を表 5.4 に示した．以下の適用例では，ロジット関数と対数関数をリンク関数とした 2 種類の二値回帰を適用する．

表 5.4 糖尿病の治療の比較研究に関するデータの一部

タンパク尿症の有無	治療	糖化ヘモグロビン	糖尿病の期間	収縮期血圧	性
y	x_2	x_3	x_4	x_5	x_6
0	1	9.63	178	104	1
0	0	7.93	175	112	0
1	0	11.2	126	110	1
1	0	10.88	116	106	0
0	0	8.22	168	110	1
1	1	12.73	71	112	0
0	0	8.28	107	116	1
0	1	9.44	79	120	0
0	0	7.44	176	120	1
⋮					
0	0	7.9	136	126	0
0	0	10.1	127	124	0

◆ モデル——logit link

集中治療の標準治療に対するタンパク尿症発生のオッズ比を推定するにはロジットリンク関数を利用する．したがって，そのオッズ比は $\exp(\beta_2)$ である．

$$y_i \sim \text{Bernoulli}(p_i)$$
$$\text{logit}(p_i) = \beta_1 + \beta_2 x_2 + \beta_3 x_3/10 + \beta_4 x_4/100 + \beta_5 x_5/100 + \beta_6 x_6$$

回帰パラメータの事前分布としては無情報事前分布 $N(0, 1000)$ を仮定する．

◆ WinBUGS code

```
[オッズ比のモデル]

model {
    for (i in 1:172) {
        y[i] ~ dbern(p[i])
        logit(p[i]) <- b[1]+b[2]*x2[i]+b[3]*x3[i]/10+b[4]*x4[i]/100
                      +b[5]*x5[i]/100+b[6]*x6[i]
    }
# OR for new and old treatments
    OR.new <- exp(b[2])
    OR.old <- exp(-b[2])
    for (j in 1:6) {b[j] ~ dnorm(0,0.001)}
}
```

◆ WinBUGS code の解説

共変量を 10, あるいは，100 で除しているのは，共変量の単位を揃えるためで，それは，推定の容易さと連鎖の収束を早めるためによく行われる．また OR.old は標準治療の集中治療に対するタンパク尿症発生オッズ比であり，OR.new の逆数である．

* 結果変数 y は二値変数であるので，p[i] をもつ Bernoulli 分布にしたがう．
* logit(p[i]) は対数オッズ $\log(p_i/1 - p_i)$ を意味する．
* 変数群 x2, ..., x6 は共変量である．また，パラメータ b[1], ..., b[6] の事前分布には，それぞれ，独立に $N(0, 1000)$ が設定されている．

◆ モデル——log link

もし，オッズ比ではなくリスク比（相対危険, relative risk, risk ratio）を推

5.3 回帰モデル

定したい場合には対数リンク関数を利用すればよい.

$$y_i \sim \text{Bernoulli}(p_i)$$

$$\log(p_i) = \beta_1 + \beta_2 x_2 + \beta_3 x_3/10 + \beta_4 x_4/100 + \beta_5 x_5/100 + \beta_6 x_6$$

◆ **WinBUGS Code**

```
[リスク比のモデル]

model {
    for (i in 1:172) {
        y[i] ~ dbern(p[i])
        log(p[i]) <- b[1]+b[2]*x2[i]+b[3]*x3[i]/10+b[4]*x4[i]/100
                    +b[5]*x5[i]/100+b[6]*x6[i]
    }

# RR for new and old treatments
    RR.old <- exp(-b[2])
    RR.new <- exp(b[2])
    for (j in 1:6) {b[j] ~ dnorm(0,0.001)}
}
```

◆ 実行と結果

両方のモデルは,それぞれ二つの異なった連鎖で,500 個の burn-in sample, 推定は 5000 回の繰り返しで実行した.その結果は表 5.5(ロジットリンク)と表 5.6(対数リンク)に示した.標準治療に対する新治療のタンパク尿症の発生オッズ比(OR.new)の事後分布の平均は 0.21(95%CI:0.075, 0.44)であった.すなわち,新治療は標準治療に比べ,発生オッズは平均的に $1-0.21 = 79\%$ 減少することが期待される.一方,対数リンクモデルからはタンパク尿症の発生

表 5.5 糖尿病データの解析結果(ロジットリンク)

Parameter	Mean	SD	2.5%	Median	97.5%
OR_{new}	0.21	0.094	0.075	0.19	0.44
OR_{old}	5.85	2.86	2.25	5.22	13.3
β_1	−8.53	2.47	−14.0	−8.44	−3.53
β_2	−1.67	0.45	−2.59	−1.65	−0.81
β_3	5.97	1.51	3.01	5.99	8.96
β_4	0.10	0.55	−0.98	0.09	1.19
β_5	2.29	1.68	−1.30	2.38	5.44
β_6	−0.95	0.45	−1.87	−0.94	−0.07

表 5.6 糖尿病データの解析結果（対数リンク）

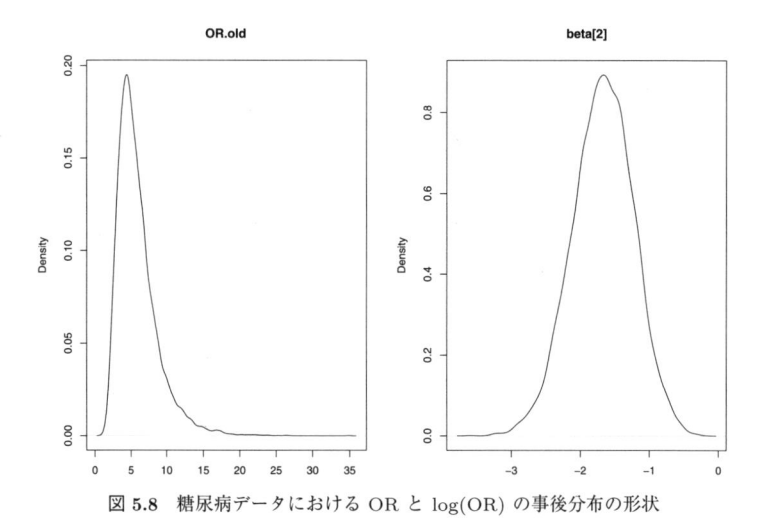

Parameter	Mean	SD	2.5%	Median	97.5%
RR_{new}	0.37	0.12	0.18	0.36	0.64
RR_{old}	2.95	1.00	1.56	2.74	5.43
β_1	−4.44	1.17	−6.09	−4.58	−2.22
β_2	−1.03	0.32	−1.69	−1.01	−0.44
β_3	2.47	0.70	1.26	2.42	4.02
β_4	−0.10	0.26	−0.59	−0.11	0.42
β_5	1.15	0.95	−0.57	1.14	2.98
β_6	−0.70	0.35	−1.45	−0.69	−0.06

図 5.8 糖尿病データにおける OR と log(OR) の事後分布の形状

リスク比（RR.new）の事後平均は 0.37（95%CI：0.18, 0.64）であり，発生率が平均的に 63%減少することが期待された．糖化ヘモグロビンが高い患者ほど発生率を増加させ（$\beta_3 > 0$），女性は男性に比べて発生率は低い（$\beta_6 < 0$）ことが推定できる．なお，図 5.8 には OR.old と b[2] = − log（OR.old）の事後分布を示したが，オッズ比の事後分布は高値に裾を引く非対称な形状を示すが，対数オッズ比の事後分布はほぼ対称形を示していることが観察される．

5.3.3 多項回帰モデル

多項ロジット回帰モデル（multinomial logit regression model）と多項プロビット回帰モデル（multinomial probit regression model）はそれぞれの二項

回帰モデルの一般化であり，結果変数の値が順序のない三つ以上のカテゴリーのどれかに属する場合の回帰分析に適している．個体 $i\,(=1,\ldots,n)$ に対して，結果変数がカテゴリー $j\,(=1,\ldots,K)$ に属する場合に $y_{ij}=1$ とおき，共変量を $x_{i1}, x_{i2}, \ldots, x_{ip}$ としよう．多項ロジットは一般に最初のカテゴリーが起こる確率に対して第 $j\,(=2,\ldots,K)$ カテゴリーの結果の生起確率を比較するモデルである．まず，

$$p_{ij} = \Pr(y_{ij}=1)$$

とすると，多項ロジットモデルは次式で表現できる：

$$\log \frac{p_{ij}}{p_{i1}} = \beta_j + \gamma_{j1} x_{i1} + \gamma_{j2} x_{i2} + \cdots + \gamma_{jp} x_{ip}$$

このモデルから，

$$\beta_i = \gamma_{i1} = \cdots = \gamma_{ip} = 0$$

であり $j \ne k(>1)$ のカテゴリー間の比較は

$$\log \frac{p_{ij}}{p_{ik}} = (\beta_j - \beta_k) + \sum_{r=1}^{p} (\gamma_{jr} - \gamma_{kr}) x_{ir}$$

となる．また，これらの式から

$$p_{i1} = \frac{1}{\sum_{j=1}^{K} \exp(\beta_j + \gamma_{j1} x_{i1} + \gamma_{j2} x_{i2} + \cdots + \gamma_{jp} x_{ip})}$$

$$p_{ik} = \frac{\exp(\beta_k + \gamma_{k1} x_{i1} + \gamma_{k2} x_{i2} + \cdots + \gamma_{kp} x_{ip})}{\sum_{j=1}^{K} \exp(\beta_j + \gamma_{j1} x_{i1} + \gamma_{j2} x_{i2} + \cdots + \gamma_{jp} x_{ip})}$$

と表現される．

■ 例：帝王切開手術のデータ ■

ここでは，Fahrmeir and Tutz[35] が解析したデータ（表 5.7）に適用してみよう．この例では，結果変数は帝王切開手術で発生した感染のタイプで，感染なし，type I 感染, type II 感染の3カテゴリーである．共変量は，帝王切開手術の計画性の有無：$x_1=1$（予定されていた）；0（予定なし），抗生物質が感染予防薬として投与されていたか否か：$x_2=1$（投与）；0（非投与），危険因子の存在の有無：$x_3=1$（有）；0（無），の三つである．対象とした出生児数は 251

表 5.7 帝王切開手術のデータ

帝王切開手術の計画性の有無	抗生物質の有無	危険因子の有無	感染のタイプ type I	感染のタイプ type II	総出生数
x_1	x_2	x_3	y_2	y_3	n
0	1	1	0	1	18
0	1	0	0	0	2
0	0	1	11	17	58
0	0	0	4	4	40
1	1	1	4	7	98
1	0	1	10	13	26
1	0	0	0	0	9

児で，共変量の組み合わせは 8 種類の可能性があるが，観察された組み合わせは 7 種類であった．

◆ モデル

ここでは，$i\,(=1,\ldots,7)$ を個人ではなく，共変量の組み合わせでできた層を表す添え字とし，第 i 層で y_{ij}, p_{ij} は，それぞれ，結果変数が値 j となる観測数と確率を表現する．そうすると，次の多項モデルが適用できる：

$$(y_{i1}, y_{i2}, y_{i3}) \sim \text{Multinomial}((p_{i1}, p_{i2}, p_{i3}), n_i)$$

$$\log(\phi_{ij}) = \log(p_{ij}/p_{i1}) = \beta_j + \gamma_{j1}x_{i1} + \gamma_{j2}x_{i2} + \gamma_{j3}x_{i3}$$

$$p_{ij} = \frac{\phi_{ij}}{\sum_{j=1}^{3}\phi_{ij}}$$

ここで，β_j と γ_{jr} にはそれぞれ事前分布 $N(0, 1000)$ を仮定しよう．

◆ **WinBUGS code**

```
model {
  for (i in 1:7) {
# transform data inputs
    y[i,1] <- n[i]-y2[i]-y3[i]
    y[i,2] <- y2[i]
    y[i,3] <- y3[i]
# multinomial likelihood
    y[i,1:3] ~ dmulti(P[i,1:3],n[i])
    for (j in 1:3) {
      phi[i,j] <- exp(b[j]+c[j]*x1[i]+d[j]*x2[i]+e[j]*x3[i])
      P[i,j] <- phi[i,j]/sum(phi[i,1:3])
    }
```

```
  }
  b[1] <- 0
  for (j in 2:3) {b[j] ~ dnorm(0,0.001)}
  c[1] <- 0
  for (j in 2:3) {c[j] ~ dnorm(0,0.001)}
  d[1] <- 0
  for (j in 2:3) {d[j] ~ dnorm(0,0.001)}
  e[1] <- 0
  for (j in 2:3) {e[j] ~ dnorm(0,0.001)}
}
```

◆ WinBUGS code の解説

* この例題の for ループの添え字 i は三つの共変量の相異なる組み合わせに対する番号である.
* 入力データは n, y2, y3 の 3 変数である.
* y_{ij} は共変量の組み合わせ i に対する結果 j (感染のなし = 1, type I = 2, type II = 3) の頻度である.
* y[i,1:3] はベクトル (y_{i1}, y_{i2}, y_{i3}) を表現し, それは多項分布にしたがうので, dmulti(p[i,1:3],n[i]) とコード化される. 同様に, p[i,1:3] はベクトル (p_{i1}, p_{i2}, p_{i3}) を表現する.
* b[j], c[j], d[j], e[j] は回帰係数であり, それぞれ, 独立に事前分布 $N(0, 1000)$ が仮定されている. そこでは, b[1] = c[1] = d[1] = e[1] = 0 と仮定されている. その理由は「感染なし」を基準カテゴリーとして,「感染なし」と比較しているからである.

◆ 実行と結果

この例では, マルコフ連鎖の収束はきわめて早い. 三つの異なる連鎖に対して, それぞれ, 1000 回の burn-in sample を経て, 10000 回の繰り返しを実行した. その結果のまとめが表 5.8 に示してある. パラメータ d[2] と d[3] の推定値の結果から抗生物質が投与されていれば感染のリスクはタイプにかかわらず減少することが示唆される. また, パラメータ e[2], e[3] の推定値から危険因子が存在するとタイプ II の感染のリスクが増大することが示唆された. その際のタイプ II のタイプ I に対する感染リスク比 p_{i3}/p_{i2} は $\exp(-2.70+2.32)/\exp(-2.78+1.97) = 1.54$ と推定される.

表 5.8 帝王切開手術後の感染に関するデータの多項回帰分析の結果

組み合わせ		Parameter	Mean	SD	2.5%	97.5%
定数	Type I	b[2]	−2.78	0.60	−4.07	−1.72
	Type II	b[3]	−2.70	0.58	−3.96	−1.68
帝王切開術	Type I	c[2]	1.21	0.53	0.19	2.27
	Type II	c[3]	1.04	0.49	0.09	2.02
抗生物質	Type I	d[2]	−3.67	0.70	−5.12	−2.37
	Type II	d[3]	−3.18	0.56	−4.32	−2.12
危険因子	Type I	e[2]	1.97	0.64	0.79	3.31
	Type II	e[3]	2.32	0.62	1.22	3.65

5.4 階層的モデル

階層的モデル (hierarchical model) については，2.5節ですでに議論しているので詳細はここでは繰り返さないが，基本的な考え方を復習しよう．例えば，n 個の過去の研究でそれぞれの結果 y_i がその標準誤差 s_i とともに得られているとしよう．頻度論者の**母数モデル** (fixed-effects model) では，それぞれの研究結果が共通の平均 θ をもつ

$$y_i \sim N(\theta, s_i^2), \quad i = 1, \ldots, n$$

と仮定する．一方，**変量モデル** (random-effects model) では，それぞれ異なる平均 θ_i をもち，その平均が全体平均 μ の周りに分布する

$$y_i \sim N(\theta_i, s_i^2)$$
$$\theta_i \sim N(\mu, \sigma_\theta^2)$$

と仮定するモデルである．これに対し，ベイジアン階層的モデルでは変量モデルの θ_i の確率分布のパラメータ μ, σ_θ^2 にさらなる確率分布（事前分布）を仮定する．例えば，

$$\mu \sim N(0, 100)$$
$$1/\sigma_\theta^2 \sim \text{Gamma}(0.001, 0.001)$$

などと仮定するモデルである．この例のモデルは，二つのレベルの階層構造をもつという．すなわち

- 第1レベル：θ_i に確率分布が仮定されている
- 第2レベル：第1レベルの確率分布のパラメータ μ, σ_θ^2 に確率分布が仮定されている

という構造を意味するのである．

5.4.1　正規–正規モデル

■ 例：冠動脈バイパス移植術の有効性 ■

Yusuf et al.[102] は冠動脈バイパス移植術（CABG）の有効性を5年生存率を指標として標準治療と比較した臨床試験のメタ・アナリシス（meta analysis）を実施した．そこでは研究毎，リスク分類（低，中，高）毎にまとめられた推定値を利用している．Verdinelli et al.[98] は低リスク患者に対するCABGの有効オッズ比を95%信頼区間とともに示している：2.92 (1.01, 8.45), 0.56 (0.21, 1.50), 1.64 (0.52, 5.14), 0.54 (0.04, 7.09)．オッズ比の分布は対数変換をすることにより正規分布に近似できる（図5.8参照）のでオッズ比の95%信頼区間から，これらのデータを対数変換しよう．対数オッズ比 y_i とその標準誤差 s_i は容易に計算できるであろう[105]．そこで，次のモデルを考える：

$$y_i \sim N(\theta_i, s_i^2)$$
$$\theta_i \sim N(\mu, \sigma_\theta^2)$$

ここで，変量モデルの分散 σ_θ^2 に次の4種類の事前分布を想定してその影響をみてみよう：

- σ_θ に一様分布 Uniform(0, 100)
- $\tau = 1/\sigma_\theta^2$ にガンマ分布 Gamma(1, 0.001)
- $\tau = 1/\sigma_\theta^2$ にガンマ分布 Gamma(0.001, 0.001)
- $T = \sigma_\theta + s_0$ にパレート分布 Pareto(1, s_0)，ここに $s_0^2 = \frac{n}{\sum_i 1/s_i^2}$

また，μ には過去のデータに基づいて選択した正規分布 $N(0, 10)$ を採用してみよう（DuMouchel[33] 参照）．

◆ WinBUGS code

```
model {
  for (i in 1:n) {
                              Y[i] <- log(y[i])
                              Y[i] ~ dnorm(theta[i],P[i])
# derive within sample variance from 95% Conf Interval
                              L[i] <- log(LCL[i])
                              U[i] <- log(UCL[i])
                              s[i] <- (U[i]-L[i])/3.92
                              P[i] <- 1/(s[i]*s[i])
# study specific ORs from meta-analysis model
                              OR[i] <- exp(theta[i])
# underlying study effects
                              theta[i] ~ dnorm(mu,tau)
  }
# overall odds ratio from meta-analysis
                              OR.MA <- exp(mu)
                              Prob.gain <- step(OR.MA-1)
# Priors
                              mu ~ dnorm(0,0.1)
# 1. Uniform for sigma
#                             sigma ~ dunif(0,100)
#                             tau <- 1/(sigma*sigma)
# 2. Gamma(1,0.001) for tau
#                             tau ~ dgamma(1,0.001)
#                             sigma <-  sqrt(1/tau)
# 3. Gamma(1,0.001) for tau
#                             tau ~ dgamma(0.001,0.001)
#                             sigma <-  sqrt(1/tau)
#4.  Pareto for sigma=sd(theta[])
                              T ~ dpar(1,s0)
                              sigma <- T-s0
                              tau <- 1/(sigma*sigma)
# harmonic mean of observed variances
                              s0.2 <- n/sum(P[])
                              s0 <- sqrt(s0.2)
}
```

◆ WinBUGS code の解説

* i は研究を指し,ここでは $n=4$ である.
* y, LCL, UCL はオッズ比,下限値,上限値のデータである.

* s, P はそれぞれの研究での標準誤差と精度を表す変数.
* theta はそれぞれの研究での対数オッズ比：$OR = \exp(\theta)$
* メタ・アナリシスでの統合オッズ比は OR.MA $= \exp(\mu)$
* Prob.gain は冠動脈バイパス移植術（CABG）が有用である確率を表現する：

$$\text{step}(\text{OR.MA} - 1) = \begin{cases} 1, & \text{if} \quad \text{OR.MA} > 0 \\ 0, & \text{if} \quad \text{OR.MA} \leq 0 \end{cases}$$

* T $(= \sigma_\theta + s_0)$ は dpar(1, s0) を利用してパレート分布 $\text{Pareto}(1, s_0)$ を表現している.

◆ 結果

　三つの異なった連鎖で，それぞれ burn-in sample を 5000 回とり，その後の 5000 回の繰り返しで推定した．本例のメタ・アナリシスでは，変量効果の分散 σ_θ^2 に関するデータはわずか 4 件と少ないので，分散に対して仮定された事前分布の影響が強く現れる.

　σ_θ に一様分布 $U(0, 100)$ を仮定した場合は，ほとんどフラットなので，σ_θ の事後分布への影響が最も少ないが，表 5.9 にみるように統合オッズ比の分散がきわめて大きな結果となり，統合した意味が薄れている．また，各研究のオッズ比の事後分布の 95％信用区間は，OR[1], ..., OR[4]:{(0.83, 6.52), (0.26, 1.83), (0.55, 4.23), (0.11, 5.13)} となり，オリジナルの推定値をほぼ同様であった．ガンマ分布 $\text{Gamma}(1, 0.001)$ を $1/\sigma_\theta^2$ の事前分布とした場合には，今度は，全体の平均値 μ の方向に平滑化されすぎてしまっている．すなわち，それぞれの研究のオッズ比の事後分布が統合オッズ比の事後分布ときわめて類似した平均値と標準偏差をもっていることがわかる．一方で，ガンマ分布 Gamma(0.001,

表 5.9　3 種類の事前分布を仮定した場合の，低リスク患者に対する CABG の有効オッズ比の事後分布の要約

Study	Uniform prior on σ_θ		Gamma(1,0.001) prior on $1/\sigma_\theta^2$		Gamma(0.001,0.001) prior on $1/\sigma_\theta^2$	
	Mean	SD	Mean	SD	Mean	SD
OR[1]	2.54	1.53	1.31	0.49	1.92	1.16
OR[2]	0.81	0.41	1.27	0.46	1.01	0.45
OR[3]	1.69	0.99	1.29	0.47	1.50	0.74
OR[4]	1.38	1.67	1.28	0.47	1.32	1.08
統合 OR	2.06	11.35	1.28	0.46	1.43	2.82

表 5.10 パレート事前分布を仮定した場合の低リスク患者に対する
CABG の有効オッズ比の事後分布の要約

Study	Mean	SD	2.5%	97.5%
OR[1]	1.99	1.16	0.74	5.12
OR[2]	0.97	0.44	0.32	1.99
OR[3]	1.53	0.79	0.60	3.55
OR[4]	1.31	1.04	0.22	3.65
統合 OR	1.40	1.59	0.46	3.24

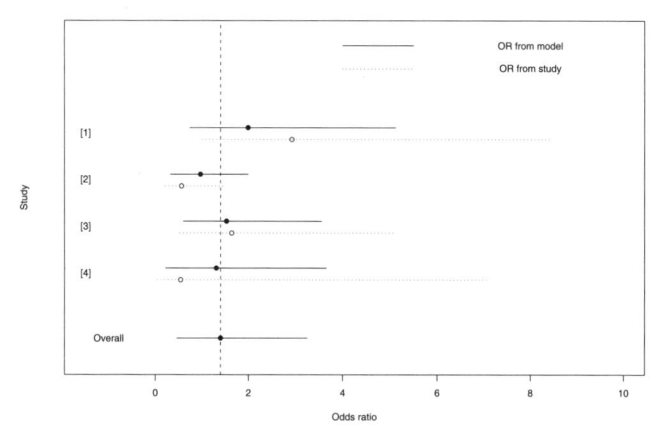

図 5.9 パレート事前分布を仮定した場合の低リスク患者に対する CABG の
有効オッズ比：各研究の推定値とモデルからの推定値

0.001) を $1/\sigma_\theta^2$ の事前分布とした場合は，上記の二つの結果の中間に位置しているような感じである．

最後にパレート分布を仮定した場合の結果は独立に表 5.10 と図 5.9 に示したが，Gamma (0.001, 0.001) を仮定した場合と類似の結果が得られたものの，統合オッズ比の分散はより小さい推定値が得られた．そこでこの結果に基づいて結果の解釈を行うと，統合オッズ比（OR.MA）は 1.40（95%CI：0.46, 3.24）であり，低リスク患者にとっては CABG の明確な有効性は示唆されていない．このように，変量モデルの分散に関する情報が少ない場合には無情報事前分布といえども，そのわずかな違いが結果に大きく影響してしまうことをこの例では示している．

5.4.2 Poisson–gamma モデル

2.2.3 項でも解説したがある層（地域，分類）i において，y_i を Poisson 分布にしたがうある事象の頻度，e_i をその期待頻度とすると，

$$y_i \sim \text{Poisson}(\theta_i e_i)$$

と表現できる．ここに θ_i は層 i の**相対危険**（relative risk）である．θ_i の最尤推定量は疫学指標としてよく利用される標準化死亡比（SMR）である：

$$\text{SMR} = \hat{\theta}_{\text{MLE}} = \frac{y_i}{e_i}$$

Poisson 分布の共役な事前分布はガンマ分布 $\text{Gamma}(\alpha, \beta)$ であり

$$\theta_i \sim \text{Gamma}(\alpha, \beta)$$

とおく．この場合，平均 $= \alpha/\beta$；分散 $= \alpha/\beta^2$，である．もし相対危険が平均 1 が妥当であれば

$$\theta_i \sim \text{Gamma}(\alpha, \alpha)$$

とすればよい．また，ガンマ分布のパラメータ (α, β) の事前分布としては，

$$\alpha \sim \exp(0.1),\ \beta \sim \exp(0.1)$$

$$\alpha \sim \exp(1), \quad \beta \sim \text{Gamma}(0.01, 0.01)$$

などと指数分布あるいはガンマ分布を仮定することが多い．一方，以下で紹介する例にあるように，相対危険ではなく死亡率（mortality rate）を θ_i とし，一定期間の**追跡人年**（person-years）を o_i としたモデル

$$y_i \sim \text{Poisson}(\theta_i o_i)$$

を同様に考えることができる．

■ 例：小児白血病死亡 ■

ここでは，1950 年代の英国の二つの地域（county）における小児白血病死亡に関する研究（Knox[64]）の死亡データを取り上げる．死亡率はがんのタイプ（リンパ芽球性：lymphoblastic，骨髄芽球性：myeloblastic），年齢（0-5, 6-14 years），そして住居地（農村部：rural, 都市部：urban）の八つの層に整理さ

154   5. 応用例

表 5.11　英国の小児白血病死亡データ (1951-60)

細胞診	年齢 (yrs)	住居	観察死亡数	期待死亡数	中間年人口	率 (対百万人年)	標準化死亡比
リンパ芽球性	0-5 (Y)	農村 (R)	38	24.1	103857	36.6	158
(L)	6-14(O)		13	36.1	155786	8.3	36
	0-5 (Y)	都市 (U)	51	31.5	135943	37.5	162
	6-14(O)		37	47.3	203914	18.1	78
骨髄芽球性	0-5 (Y)	農村 (R)	5	8	103857	4.8	63
(M)	6-14(O)		8	12	155786	5.1	67
	0-5 (Y)	都市 (U)	13	10.4	135943	9.6	125
	6-14(O)		20	15.6	203914	9.8	128

れている（表 5.11 参照）.

◆ モデル

第 $i\,(=1,\ldots,8)$ 層について，y_i を観察死亡数，θ_i を死亡率としよう．これら数，率は細胞診によるがんのタイプ（$c=L,M$），住居（$p=R,U$），年齢（$a=Y,O$）の関数であり，このデータに対する Poisson–gamma モデルは次のように表現できる：

$$y_i|\theta_i \sim \mathrm{Poisson}(\theta_i o_i)$$

$$\theta_i(c_i,p_i,a_i) \sim \mathrm{Gamma}(\alpha,\beta)$$

ここで，o_i は小児追跡人年であり，ここでは，中間年の小児人口の 10 倍と計算している．また対 100 万人年の死亡率を計算するために分母のスケールを調整していることに注意したい．ガンマ分布の超パラメータ (α,β) には次の事前分布を仮定する：

$$\alpha \sim \exp(1)$$

$$\beta \sim \mathrm{Gamma}(0.1, 0.1)$$

ただ，β に事前分布 $\mathrm{Gamma}(0.001,0.001)$ を仮定しても結果に大きな違いは生じない．

5.4 階層的モデル

◆ WinBUGS code

```
model {
  for (i in 1:N) {
     y[i] ~ dpois(lambda[i])
     ynew[i] ~ dpois(lambda[i])
# rate per million outcome
     theta[Cancer[i],Place[i],Age[i]] ~ dgamma(alpha, beta)
     lambda[i] <- theta[Cancer[i],Place[i],Age[i]] * Pop[i]/100000
     }
 alpha ~ dexp(1)
 var <- alpha/(beta*beta)
 beta ~ dgamma(0.1, 0.1)
  }
```

◆ WinBUGS code の解説

* i は，2 種類のがんのタイプと 2 カテゴリーの年齢で構成される八つの層の番号を指し，N = 8 はその層の数である．
* y[i] は層 i の死亡数でパラメータ lambda[i] をもつ Poisson 分布にしたがう．
* ynew[i] は y[i] の予測分布．
* theta はがんのタイプ，住居と年齢の関数．
* lambda は期待値で，人口 Pop[i] は入力されたデータである．
* var はガンマ分布 $Gamma(\alpha, \beta)$ の分散．

◆ 実行結果と解釈

二つの異なる連鎖で，それぞれ，burn-in sample 5000 回，その後の 10000 回の繰り返しで推定した事後分布のまとめを表 5.12，図 5.10 に示した．全体

表 5.12 小児白血病の死亡率（対 100 万）の事後分布のまとめ

Parameter	Mean	SD	2.5%	97.5%
$\theta[L,R,Y]$	34.9	5.7	24.7	46.8
$\theta[L,R,O]$	8.1	2.3	4.9	13.9
$\theta[L,U,Y]$	36.1	5.1	26.9	46.9
$\theta[L,U,O]$	18.1	2.9	12.8	24.2
$\theta[M,R,Y]$	5.8	2.3	2.2	11.0
$\theta[M,R,O]$	5.8	1.9	2.7	10.0
$\theta[M,U,Y]$	10.0	2.6	5.5	15.8
$\theta[M,U,O]$	10.1	2.2	6.3	14.8

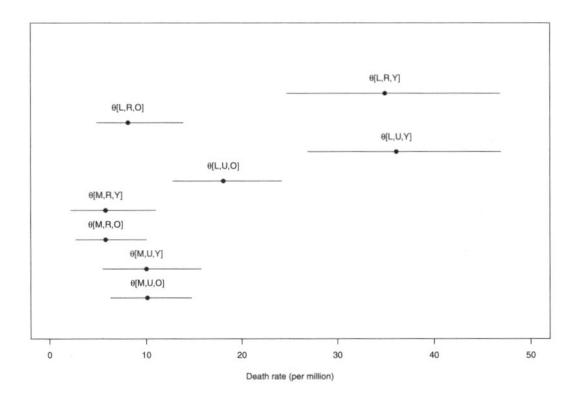

図 5.10 小児白血病の死亡率（対 100 万）のモデルによる推定値

的に推定された死亡率は都市部に高い．また，農村部のリンパ芽球性白血病の死亡率は都市部に比べて年齢とともに低下する傾向が強い．骨髄芽球性白血病については年齢の影響は観察されない．ただ，この傾向は表 5.11 の観察された死亡率のそれとほぼ変わらない．

5.4.3 多変量モデル

多変量階層的モデル（multivariate hierarchical model）とは，一変量正規分布による階層的モデルの多変量への拡張モデルである．

■ 例：学校の成績 ■

ここでは，インナーロンドン（13 行政区からなる中心部）における学校の試験の成績のデータの一部を解析しよう（表 5.13）．Goldstein et al.[49] は階層的

表 5.13 学校の成績のデータの一部（2 カテゴリー比からなる変数はダミー変数の値を示している）

試験成績 (Y)	学校 (School)	読解力テスト (LRT)	性による学校分類 (School.gender)			宗派による学校分類 (School.denom)			性 (Gender)	論理思考テスト (VR)	
−0.61	1	−10.62	0	0		0	0	0	1	0	0
0.99	1	8.38	0	0		0	0	0	1	1	0
−1.56	1	−12.62	0	0		0	0	0	0	0	0
				⋮							
0.03	38	15.38	0	0		0	0	1	1	1	0

モデルの別名マルチレベルモデル（multilevel model）を適用して学校間格差を検討している．そこでは，「良い」学校と「悪い」学校を峻別するために学校レベル（school-level）での残差を計算している．

利用可能なデータは，38 の学校，計 1978 人の生徒の標準化された試験成績の平均スコア（Y）である．生徒レベル（pupil-level）の共変量は，性，11 歳のときに行われた標準化された読解力テストの LRT（London reading test）スコア，そして，3 カテゴリー（1：高，2：中，3：低）からなる論理思考テスト（VRT, verbal reasoning test）である．それぞれの学校は 3 カテゴリーからなる性による分類（女子高，男子校，混合校），4 カテゴリーからなる宗派（denomination）による分類（英国国教会，ローマカトリック教会，州立，その他）があり，これらは学校レベルの共変量として使用されている．

◆ モデル

さて，このデータについて次のモデルを適用しよう．このモデルは本質的には，Goldstein et al.[49)] の model 1 に相当するものである．

$$Y_{ij} \sim \text{Normal}(\mu_{ij}, 1/\tau_{ij})$$
$$\mu_{ij} = \alpha_{1j} + \alpha_{2j} LRT_{ij} + \alpha_{3j} VR1_{ij}$$
$$+ \beta_1 LRT_{ij}^2 + \beta_2 VR2_{ij} + \beta_3 \text{Girl}_{ij}$$
$$+ \beta_4 \text{Girls'school}_j + \beta_5 \text{Boys'school}_j + \beta_6 \text{CEschool}_j$$
$$+ \beta_7 \text{RCschool}_j + \beta_8 \text{otherschool}_j$$
$$\log(\tau_{ij}) = \theta + \phi LRT_{ij}$$

ここで，i は生徒，j は学校を意味する添え字である．このモデルでは，分散成分に対しても回帰モデルを考えていることに注意したい．つまり，生徒間分散の逆数が LRT スコアと比例関係にあると想定したモデルとなっている．

回帰パラメータ β_k（$k = 1, \ldots, 8$），θ，ϕ それぞれの事前分布は平均 0，精度 0.0001 の正規分布を独立に仮定する．学校レベルの回帰パラメータ α_{kj}（$k = 1, 2, 3$）は未知の平均 γ，共分散行列 Σ の多変量正規分布を仮定する．

$$(\alpha_{1j}, \alpha_{2j}, \alpha_{3j}) \sim MVN(\boldsymbol{\gamma}, \boldsymbol{\Sigma})$$

したがって，未知パラメータ $\boldsymbol{\gamma}$ には無情報多変量正規分布を，共分散行列の逆

行列 $T = \Sigma^{-1}$ に Wishart 分布を仮定する．その scale matrix $\boldsymbol{R}$ を次のように設定する：

$$\begin{pmatrix} 0.1 & 0.005 & 0.005 \\ 0.005 & 0.1 & 0.005 \\ 0.005 & 0.005 & 0.1 \end{pmatrix}$$

◆ **WinBUGS code**

```
model{
  for(p in 1 : N) {
    Y[p] ~ dnorm(mu[p], tau[p])
    mu[p] <- alpha[school[p], 1] + alpha[school[p], 2] * LRT[p]
          + alpha[school[p], 3] * VR[p, 1] + beta[1] * LRT2[p]
          + beta[2] * VR[p, 2] + beta[3] * Gender[p]
          + beta[4] * School.gender[p, 1]
          + beta[5] * School.gender[p, 2]
          + beta[6] * School.denom[p, 1]
          + beta[7] * School.denom[p, 2]
          + beta[8] * School.denom[p, 3]
    log(tau[p]) <- theta + phi * LRT[p]
    sigma2[p] <- 1 / tau[p]
    LRT2[p] <- LRT[p] * LRT[p]
  }
  # Priors for fixed effects:
  for (k in 1 : 8) { beta[k] ~ dnorm(0.0, 0.0001) }
  theta ~ dnorm(0.0, 0.0001)
  phi ~ dnorm(0.0, 0.0001)
  # Priors for random coefficients:
  for (j in 1 : M) {
    alpha[j, 1:3 ] ~ dmnorm(gamma[1:3 ], T[1:3 ,1:3 ])
    alpha1[j] <- alpha[j,1]
  }
  # Hyper-priors:
  gamma[1:3] ~ dmnorm(mn[1:3 ], prec[1:3 ,1:3 ])
  T[1:3 ,1:3 ] ~ dwish(R[1:3 ,1:3 ], 3)
}
```

◆ **WinBUGS code の解説**

* N = 1978, M = 38.
* 入力されるデータは, school, LRT, VR, Gender, School.gender, School.denom,

mn, prec, R である.

* 変数 school は長さ 1978 のベクトルで，学校 1 の生徒には 1，学校 2 の生徒には 2,... が入力されている．計算上の簡便性から，Y, μ と τ はすべて，(i,j) の 2 次元配列ではなく，$p = 1, \ldots, 1978$ とした 1 次元配列としている．したがって，生徒 p の学校レベルの係数は school[p] を利用して，例えば，学校 1 の学生の定数項 α_{ij} は alpha[school[p],1] と表現している．
* VR[,1], VR[,2] はそれぞれ，論理思考テストの結果で，VRT= 1 (高)，VRT= 2 (中) を表すダミー変数である．つまり，VRT との対応は次のとおり：
  VR[,1] = 1, VR[,2] = 0 が VRT = 1
  VR[,1] = 0, VR[,2] = 1 が VRT = 2
  VR[,1] = 0, VR[,2] = 0 が VRT = 3
* School.gender[,1] と School.gender[,2] は，それぞれ女子高，男子高を表すダミー変数である．
* School.denom[,1], School.denom[,2], School.denom[,3] はそれぞれ，英国国教会，ローマカトリック教会，州立，を表すダミー変数である．
* 変量効果のパラメータ $\alpha_{.j}$ を表す alpha[j, 1:3] には平均 gamma[1:3] $= (\gamma_1, \gamma_2, \gamma_3)$，$3 \times 3$ 共分散行列 T[1:3,1:3] をもつ多変量正規分布が仮定されている．
* gamma には多変量正規事前分布が仮定され，共分散行列 T には Wishart 分布が仮定されている．
* mn $= (0,0,0)$.
* prec の設定は次のとおり：

$$\begin{pmatrix} 0.0001 & 0 & 0 \\ 0 & 0.0001 & 0 \\ 0 & 0 & 0.0001 \end{pmatrix}$$

◆ 結果

1000 回の burn-in sample，その後の 10000 回の繰り返しで得られた推定値を表 5.14 に示した．LRT スコアが高く (β_1)，VR スコアが高く (β_2)，女子 (β_3) に試験のスコアが高い傾向が観察された．学校別の切片 α_{j1} は生徒レベル

表 5.14 学校試験成績を説明する階層的モデルの結果

Parameter	Mean	SD	2.5%	97.5%
β_1	3E-4	1E-4	7E-5	5E-4
β_2	0.42	0.06	0.30	0.54
β_3	0.17	0.05	0.08	0.27
β_4	0.12	0.14	-0.14	0.39
β_5	0.06	0.10	-0.15	0.25
β_6	-0.28	0.18	-0.64	0.07
β_7	0.15	0.11	-0.07	0.37
β_8	-0.16	0.17	-0.50	0.19
γ_1	-0.67	0.10	-0.86	-0.48
γ_2	0.03	0.01	0.01	0.05
γ_3	0.96	0.08	0.79	1.12
ϕ	-0.003	0.003	-0.01	0.003
θ	0.58	0.03	0.52	0.64

と学校レベルの共変量を調整して残った学校 j の「残差効果 (residual effect)」を表現していて，それは，学校の「力」を順位づける統計量を表現している．

5.5 経時的繰り返し測定データのモデル

5.5.1 Poisson 回帰モデル

■ 例：てんかん患者に対する抗けいれん剤の臨床試験 ■

この例はすでに 4.6.4 項で紹介したが，てんかん患者に対する抗けいれん剤の有効性を検討した臨床試験データの解析事例である．データは表 4.12 を参照のこと．このデータは最初は Thall and Vail[96] によって提示され解析されたものであるが，Breslow and Clayton[13] がさまざまなモデルを検討している．この試験では，てんかん患者が標準的な化学療法に加えて無作為に新薬（$Trt=1$）あるいはプラセボ（$Trt=0$）を投与される．ベースラインデータは治療開始前の観察期間 8 週間の発作回数と年齢である．

◆ モデル

ここでは，4.6.4 項と同じモデル，すなわち，Breslow and Clayton[13] が検討したモデル III を考える．

$$y_{jk} \sim \text{Poisson}(\mu_{jk})$$

5.5 経時的繰り返し測定データのモデル

$$\log(\mu_{jk}) = \alpha_0 + \alpha_{Base}\log(Base_j/4) + \alpha_{Trt}Trt_j + \alpha_{BT}Trt_j\log(Base_j/4)$$
$$+ \alpha_{Age}Age_j + \alpha_{V4}V4_k + b1_j + b_{jk}$$
$$b1_j \sim \text{Normal}(0, \sigma_{b1}^2), \ \tau_{b1} = 1/\sigma_{b1}^2$$
$$b_{jk} \sim \text{Normal}(0, \sigma_b^2), \ \tau_b = 1/\sigma_b^2$$

ここで，y_{jk} は患者 $j(=1,\ldots,59)$ の訪問時点 $k(=1,\ldots,4)$ の発作回数，$Base_j$ はベースライン時点の発作回数，$Trt_j(=0,1)$ は治療群，Age_j は年齢，$V4_k$ は 4 回目の訪問時点の有無を示す指示関数，$b1_j$ は個人間変動が Poisson 分布を超えた過分散を表す変量効果であり，b_{jk} は個人内変動を表す変量効果である．これらの変数の係数あるいは分散（精度）には独立で無情報な事前分布が与えられている．

◆ WinBUGS code と解説

4.6.4 項を参照．そこで説明したように上記のモデルは無視できない自己相関のマルコフ連鎖となり収束がきわめて遅くなるので，このような状況に対処する一つの方法として過緩和更新法 (over-relaxation algorithm) を採用し，それぞれの共変量を平均の周りで標準化する．

* すべての回帰パラメータの事前分布に $N(0, 1\times 10^4)$ を設定した．
* 精度を表すパラメータの事前分布には Gamma(0.001, 0.001) を設定した．その代わりに Gamma(1, 0.001) を設定すると α の推定値が少々変化し，その分散が少々小さくなるものの，治療効果，ベースラインの効果に関する結論を変えるものではない．

◆ 実行

二つの異なる連鎖で実行した．BGR 診断をみると，2000 回の繰り返し時点頃で収束しているようにみえる（図 5.11 参照）．ただ，10000 回の繰り返し後でも α_{BT} の移動 quantile (running quantile) は二つの連鎖で少々異なっているようにみえる（図 5.12）．

◆ 結果

二つの異なる連鎖で 10000 回の繰り返しで推定した結果を表 5.15 に示した．新薬に割り付けられた患者群はプラセボに割り付けられた患者群に比べて発作回数は減少している（$\alpha_{Trt} = -0.95$, 95%CI：$-1.77, -0.12$）．また，ベース

162　　　　　　　　　5. 応 用 例

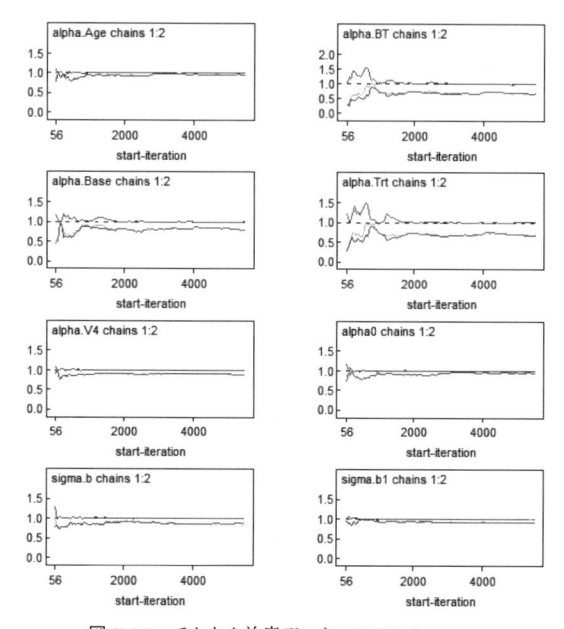

図 5.11　てんかん治療データ：BGR diagram

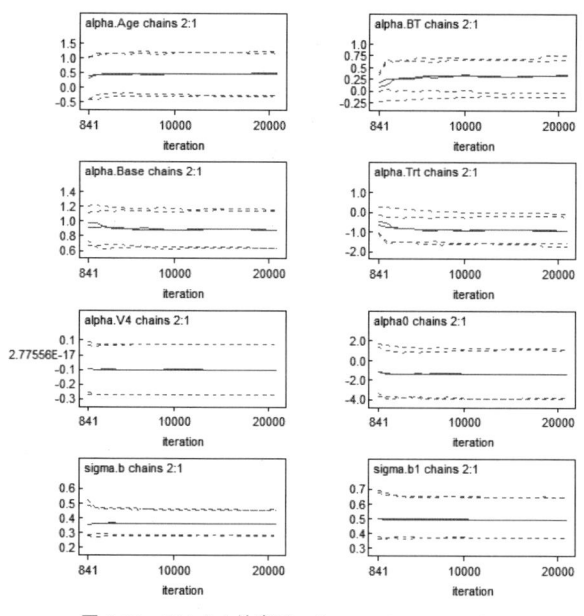

図 5.12　てんかん治療データ：running quantiles

表 5.15 てんかん治療の事例の事後分布の推定

Parameter	Mean	95% interval
α_0	-1.36	$(-3.89, 1.14)$
α_{age}	0.49	$(-0.28, 1.20)$
α_{BT}	0.35	$(-0.09, 0.77)$
α_{base}	0.89	$(0.63, 1.16)$
α_{Trt}	-0.95	$(-1.77, -0.12)$
α_{V4}	-0.10	$(-0.27, 0.07)$
τ_b	7.92	$(4.77, 12.48)$
τ_{b1}	4.33	$(2.40, 7.34)$

ラインでの発作回数の多い患者は治療期間に入っても治療群にかかわらず発作回数が多い傾向が観察された ($\alpha_{Base} = 0.89, 95\%\text{CI} : 0.63, 1.16$).

5.6 生存時間解析

ヒトの一生の過程は，結婚，健康の変化，就職，新居，など，さまざまな事象の履歴として表現される．すなわち，ある状態から他の状態への変化時点と，それぞれの状態の滞在期間が記録されていく．なかでも，「死亡」に代表されるような繰り返し起きない（1回しか生起しない）事象を対象とした**事象履歴モデル**（event history model）は**生存モデル**（survival model）と呼ばれる．確率変数は問題とする事象が観察開始から発生するまでの時間であり，**生存時間**（survival time）と呼ばれる．興味あるのは事象の発生率の差，あるいはハザード比である．特に臨床試験では治療による患者の生存時間あるいは再発までの期間の差に興味がある．ある状態へ滞在する時間のモデル化はロジスティック分布（logistic distribution），Weibull 分布（Weibull distribution）などのパラメトリックに確率分布を仮定する方法と，Cox 比例ハザードモデルなどのようなセミパラメトリックな方法がある．この種の生存時間解析の一つの大きな問題が「打ち切り」（censoring）である．つまり，被観察者が追跡途中でなんらかの理由で脱落し，事象発生時間が観察できない問題である．観察期間が終了する前に事象が発生していない被観察者についても同様な打ち切りが観察期間終了時点で起こる．

生存時間 T が連続変数で測定される場合，その確率密度関数は次式で定義さ

れる：

$$f(t) = \lim_{dt \to 0} \frac{P(t \leq T \leq t + dt)}{dt}$$

このとき，生存時間の分布関数は $F(t) = \int_0^t f(u)du$ であり，時間 t まで生存する確率は

$$S(t) = P(t \geq t) = 1 - F(t) = \int_t^\infty f(u)du$$

で定義される．これを**生存関数**（survival function），または，**累積生存率曲線**（cumulative survival curve）と呼ぶ．また，治療効果の指標としてよく利用される**ハザード率**（hazard rate）は，時点 t まで生存が判明していたが区間 $(t, t+dt)$ で問題とする事象が起きる条件付き確率を表し，

$$h(t) = \frac{f(t)}{S(t)}$$

と定義される．累積ハザード（cumulative hazard）は $H(t) = \int_0^t h(u)du$ である．

5.6.1 対数ロジスティックモデル

■ 例：白血病の寛解期間の比較 ■

Gehan[44] の白血病治療の寛解期間のデータが生存時間解析に関するテキストで例題によく引用されるが，ここでもそのデータをとりあげる（表5.16）．寛解期間が大きいほど治療効果が大きい．新治療群では広範囲の打ち切りが発生し

表 5.16 白血病治療の寛解期間のデータ

No.	治療群 (x)	寛解期間 (y)	打ち切りまでの期間 (y.cen)	打ち切りの有無 (delta)
1	0	0	0	0
2	0	0	0	0
3	0	0.69	0	0
4	0	0.69	0	0
5	1	NA	1.79	1
6	1	1.95	0	0
7	1	NA	2.20	1
8	1	NA	2.30	1
⋮	⋮	⋮	⋮	⋮
42	1	NA	3.56	1

ている．打ち切りデータは NA とコード化している．寛解期間の対数変換値 y_i に対してロジスティック分布を仮定した**対数ロジスティックモデル** (log-logistic model) を適用しよう．寛解期間の対数変換値に Weibull 分布を仮定することも可能であるが，Weibull 分布のハザード関数は時間に対して単調であるのに対し，ロジスティック分布は非単調であり，「最初は増加し，後に減少する」などのより幅広いハザード関数を表現できる特徴がある．この解析では治療群を表す変数 x_i ($=1$, 新治療：$=0$, プラセボ) が唯一の共変量である．

$$y_i \sim \text{Logistic}(\mu_i, \kappa), \quad \kappa = \frac{1}{\sigma}$$
$$\mu_i = \beta_0 + \beta_1 x_i$$

ロジスティック分布の密度関数 $f(y)$ と生存関数 $S(y)$ は

$$f(y \mid \mu, \sigma) = \frac{1}{\sigma} \frac{\exp(\frac{y-\mu}{\sigma})}{(1 + \exp(\frac{y-\mu}{\sigma}))^2}$$
$$S(y \mid \mu, \sigma) = \left[1 + \exp\left(\frac{y - \mu}{\sigma}\right)\right]^{-1}$$

である．$\kappa = 1/\sigma$ には無情報事前分布 Gamma(1, 0.001)，β_0, β_1 には無情報正規分布 $N(0, 1000)$ を仮定する．

◆ **WinBUGS code**

```
model {
  for (i in 1:N) {
    y[i] ~ dlogis(mu[i],kappa) I(y.cen[i],)
# new data
    z[i] ~ dlogis(mu[i],kappa) I(y.cen[i],)
    t[i] <- exp(y[i])
    mu[i] <- beta0 + beta1*Treat[i]
            }
# survivor functions
    for (time in 1:50) {
      S.pl[time] <- 1/(1+pow(time/exp(beta0),kappa))
      S.tr[time] <- 1/(1+pow(time/exp(beta0+beta1),kappa))}
# priors
  beta0 ~ dnorm(0,0.001)
  beta1 ~ dnorm(0,0.001)
  kappa ~ dgamma(1,0.001)
```

```
    sigma <- 1/kappa
}
```

◆ **WinBUGS code の解説**

* $N = 42$
* WinBUGS では打ち切りデータ (censoring) は指示関数 (indicator function) I(y.cen,) を利用して，寛解期間 y が打ち切り時点 y.cen より大となるように設定している．
* y は寛解期間で，打ち切りデータの場合は y=NA である．
* y.cen は打ち切りの場合の打ち切り時点であり，打ち切りでない場合は y.cen=0 と設定している．
* S.pl と S.tr はプラセボ群と新治療群，それぞれの生存時間分布を表現している．このようなコードの理由は次の式の変形から理解できるであろう：

$$S(y \mid \mu, 1/\kappa) = [1 + \exp(\kappa(\log(t) - \mu))]^{-1}$$
$$= [1 + (\exp(\log(t) - \mu))^{\kappa}]^{-1}$$
$$= \left[1 + \left(\frac{t}{\exp(\mu)}\right)^{\kappa}\right]^{-1}$$
$$= \left[1 + \text{pow}\left(\frac{t}{\exp(\mu)}, \kappa\right)\right]^{-1}$$

なお，pow(x,r) $= x^r$ であることに注意．また，ここでは，50 個の時点 $[1, 2, \ldots, 50]$ での生存時間の分布 $S(y \mid \mu, \sigma)$ を計算している．なお，S.pl について，プラセボ群は Treat[i] = 0 であるので $\mu_i = \beta_0$．S.tr についても，新治療群は Treat[i] = 1 であるので $\mu_i = \beta_0 + \beta_1$ となっている．
* κ には事前分布 Gamma$(1, 0.001)$ が設定されているが，このケースでは，Gamma$(0.001, 0.001)$ とおいても結果にはほとんど影響はない．

◆ **結果と解釈**

三つの異なる連鎖で実行し，それぞれ 1000 回の burn-in sample，その後の 10000 回の繰り返しで推定した結果を表 5.17 に示す．推定された平均的な治療効果の差 β_1 は 1.65 (95%CI: 1.06, 2.31) であった．すなわち治療群での寛解期間が有意に大きい．各群の累積生存曲線の推定値を図 5.13 に示したが，時間 $t = 50$ までの生存率の観点からも明らかな治療効果が認められる．

5.6 生存時間解析

表 5.17 log-logistic survival model の結果

Parameter	Mean	SD	2.5%	Median	97.5%
β_0	1.947	0.205	1.544	1.947	2.35
β_1	1.651	0.321	1.056	1.642	2.313
σ	0.564	0.081	0.427	0.557	0.745

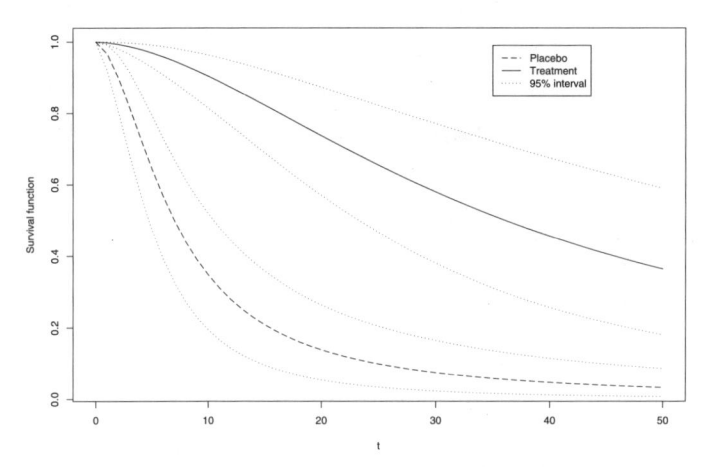

図 5.13 Leukaemia データの累積生存率曲線

5.6.2 Weibull 回帰モデル

問題の性質によっては，生存時間に Weibull 分布を仮定することも多い．その密度関数，生存関数，そしてハザード関数は，それぞれ次式で与えられる：

$$f(t) = \lambda\gamma t^{\gamma-1} \exp(\lambda t^\gamma)$$
$$S(t) = \exp(\lambda t^\gamma)$$
$$h(t) = \lambda\gamma t^{\gamma-1}$$

ここで，λ と γ はそれぞれ尺度（scale）パラメータ，形状（shape）パラメータと呼ばれる．ハザード関数は $\gamma > 1$ であれば単調増加関数，$\gamma < 1$ であれば単調減少関数となる．$\gamma = 1$ のときに指数分布に一致するという意味で，指数分布の拡張形ともいえる．時間によって変動しない共変量 $\boldsymbol{x} = (x_1, x_2, \ldots, x_p)$ をもつ場合のモデル化としては次の比例ハザードモデル（proportional hazard model）を導入することができる：

$$h(t,x) = h(t)\exp(\alpha + \beta_1 x_1 + \cdots + \beta_p x_p)$$
$$= \lambda \gamma t^{\gamma-1} \exp(\alpha + \boldsymbol{x}^T \boldsymbol{\beta})$$

この場合，異なる二つの共変量 $\boldsymbol{x}_A$, $\boldsymbol{x}_B$ に対するハザード比 (hazard ratio) は

$$\frac{h(t, \boldsymbol{x}_A)}{h(t, \boldsymbol{x}_B)} = \exp\{(\boldsymbol{x}_A - \boldsymbol{x}_B)^T \boldsymbol{\beta}\}$$

となる．ところで，形状パラメータ γ を一定とし，尺度パラメータ λ の対数に共変量を含んだ線形モデルを導入して上記の比例ハザードモデルを構成することができる．つまり，

$$\log \lambda = \alpha + \boldsymbol{x}^T \boldsymbol{\beta}$$

という一般化線形モデルを考えれば，$h(t,x)$ は

$$h(t,x) = \gamma t^{\gamma-1} \exp(\alpha + \boldsymbol{x}^T \boldsymbol{\beta})$$

となり，ハザード比も上記の式と変わらない．

■ 例：透析による腎感染発症の危険因子 ■

McGilchrist and Aisbett[72) は透析による腎感染の最初の発生までの時間と1回目から2回目までの発生の時間の二つの時間について，ベースラインハザード $h(t)$ の個体差 (heterogeneity) を虚弱パラメータ (frailty parameter) と呼ばれる変量効果 (random-effects) を導入した Cox の比例ハザードモデルで解析している．主要なデータは，再発時間もしくは打ち切りの時間 t と打ち切りの有無を表す cens であり，モデルに含めた共変量（危険因子）は年齢，性，基礎疾患 (GN, AN, PKD, other) の三つである．一部のデータを表 5.18 に示した．

◆ モデル

ここの解析では，発症までの時間に Weibull 分布を仮定し，個人差 b_i を表す frailty parameter としての変量効果を含めた次のモデルを適用する．そこでは Weibull 分布の尺度パラメータ λ を μ と置き換えている．

5.6 生存時間解析

表 5.18 透析による腎感染発症の危険因子のデータの一部

患者番号	再発時点(t)	打ち切り (2 = cens)	年齢 (再発時)	性 (1 = 女性)	基礎疾患 (0 = other, 1 = GN, 2 = AN, 3 = PKD)
1	8,16	1,1	28,28	0	0
2	23,13	1,2	48,48	1	1
3	22,28	1,1	32,32	0	0
4	447,318	1,1	31,32	1	0
...					
35	119,8	1,1	22,22	1	1
36	54,16	2,2	42,42	1	1
37	6,78	2,1	52,52	1	3
38	63,8	1,2	60,60	0	3

$$t_{ij} \sim \text{Weibull}(\gamma, \mu_{ij}), \quad i = 1, \ldots, 38 \, ; \, j = 1, 2$$

$$\log(\mu_{ij}) = \alpha + \beta_{age}AGE_{ij} + \beta_{sex}SEX_i + \beta_{dis1}DISEASE_{i1}$$
$$+ \beta_{dis2}DISEASE_{i2} + \beta_{dis3}DISEASE_{i3} + b_i$$

$$b_i \sim \text{Normal}(0, \sigma^2)$$

ここに,t_{i1}, t_{i2} はそれぞれ 1 回目の腎感染までの期間と 1 回目から 2 回目の腎感染までの期間である.感染が起きてから再度カテーテルを挿入するまでに 10 週間の間隔を置いているので,これら 2 種類の時間は,各個人では frailty parameter b_i を別にすると独立と考えられた.AGE_{ij} は年齢, SEX_i は 2 値変数,Disease$_{ik}$ ($k = 1, 2, 3$) は 4 種類の基礎疾患を表現するためのダミー変数である.すなわち,

* Disease$_{i1}$ = 1, Disease$_{i2}$ = 0, Disease$_{i3}$ = 0 のとき Disease=1(GN)
* Disease$_{i1}$ = 0, Disease$_{i2}$ = 1, Disease$_{i3}$ = 0 のとき Disease=2(AN)
* Disease$_{i1}$ = 0, Disease$_{i2}$ = 0, Disease$_{i3}$ = 1 のとき Disease=3(PKD)
* Disease$_{i1}$ = 0, Disease$_{i2}$ = 0, Disease$_{i3}$ = 0 のとき Disease=0(other)

である.打ち切られた生存時間については打ち切られた Weibull 分布 (truncated Weibull distribution) を仮定する.母数効果の回帰係数 α, β_k には

$$\alpha, \beta_k \sim \text{Normal}(0, 10000)$$

変量効果 b_i の分散 σ^2 については次の 2 種類の無情報事前分布を仮定しよう:

$$\sigma \sim \mathrm{Uniform}(0, 100)$$

$$\tau = 1/\sigma^2 \sim \mathrm{Gamma}(0.001, 0.001)$$

Weibull 分布の形状パラメータ γ の事前分布には，ゆっくりと減少していく無情報事前分布であるガンマ分布を仮定する．

$$\gamma \sim \mathrm{Gamma}(1, 0.001)$$

◆ **WinBUGS code**

```
model {
  for (i in 1:N) {
    for (j in 1:M) {
# Survival times bounded below by censoring times
    t[i,j] ~ dweib(r,mu[i,j]) I(t.cen[i,j],)
    log(mu[i,j]) <- alpha + beta.age*age[i,j]
                    + beta.sex *sex[i]
                    + beta.dis[disease[i]] + b[i]
    }
# Random effects:
    b[i] ~ dnorm(0.0, tau)
    }
# Priors:
    alpha ~ dnorm(0.0, 0.0001)
    beta.age ~ dnorm(0.0, 0.0001)
    beta.sex ~ dnorm(0.0, 0.0001)
#   beta.dis[1] <- 0    # corner-point constraint
    for(k in 2 : 4) { beta.dis[k] ~ dnorm(0.0, 0.0001) }
# Choice of priors for random effects variance
# Prior 1: uniform on SD
    sigma ~ dunif(0,100)
    tau <-1/(sigma*sigma)
#Prior 2:
#   tau ~ dgamma(1.0E-3, 1.0E-3)
#   sigma <- 1/sqrt(tau)    # s.d. of random effects
    r ~ dgamma(1.0, 1.0E-3)
}
```

◆ **WinBUGS code の解説**

* $N=38$.

* j は 1 回目か 2 回目かを表す添え字．$M=2$.

5.6 生存時間解析

表 5.19 透析による腎感染発症の危険因子の解析結果のまとめ

Parameter	Uniform prior				Gamma prior			
	Mean	SD	2.5%	97.5%	Mean	SD	2.5%	97.5%
α	−5.11	1.10	−7.25	−3.10	−4.60	0.90	−6.54	−3.07
β_{age}	0.003	0.02	−0.04	0.04	0.003	0.02	−0.024	0.03
β_{dis2}	0.023	0.68	−1.10	1.61	0.13	0.54	−0.944	1.24
β_{dis3}	0.78	0.68	−0.46	2.25	0.64	0.53	−0.416	1.71
β_{dis4}	−1.01	0.96	−2.90	0.91	−1.17	0.83	−2.772	0.55
β_{sex}	−2.12	0.58	−3.38	−1.05	−1.94	0.49	−2.952	−1.03
r	1.33	0.19	1.01	1.76	1.22	0.16	0.93	1.54
τ	0.94	0.34	0.30	1.66	0.64	0.36	0.05	1.32

* t[i,j] は発生（再発）時間を表し，打ち切りがなければ t[i,j] = t であり，打ち切りがあれば t[i,j] = NA である．
* t.cen[i,j] は打ち切り時間で，打ち切りがなければ t.cen[i,j] = 0．
* disease[i]＝1(other), 2(GN), 3(AN), 4(PKD).
* 個人差 b[i] は $N(0, 1/\text{tau})$ を仮定し，精度 tau には 2 種類の事前分布が設定されている．
* beta.dis[1] = 0 である．つまり，beta.dis[2], beta.dis[3], beta.dis[4] はそれぞれ，基準カテゴリである beta.dis[1] 'other' と比較するからである．
* r はパラメータ γ に対応し，事前分布 Gamma(1, 0.001) を設定している．

◆ 実行結果

1000 回の burn-in sample，その後の 10000 回の繰り返しによる推定結果を表 5.19 に示す．この場合は，個人差に一様分布を仮定したほうがガンマ分布を仮定した結果に比べ，τ の推定値が若干大きい．この意味では一様分布のほうが heterogeneity をよく表現しているともいえる．本研究の一つの目的である性差については，一様分布を仮定した β_{sex} の推定値は −2.12（95%CI：−3.38, −1.05）であり，ガンマ分布を仮定した場合は −1.94（95%CI：−2.95, −1.03）であることから，いずれの場合も，女性は男性に比べて感染までの（再発）時間が有意に低いことが示唆された．他の危険因子の影響は大きくない．

5.7 潜在クラスモデル

潜在クラスモデル (latent class model) では潜在変数 (latent variable) がカテゴリー変数で，結果変数は，連続あるいは離散変数のどちらかであるが，離散変数であることが多い．

■ 例：移植心臓の生体組織検査 ■

Spiegelhalter and Stovin[88)] は移植された心臓の状態を調べるために採取された生検データを検討し，拒否反応の起こる可能性をモデル化して検討している．利用したデータは，総計 414 の生検が 157 の sessions でとられ，それぞれの拒否反応の程度を四つのカテゴリー尺度 none (O), minimal (M), mild (+), moderate-severe (++) で分類されたデータである（表 5.20 参照）．

◆ モデル

表 5.20 に示すように，それぞれの患者からサンプルは 3 回測定された場合と 2 回測定された場合があり，必ずしも同じ結果を与えるとは限らない．例えば，3 回繰り返し測定しても，すべて異なる (O,M,+) のパターンとなる場合も生じている．また，すべて同じ陰性の結果 (O,O,O) であった頻度が 28 例あるが，その場合でも偽陰性 (false negative) である可能性も否定できないかもしれない．したがって，これらの 4 カテゴリーからなる生検データは，多項分布と考えるのが妥当であろう．その場合の興味は，組織が真の状態 $t\,(=1(O), 2(M), 3(+), 4(++))$（潜在変数）にあるときに状態 $k\,(=1,2,3,4)$ が観測される確率 e_{tk} にある．しかし，そこでは，観測された状態は真の状態よりは悪くない，という偽陽性は存在しない，という仮定がおかれている．すなわち，

$$e_{12} = e_{13} = e_{14} = e_{23} = e_{24} = e_{34} = 0$$

である．さて，session $i\,(=1,\ldots,157)$ の真の状態を t_i とし，その多項確率を p とおくと t_i はカテゴリー分布にしたがう．

$$t_i \sim \text{Categorical}(p)$$

次に，b_i を session i でとられたサンプルとすると，

5.7 潜在クラスモデル

表 5.20 移植心臓の生検データ

組み合わせ	多項反応	Session の頻度
サンプルサイズが 2 の場合		
O O	(2, 0, 0, 0)	12
M M	(0, 2, 0, 0)	4
+ +	(0, 0, 2, 0)	12
++ ++	(0, 0, 0, 2)	6
O M	(1, 1, 0, 0)	10
O +	(1, 0, 1, 0)	9
O M	(1, 0, 0, 1)	1
+ ++	(0, 0, 1, 1)	3
サンプルサイズが 3 の場合		
O O O	(3, 0, 0, 0)	28
M M M	(0, 3, 0, 0)	1
+ + +	(0, 0, 3, 0)	8
++ ++ ++	(0, 0, 0, 3)	5
O O M	(2, 1, 0, 0)	13
O O +	(2, 0, 1, 0)	9
O O ++	(2, 0, 0, 1)	1
+ + ++	(0, 0, 2, 1)	1
M M +	(0, 2, 1, 0)	1
M M O	(1, 2, 0, 0)	10
M + +	(0, 1, 2, 0)	1
+ + O	(1, 0, 2, 0)	17
+ ++ ++	(0, 0, 1, 2)	3
O M +	(1, 1, 1, 0)	1
O + ++	(1, 0, 1, 1)	1

$$b_i \sim \text{Multinomial}(e_{t_i}, n_i)$$

とおける．つまり，session i でのサンプルサイズ n_i と確率 $\mathbf{e}_{t_i} = (e_{t_i1}, e_{t_i2}, e_{t_i3}, e_{t_i4})$ をもつ多項分布にしたがう．解析では，$\mathbf{e}_t (t = 1, \ldots, 4)$ と p には一様事前分布 Uniform$(0, 1)$ を仮定するが，それは，すべてのパラメータが 1 である Dirichlet 事前分布を仮定することに他ならない．Dirichlet 分布はベータ分布の多変量バージョンなので，多項分布の共役な事前分布である．

◆ **WinBUGS code**

```
model{
  for (i in 1:ns) {
    n[i] <- sum(b[i, ])
    t[i] ~ dcat(p[])
```

```
    b[i,1:4] ~ dmulti(e[t[i], ], n[i])
  }
  e[2,1:2] ~ ddirch(prior[1:2])
  e[3,1:3] ~ ddirch(prior[1:3])
  e[4,1:4] ~ ddirch(prior[1:4])
  p[1:4] ~ ddirch(prior[])
}
```

◆ **WinBUGS code の解説**

* i は session のインデックスで，その総数は ns=157 である．
* n[i] は session i で採取された生検数．
* b[i,1:4] session i の多項データ．
* e[,] は次の 4×4 行列である：

$$e = \begin{pmatrix} 1 & 0 & 0 & 0 \\ NA & NA & 0 & 0 \\ NA & NA & NA & 0 \\ NA & NA & NA & NA \end{pmatrix}$$

NA とコード化されている部分は欠測データとして補完する．
* Dirichlet 事前分布のパラメータである prior=c(1,1,1,1) はデータファイルに収められているデータである．

◆ **結果と解釈**

1000 回の burn-in sample の後，10000 回の更新データでパラメータ推定を行った．その結果は表 5.21 と表 5.22 に示すとおりである．それぞれの確率 e_{tk} とその 95%信用区間の推定値をみると検査の分類誤差が推察される．このモデルにより，心臓移植者の 15%は拒否反応を経験せず，minimal, mild, moderate はそれぞれ，31, 39, 15%と推定される．

5.8 混合分布モデル

■ 例：心室性期外収縮 ■

表 5.23 は心室性期外収縮（PVCs, premature ventricular contractions）を頻繁に起こす患者を治療するためのある薬剤の効果に関するデータである（Berry[8]）．

5.8 混合分布モデル

表 5.21 移植心臓の生検データの解析結果のまとめ

Parameter	Mean	SD	2.5%	Median	97.5%
e[2,1]	0.59	0.066	0.46	0.59	0.71
e[2,2]	0.41	0.066	0.29	0.41	0.54
e[3,1]	0.34	0.046	0.26	0.34	0.44
e[3,2]	0.04	0.018	0.01	0.03	0.08
e[3,3]	0.62	0.048	0.52	0.62	0.71
e[4,1]	0.10	0.042	0.03	0.09	0.20
e[4,2]	0.02	0.023	5E-4	0.01	0.09
e[4,3]	0.20	0.061	0.10	0.20	0.34
e[4,4]	0.67	0.073	0.53	0.68	0.80
p[1]	0.15	0.049	0.05	0.16	0.25
p[2]	0.31	0.055	0.22	0.31	0.43
p[3]	0.39	0.044	0.31	0.39	0.48
p[4]	0.15	0.030	0.09	0.14	0.21

表 5.22 移植心臓の生検データでの検査感度（行列）の推定結果

		生検結果 (k)				
		1	2	3	4	p
真の状態 (t)	1	1.0	0	0	0	0.15
	2	0.59 (0.46, 0.71)	0.41 (0.29, 0.44)	0	0	0.31
	3	0.34 (0.26, 0.44)	0.04 (0.01, 0.08)	0.62 (0.52, 0.71)	0	0.39
	4	0.10 (0.03, 0.20)	0.02 (0.00, 0.09)	0.20 (0.10, 0.34)	0.67 (0.53, 0.80)	0.15

表 5.23 心室性期外収縮の薬剤の効果に関するデータ

	PVCs per minute		
患者 (i)	投薬前 (x_i)	投薬後 (y_i)	減少量
1	6	5	1
2	9	2	7
3	17	0	17
4	22	0	22
5	7	2	5
6	5	1	4
7	5	0	5
8	14	0	14
9	9	0	9
10	7	0	7
11	9	13	−4
12	51	0	51

◆ モデル

Farewell and Sprott[36)] はこのような治療前後の頻度データ (count data) に対して, 治療によって「完治」する患者群と「完治しない」患者群の 2 群の混成であるとした混合分布モデル (mixture model) を提案している. 治療後の「頻度ゼロ」は「完治」あるいは「完治していない患者がかなり改善し, たまたま頻度ゼロを報告した」のいずれかであると考える. このモデルは頻度に Poisson 分布を仮定して, 次式で表現できる:

$$x_i \sim \text{Poisson}(\lambda_i) \quad :\text{すべての患者}$$
$$y_i \sim \text{Poisson}(\beta\lambda_i) \quad :\text{完治していない患者}$$
$$P(cure) = \theta \quad :\text{完治する確率}$$

ここで λ_i は患者 i の治療前の期待頻度であり, β は薬剤の効果である. ここで興味あるパラメータは β であり, λ_i には興味はない. この局外母数 (nuisance parameter) を消去するには, 前後の総頻度 $t_i = x_i + y_i$ が与えられたという y_i の条件付き分布を考えればよい. それは次の二項分布 (binomial distribution)

$$y_i \sim \text{Binomial}(p, t_i), \quad p = \frac{\beta}{1+\beta}$$

となる. したがって, 最終的な混合分布モデルは次のように表現できる:

$$P(y_i = 0 \mid t_i) = \theta + (1-\theta)(1-p)^{t_i}$$
$$P(y_i \mid t_i) = (1-\theta)\left(\frac{t_i!}{y_i!(t_i-y_i)!}\right)p^{y_i}(1-p)^{t_i-y_i}, \quad y_i = 1, 2, \ldots, t_i$$

◆ WinBUGS code

```
model {
  for (i in 1 : N) {
    y[i] ~ dbin(P[state1[i]], t[i])
    state[i] ~ dbern(theta)
    state1[i] <- state[i] + 1
    t[i] <- x[i] + y[i]
    prop[i] <- P[state1[i]]
  }
P[1] <- p
P[2] <- 0
```

```
    logit(p) <- alpha
    alpha ~ dnorm(0,1.0E-4)
    beta <- exp(alpha)
    logit(theta) <- delta
    delta ~ dnorm(0, 1.0E-4)
}
```

◆ **WinBUGS code の解説**

* N=12
* 患者 i が完治する確率が theta (θ) であるということは，完治した場合に 1,しない場合に 0 をとる状態変数を state[i] として，それが Bernoulli 分布 dbern(theta) にしたがう，と表現できる．
* state1[i] = state[i]+1 と，1（完治しない場合），2（完治した場合）の値をとる新たな状態変数 state1 を作成している理由は，WinBUGS では添え字として 0 は使用できないため．例えば，P[0] とするとエラーが出る．
* P は完治する患者と完治しない患者を分類するための変数である．つまり，state[i]=0 であれば P=p，つまり $y_i \sim \text{Binomial}(p, t_i)$．一方，state[i]=1 であれば P=0，つまり $y_i = 0$ となる．これを y[i] ~ dbin(P[state1[i]], t[i]) と一つの式で表現している．
* θ, β の無情報事前分布を設定するために

$$\log(\theta/(1-\theta)) = \delta$$

$$\beta = \exp(\alpha)$$

$$\log(p/(1-p)) = \alpha$$

と変形し，δ, α それぞれの事前分布に $N\ (0,\ 10^4)$ を仮定している．

◆ **結果**

1000 回の繰り返しの burn-in sample，その後の 10000 回の繰り返しによる推定結果を表 5.24 に示す．この結果からは完治する確率 θ の推定値は 0.57（95%CI：0.29, 0.83）であった．また，完治しない患者に対する治療の効果 β の推定値は 0.64（95%CI：0.36, 1.07）であり，95%CI が 1.0 を含んでいるので有意ではない．なお，推定結果 $\theta = 0.57$ は治療後のカウントが 0 となっている患者の割合 7/12 に近い値である．

表 5.24 心室性期外収縮の例の解析結果のまとめ

Parameter	Mean	SD	2.5%	Median	97.5%
α	−0.48	0.28	−1.028	−0.48	0.07
β	0.64	0.18	0.36	0.62	1.07
δ	0.33	0.62	−0.87	0.31	1.61
θ	0.57	0.14	0.29	0.58	0.83

5.9 間接的な比較研究

ここでは，さまざまな薬剤のプラセボ対照比較試験のデータから，直接には比較試験をしていない薬剤同士を比較する問題を考える．この意味で，このような比較を「間接的（二次的）な比較」(indirect comparison) と呼ぶ[51,54]．例えば，ある条件下ですでにその有効性が検証されている治療法 C と新しい治療法 T の比較を考えよう．新しい治療法 T の効果の大きさ (effect size) をプラセボ P を対照とした RCT で検証しようというのは，すでに有効性が認められている治療法 C が存在するため，非倫理的であると判断される可能性が強い．この場合には，治療法 C を実対照 (active control) としての新治療 T と比較する RCT を実施し，過去に行われた「C vs. P」の RCT の成績が現在においても適用可能であれば，過去の成績から T の治療効果の大きさを推定する方法が適用できる．このときに「間接的な比較」の問題が浮上する．

■ 例：降圧剤の間接比較 ■

Gould[50] は降圧のためのいくつかの治療法を検討している．その研究の目的は比較試験による直接比較がされていない二つの治療法の対比を推定することにある．その際の利用可能なデータは八つのクロスオーバー試験で，その中には RCT と単一群による試験が含まれている．表 5.25 にはそれぞれの治療群の血圧のベースラインからの変化量 (change from baseline) に関する平均値と標準偏差を示す．4 種類の治療法（対照治療，A, B, C）が試験されているが，ここで興味あるのは直接には比較試験が実施されていない二つの治療法 A と B との比較である．

5.9 間接的な比較研究

表 **5.25** 間接比較のデータ：血圧値のベースラインからの変化量

試験 No.	対照治療 ($j=0$)			A ($j=1$)			B ($j=2$)			C ($j=3$)		
	n	Mean	SD	n	Mean	SD	n	Mean	SD	n	Mean	SD
1				41	8.90	7.49				39	6.05	10.28
2	47	5.51	8.72				100	6.21	8.02			
3	53	3.75	7.07	54	10.20	9.39						
4	47	3.04	9.20	44	8.43	8.17						
5	30	2.97	7.69				32	6.53	7.80	32	7.78	6.78
6	69	3.99	8.04									
7	68	5.28	7.58									
8	67	3.34	8.01									

◆ モデル

y_{jk} を試験 k における治療法 j の反応（ここでは血圧の投与前からの変化）の平均値とおいて，それに次の一般的なモデルを考えよう：

$$y_{jk} \sim N\left(\phi_{jk}, \frac{\sigma^2}{n_{jk}}\right)$$

ここに，対照治療は $j=0$ であり

$$\phi_{jk} = \phi_k + \theta_{jk}$$

とする．ϕ_k は試験 k の効果（偏り），θ_{jk} は試験 k での治療法 j の効果である．ここで，さらなる仮定として，

1) $\theta_{0k} = 0$，つまり，試験 k の効果 ϕ_k は対照治療の効果に等しい．
2) 治療法の効果は試験によって変わらない，つまり，$\theta_{jk} = \theta_j$．

この例では，$\theta_1, \theta_2, \theta_3$ がそれぞれ治療法 A, B, C の対照治療に対する効果 (effect size) を意味する．もし，それぞれの試験の母数効果を導入する場合には，単一群からなる試験 (single arm) は分散 σ^2（等分散を仮定しているので）の推定以外にはなんの情報も提供しないことになる．したがって，母数効果に代わって，次の交換可能な効果

$$\phi_k \sim N(\mu_\phi, \sigma_\phi^2), \quad \tau_\phi = 1/\sigma_\phi^2$$

を仮定するほうが合理的であろう．解析では，$\log(\sigma), \mu_\phi, \sigma_\phi, \theta_j$ には一様事前分布を仮定する．その際，過去のデータから平均値 y_{jk} の値は 3 から 10 程度にばらついているので，θ_j, μ_ϕ には一様事前分布 Uniform$(-50, 50)$ を設定しよう．また，標準偏差の値は 7 から 10 程度にばらついているので，$\log(\sigma)$ は 1.9 から

2.3 程度にばらつく．したがって，$\log(\sigma)$ には一様事前分布 Uniform$(-10, 10)$ を設定しよう．

◆ **WinBUGS code**

```
model {
    for(i in 1:I) {
        y[i] ~ dnorm(mu[i],prec[i])
        mu[i] <- theta[treat[i]] + phi[study[i]]
        prec[i] <- n[i]/(sigma*sigma)

        SS[i] <- s[i]*s[i]*(n[i]-1)
        SS[i] ~ dgamma(a[i],b[i])
        a[i] <- (n[i]-1)/2
        b[i] <- 1/(2*sigma*sigma)
    }
    for(k in 1:K) {
        phi[k] ~ dnorm(mu.phi, tau.phi)    # random study effects
    }
# contrast of interest
    AvB  <- theta[2] - theta[3]
# priors
    mu.phi ~ dunif(-50,50)
    tau.phi <- 1/(sigma.phi*sigma.phi)
    sigma.phi ~ dunif(0,100)
    log(sigma) <- logsigma
    logsigma ~ dunif(-10,10)
    theta[1]  <- 0
    for(j in 2:4){ theta[j] ~ dunif(-50, 50) }
}
```

◆ **WinBUGS code の解説**

* 添え字 i は試験 k，治療法 j にかかわらず，arm（治療群）の番号で，本例題では，合計 I = 14 の arm がある．
* k は試験の番号であり，合計 K=8 の異なった試験を対象としている．
* treat[i] は治療法の番号 j である．本文では，$j = 0, 1, 2, 3$ としているが，WinBUGS code では 0 の添え字は使用できないので，それぞれ +1 して 1（対照），2（A），3（B），4（C）の値を使用している．
* study[i] は試験の番号 k である（= 1, 2, ..., 8）．

5.9 間接的な比較研究

* mu[i] = theta[j] + phi[k] = $\theta_j + \phi_k$.
* s[i] は観測された標準偏差で，入力されるデータである．
* n[i] = n_{jk} はそれぞれの arm の患者数である．
* 統計理論より正規分布からの独立な標本の場合，標本分散 s_{jk}^2 については
  $(n_{jk}-1)s_{jk}^2/\sigma^2 \sim \chi_{n-1}^2$ 分布となるので

$$(n_{jk}-1)s_{jk}^2 \sim \Gamma\left(\frac{n_{jk}-1}{2}, \frac{1}{2\sigma^2}\right)$$

が成立する．したがって，次式が成立する：

$$\text{SS[i]} \sim \text{dgamma}\left(\frac{\text{n[i]}-1}{2}, \frac{1}{2\sigma^2}\right)$$

* 対照群の theta[1]=0（基準カテゴリー）と設定することにより，theta[2]，theta[3]，theta[4] は，治療法 A, B, C, それぞれの（対照治療に対する）効果の大きさを意味する．
* AvB は興味のある治療法 A と B との差である．

◆ 結果と解釈

1000 回の繰り返しを burn-in sample として，その後の 10000 回の繰り返しで推定した結果を表 5.26 に示す．治療 A と B との対比，$\theta_1 - \theta_2$ の推定結果は平均値 3.21，95%信用区間 (1.07, 5.26) が得られた．治療 A, B, C はすべて対照治療に比べて有意な降圧効果が認められるとともに，治療 A は B に比べて有意な降圧効果が認められたことになる．なお，試験間の標準偏差 σ_ϕ は結構大きい．σ_ϕ には一様事前分布 Uniform(0, 100) を仮定したが，Gamma(0.001, 0.001) を仮定してみると，結果が少々変化し，σ_ϕ の推定値は小さくなり，$\theta_1 - \theta_2$ の推定値は平均値 3.11，95%信用区間 (1.07, 5.26) となった．しかし，結論には変化はない．

表 5.26 降圧治療に関する間接比較：事後分布の要約

	Parameter	Mean	SD	95% interval
μ_ϕ	Control mean	4.07	0.52	3.06 to 5.07
θ_1	A vs. control	5.29	0.88	3.60 to 7.05
θ_2	B vs. control	2.03	0.91	0.25 to 3.83
θ_3	C vs. control	2.84	1.16	0.59 to 5.17
$\theta_1 - \theta_2$	A vs. B	3.26	1.15	1.08 to 5.64
σ	sampling SD	8.19	0.22	7.77 to 8.63
σ_ϕ	between study SD	0.55	0.48	0.01 to 1.76

5.10 個人内比較試験

■ 例：線維筋痛症 ■

Zucker et al.[103] は線維筋痛症（fibromyalgia）の治療にアミトリプチリンの有効性をプラセボ対照の「N-of-1 型」RCT で検討している．そのデータを表 5.27 に示す．**N-of-1 型試験**（N-of-1 study）とは，試験期間中に実薬投与期間とプラセボ投与期間を一定期間おいて（前薬の持ち越し効果を考慮する）設定し，その順番はランダムに決めるというもので，結果変数は二つの治療それぞれが終了した後に評価された症状スコアの差である．この試験は患者と医師が同意するかぎり，数回繰り返されることがある．

◆ モデル

y_{kj} を個人 k の j 回目の比較試験で測定された結果変数（症状スコアの差）とし，次のモデルを仮定する：

$$y_{kj} \sim \text{Normal}(\theta_k, \sigma_k^2), \quad \tau_k = 1/\sigma_k^2, \quad k = 1,\ldots, n\,;\, j = 1,\ldots, n_k$$

もし，「独立モデル（independence model）」を仮定し，個人毎の効果 θ_k には一様分布，そして，τ_k に Gamma$(0.001, 0.001)$ を仮定すると，このモデルからの推定値はほとんど生データに一致してしまう．そこで，θ_k と σ_k^2 にはそれぞれ，「交換可能モデル（exchangeable model）」を適用，次の階層的正規モデル（hierarchical normal model）を考えよう．なお，log(variance) に正規分布を仮定することは分散に対数正規分布を仮定することと同値である．

表 5.27 23 人の患者を対象とした線維筋痛症の N-of-1 型臨床試験データ

Patient (k)	Dose (dose)	試験の回数 (n)	新治療と対照治療における症状スコアの差					
			(y_{k1})	(y_{k2})	(y_{k3})	(y_{k4})	(y_{k5})	(y_{k6})
1	10	3	−0.43	−0.64	0	NA	NA	NA
2	10	3	0.35	−2	−0.92	NA	NA	NA
3	10	3	0.07	−0.07	0.15	NA	NA	NA
4	10	3	0.29	−1.42	0.14	NA	NA	NA
5	50	3	0.57	−2.57	−1.07	NA	NA	NA
⋮								
23	25	3	0.42	0.71	0.66	NA	NA	NA

5.10 個人内比較試験

$$\theta_k \sim N(\mu_\theta, \sigma_\theta^2), \quad \tau_\theta = 1/\sigma_\theta^2$$
$$\log(\sigma_k^2) \sim N(\mu_\sigma, \sigma_\sigma^2), \quad \tau_\theta = 1/\sigma_\sigma^2$$

最初に，$\mu_\theta, \sigma_\theta, \mu_\sigma$ と σ_σ に一様事前分布を仮定する．しかし，個人間変動 σ_θ には他の事前分布も仮定できる．

$P(\mu_\theta > 0)$ は治療効果が 0 より大きい確率，つまり，治療が有効であることを示す確率である．Zucker et al.[103] は治療効果が 0.5 より大きいことが臨床的に意味のある重要な治療効果であると提案している．したがって，$P(\mu_\theta > 0.5)$ にも興味があることになる．また，個人内分散 σ_k^2 の平均は対数正規分布の平均 $\exp(\mu_\sigma + \sigma_\sigma^2/2)$ に等しいことに注意したい．

◆ WinBUGS code

```
model{
  for(k in 1:N){
    for(j in 1:n[k]){
       y[k,j] ~ dnorm(theta[k],tau[k])
       }
    theta[k] ~ dnorm(mu.theta, tau.theta)
    P[k] <- step(theta[k])
    sigma2[k] ~ dlnorm(mu.sigma,tau.sigma)
    tau[k] <- 1/sigma2[k]
    }
  mu.theta ~ dunif(-10,10)
  mu.sigma ~ dunif(-10,10)
  tau.sigma <- 1/(sigma.sigma*sigma.sigma)
  sigma.sigma ~ dunif(0,10)
  P.pop <- step(mu.theta)
  P.pop.diff <- step(mu.theta-0.5)
  mean.sd <- exp(mu.sigma+sigma.sigma*sigma.sigma/2)
# Prior
  sigma.theta ~ dunif(0,50)
  tau.theta <- 1/(sigma.theta*sigma.theta)
}
```

◆ WinBUGS code の解説

* k は患者の添え字で N=23 である．
* j は患者毎の試験の番号で，それぞれ n[k] 回の試験（観測値）があることに

なる．
* y[k,j] = y_{kj}
* P[k] の定義：

$$P[k] = \begin{cases} 1, & \text{if } \texttt{theta[k]} > 0 \\ 0, & \text{その他} \end{cases}$$

* 対数正規分布のコード：dlnorm(mu.sigma, tau.sigma)
* 変数 P.pop, P.pop.diff の定義：

$$P.pop = \begin{cases} 1, & \text{if } \texttt{mu.theta} > 0 \\ 0, & \text{その他} \end{cases}$$

* データをみると，y_{jk} は $-2.5 \sim 4.5$ の間にばらついているので，μ_θ, μ_σ には，十分広い区間で一様と考えられる一様事前分布 Uniform$(-10, 10)$ が仮定されている．
* また，一様分布 Uniform$(0, 10)$ は標準偏差 σ_σ には十分広い事前分布と考えられた．

◆ 実行結果

1000回の繰り返しを burn-in sample として，その後の 10000 回の繰り返しで推定した結果（中央値と 95%信用区間）を表5.28 に示す．この結果から平均的な効果 μ_θ は明らかな正の効果 0.43（95%CI：0.13, 0.73）を示している．図5.14 には θ_k の事後分布から個人毎の推定値と 95%信用区間を示した．しかし，治療効果が 0.5 を超える確率 $P(\mu_\theta > 0)$ はわずか 29%と推定されているにすぎない．この結果は治療効果の患者間変動の非均一性（patient heterogeneity）が大きいことを示唆し，その患者間標準偏差 σ_θ も 0.50（95%CI：0.2, 0.92）と大きい．また，そのもう一つの証拠として，治療効果のバラツキの患者間標準偏差 σ_σ の推

表 5.28 N-of-1 試験の交換可能モデルの事後分布の要約

Parameter	Mean estimate	95% interval
平均的な治療効果 μ_θ	0.43	0.13 to 0.73
治療効果が正となる確率 $P(\mu_\theta > 0)$	0.997	
治療効果が 0.5 を超える確率 $P(\mu_\theta > 0.5)$	0.29	
患者間標準偏差 σ_θ	0.50	0.20 to 0.92
log（分散）の患者間標準偏差 σ_σ	1.05	0.42 to 1.77
個人内分散の平均 $\exp(\mu_\sigma + \sigma_\sigma^2/2)$	1.16	0.49 to 3.05

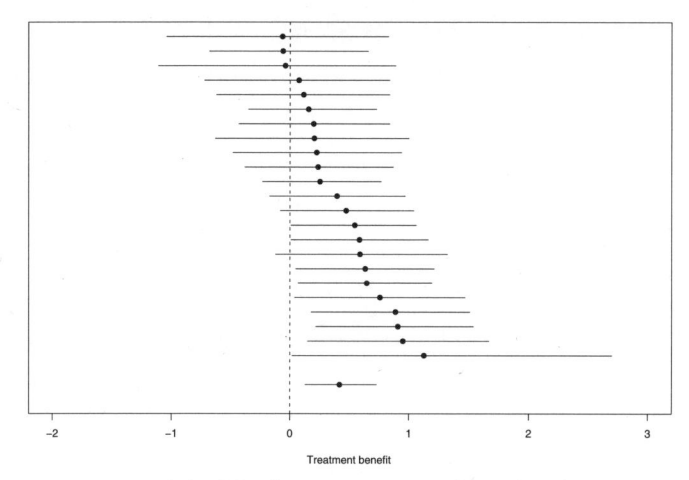

図 5.14 N-of-1 試験の交換可能モデルにおける個人毎の推定値と 95%信用区間

定値もはるかに 0 より大きい．上記の解析では，変量効果の標準偏差である σ_θ に一様分布を仮定したが，感度分析として，他の 2 種類の事前分布を設定してみた．一つは，σ_θ^2 に一様分布であり，もう一つは，$1/\sigma_\theta^2 \sim \mathrm{Gamma}(0.001, 0.001)$ である．しかし，この例では，σ_θ に関する情報は十分にあるので，これら事前分布の影響はほとんどなかった．

5.11 メタ・アナリシス

メタ・アナリシス（meta analysis）は 5.4.1 項でも事例を示したが，これまでの研究を集め，治療効果（あるいは関連性）の一貫性，そのバラツキを検討し，必要なら治療効果の重み付き平均を提供する，というこれまでのエビデンスを統合する方法である．それはまた，推定値の精度を上げることによってより適切な治療効果の大きさに関する情報を提供してくれる方法でもある[105]．標準的で古典的なメタ・アナリシスは

1) 一連の K 個の研究を収集する．
2) それぞれの治療効果 $\theta_k(k=1,\ldots,K)$ を尤度に基づいて推定する．例えば，$y_k \sim N(\theta_k, s_k^2)$ というモデルを利用する．s_k^2 は推定値の標準誤差の平方であり既知あるいは未知である．

3) 古典的な**母数モデル**（fixed-effects model）のメタ・アナリシスでは θ_k はすべて等しい定数 θ と仮定し，ここの研究結果は θ の周りに分布していると仮定する．

4) **変量モデル**（random-effects model）のメタ・アナリシスでは，θ_k は平均値 μ，分散 σ_θ^2 の正規分布にしたがう，つまり $\theta_k \sim N(\mu, \sigma_\theta^2)$ と仮定される．分散 σ_θ^2 の推定にはいくつかの方法がある．

一方，ベイジアンのアプローチは各研究を「**交換可能**（exchangeable）」と考え，それぞれの研究の真の治療効果はある確率分布からの無作為標本であると考える．このアプローチは変量モデルのアプローチと類似しているが，変量モデルでは推定値の統合に重点が置かれるのに対し，ベイジアンのアプローチでは各研究毎の効果についても事後分布に基づいて推定することにも興味がある．

5.11.1　正規分布にしたがうデータ

■ 例：食習慣の改善プログラムの効果 ■

Yamaoka and Tango[101] は糖尿病のハイリスクのグループ（耐糖能障害 IGT，空腹時血糖障害 IFG，境界型）を研究対象として，生活習慣（含む食習慣単独）の改善を目指した新しいプログラム（6 カ月以上の介入期間のある RCT）の効果を検証した八つの無作為化比較試験のメタ・アナリシスを実施した．検索方法は電子媒体による検索（Medline と ERIC）で検索用語（テキストと MeSH）は Medline 検索手順にしたがった（1966.1～2004.11）．表 5.29 には，エンド

表 **5.29**　ハイリスク群を対象とした糖尿病予防に対する食習慣の改善プログラムの効果を検証した八つの無作為化比較試験の負荷後 2 時間血糖値 2hPG（mmol/dl）のベースラインからの変化量[101]

No.	介入群			非介入群			AD_k	s_k^2
	N	Mean	SD	N	Mean	SD		
1	130	1.65	3.16	133	3.96	3.82	−2.48	0.2638
2	97	−0.1	2.19	96	0.1	1.94	−0.20	0.0888
3	93	−0.68	1.95	93	−0.30	2.75	−0.38	0.1222
4	35	−0.7	1.90	32	−0.5	1.80	−0.20	0.2054
5	256	−0.9	1.90	250	−0.3	2.20	−0.60	0.0333
6	66	0.01	2.68	70	0.74	2.76	−0.73	0.2180
7	47	−0.8	2.06	55	0.2	2.23	−1.00	0.1830
8	79	−0.76	1.36	77	0.67	1.74	−1.43	0.0623

ポイントの一つである負荷後 2 時間血糖値 2hPG（mmol/dl）のベースラインからの変化量（change from baseline）の要約統計量を示した．介入群，対照群（従来型の栄養指導）それぞれの平均値，標準偏差と例数，それに平均値の差とその標準誤差の 2 乗である．

◆ モデル

平均値の差に関するメタ・アナリシスにおいては，次の二つの指標を考えるのが自然である．つまり，平均値の差（AD, absolute difference）と平均値を標準化した差（SD, standardized difference）である．

$$\mathrm{AD}_k = \bar{X}_{1k} - \bar{X}_{0k}$$
$$\mathrm{STD}_k = \frac{\bar{X}_{1k} - \bar{X}_{0k}}{\sqrt{V_k}}$$

ここに $\bar{X}_{1k}, \bar{X}_{0k}$ ($k=1,\ldots,K$) は k 番目の研究での介入群，対照群，それぞれのエンドポイントの平均値であり，V_k は共通分散の推定値

$$V_k = \frac{(n_{1k}-1)V_{1k} + (n_{0k}-1)V_{0k}}{n_{1k} + n_{0k} - 2}$$

である．ここでは，平均値の差 AD に基づくメタ・アナリシスを考える．ベイジアン解析の前に，代表的な母数モデルと DerSimonian–Laird のモーメント法による変量モデルについて紹介しよう．

◆ 母数モデル

1) 各研究での平均値の差を計算する．

$$\mathrm{AD}_k = \bar{X}_{1k} - \bar{X}_{0k}$$

2) 平均値の差の標準誤差を計算する．

$$s_k = \sqrt{\left(\frac{1}{n_{1k}} + \frac{1}{n_{0k}}\right) V_k}$$

各研究の 95% 信頼区間は $\mathrm{AD}_k \pm 1.96 s_k$ で計算する．

3) 各研究の重みを計算する．

$$w_k = \frac{1}{s_k^2} = \left(\left(\frac{1}{n_{1k}} + \frac{1}{n_{0k}}\right) V_k\right)^{-1}$$

4) 統合された平均値の差を推定する．

$$\mathrm{AD}_m = \frac{\sum_{k=1}^{K} w_k \mathrm{AD}_k}{\sum_{k=1}^{K} w_k}$$

5) 統合平均値の差の 95% 信頼区間を計算する．

$$\mathrm{AD}_m \pm 1.96 \sqrt{\frac{1}{\sum_{k=1}^{K} w_k}}$$

6) 均一性の検定を行う．

$$Q_1 = \sum_{k=1}^{K} w_k (\mathrm{AD}_k - \mathrm{AD}_m)^2 \sim \chi^2_{K-1}$$

7) 有意性の検定を行う．

$$Q_2 = \mathrm{AD}_m^2 \sum_{k=1}^{K} w_k \sim \chi^2_1$$

◆ **DerSimonian–Laird の変量モデル**[31]

1) 各研究の平均値の差 AD_k の推定値は母数モデルを適用する．
2) 均一性の検定統計量 Q_1 を計算する．
3) 研究間のバラツキの大きさ σ_θ^2 をモーメント法により推定する．

$$\hat{\sigma}_\theta^2 = \max \left\{ 0, \; \frac{Q_1 - (K-1)}{\sum_{k=1}^{K} w_k - (\sum_{k=1}^{K} w_k^2)/(\sum_{k=1}^{K} w_k)} \right\}$$

4) 各研究の重みを計算する．

$$w_k^* = \frac{1}{s_k^2 + \hat{\sigma}_\theta^2}$$

5) 統合された平均値の差を推定する．

$$\mathrm{AD}_{\mathrm{DL}} = \frac{\sum_{k=1}^{K} w_k^* \mathrm{AD}_k}{\sum_{k=1}^{K} w_k^*}$$

6) 統合された平均値の 95% 信頼区間を計算する．

$$\mathrm{AD}_{\mathrm{DL}} \pm 1.96 \sqrt{\frac{1}{\sum_{k=1}^{K} w_k^*}}$$

7) 有意性の検定を行う．

$$Q_2 = \mathrm{AD}_{\mathrm{DL}}^2 \sum_{k=1}^{K} w_k^* \sim \chi_1^2$$

◆ ベイジアンモデル

ベイジアンモデルでは

$$\mathrm{AD}_k \sim N(\theta_k, s_k^2)$$

$$\theta_k \sim N(\mu, \sigma_\theta^2)$$

と仮定し，未知パラメータ μ, $\tau(=1/\sigma_\theta^2)$ には次の独立な事前分布を仮定しよう．

$$\mu \sim N(0, 1000^2)$$

$$\tau \sim \mathrm{Gamma}(0.001, 0.001)$$

◆ WinBUGS code

```
model
{
    for( i in 1 : Num ) {
    sinv[i] <- 1/vdiff[i]
    diff[i] ~ dnorm(theta[i], sinv[i])
    theta[i] ~ dnorm(mu, tau)
    }
    mu ~ dnorm(0.0,1.0E-6)
    tau ~ dgamma(0.001,0.001)
    sigma <- 1 / sqrt(tau)
}
list(diff = c( -2.48, -0.20, -0.38, -0.20, -0.60, -0.73, -1.00, -1.43),
     vdiff=c( 0.2638, 0.0888, 0.1222, 0.2054, 0.0333, 0.2180, 0.1830,
        0.0623),Num = 8 )
list(mu=0, tau=1, theta=c(0,0,0,0,0,0,0,0))
```

◆ 実行結果と解釈

統合値の計算では次の三つのモデルを用いた．1) 母数モデル，2) 変量モデル（DerSimonian–Laird 法），3) ベイジアンモデル（burn-in sample=5000，その後の 10000 回の繰り返しで推定）を利用した．また，変量モデルを利用した累積メタ・アナリシス（Lau et al.[66]；丹後[105]）も行った．ベイジアンモデ

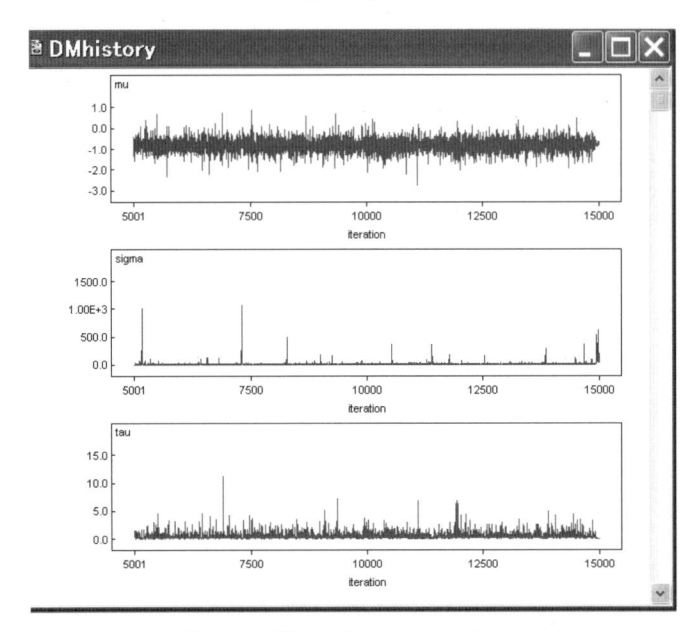

図 5.15　パラメータ μ, σ_θ, τ の history

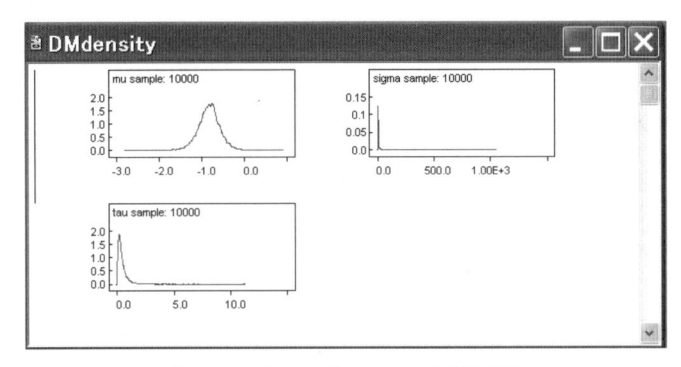

図 5.16　パラメータ μ, σ_θ, τ の事後分布

ルの三つのパラメータ $(\mu, \sigma_\theta, \tau)$ の history と事後分布を図 5.15, 図 5.16 に示した.

母数モデルにおける均質性の検定の結果, 有意差が認められた $(p < 0.001)$. 各モデルによる推定値および累積メタ・アナリシスの結果を図 5.17 に示す. なおこの図では, 研究毎の推定値は母数モデルの結果を示した. 各推定方法によ

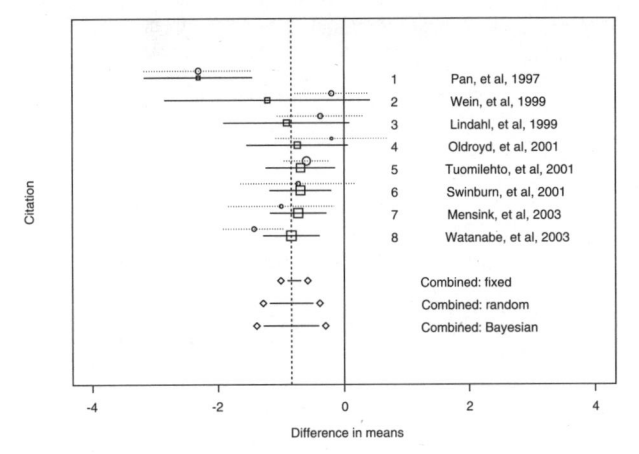

図 5.17 ハイリスク群を対象とした糖尿病予防に対する食習慣の改善プログラムの効果を検証した八つの無作為化比較試験のメタ・アナリシス（○印）．累積メタアナリシスの結果は□印で示した．

る effect size（2時間血糖値のベースラインからの変化量）は

1) 母数モデル

$-0.80\,\mathrm{mmol}/l$ （95%CI：$-1.01, -0.58$）

2) 変量モデル（DerSimonian–Laird 法）

$-0.84\,\mathrm{mmol}/l$ （95%CI：$-1.29, -0.39$）

3) ベイジアンモデル

$-0.83\,\mathrm{mmol}/l$ （95%CI：$-1.39, -0.30$）

と，推定方法によらず統合された effect size は「0.80 から 0.84 mmol/l」減少であった．ただ，母数モデル，DerSimonian–Laird の変量モデル，ベイジアンモデルにいくにしたがって，信頼区間の幅が広がっていることが観察された．また，累積メタ・アナリシスの結果からは3番目（1999年），4番目（2001年）までの累積メタ・アナリシスの統合推定値からほとんど変化がないことが読みとれる．

5.11.2 Poisson 分布にしたがうデータ

■ 例：高血圧治療 ■

ここでは，Hoes et al.[55] と Arends et al.[3] によって解析された研究をみて

表 5.30 高血圧治療のデータの一部

実薬群		対照群	
死亡者数 (r_t)	追跡人年 (n_t)	死亡者数 (r_c)	追跡人年 (n_c)
10	595.2	21	640.2
2	762.0	0	756.0
54	5635.0	70	5600.0
47	5135.0	63	4960.0
53	3760.0	62	4210.0
⋮			
92	20885.0	72	20645.0

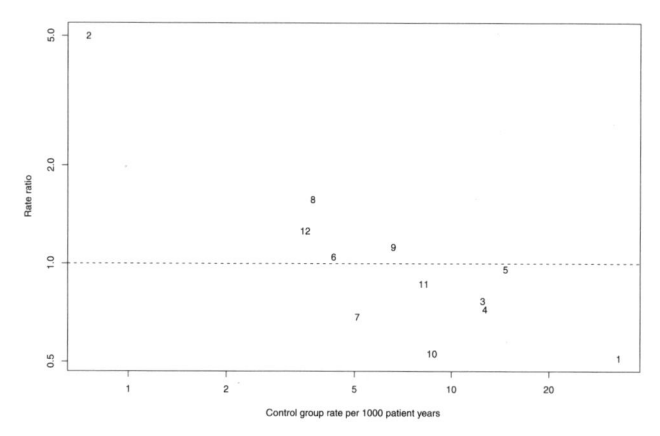

図 5.18 観測死亡率比とコントロール群の観測死亡率との関連性

みよう．その研究の目的は軽度から中等度の高血圧症の薬物治療が死亡を減少させるか，また，治療効果の大きさが対照群のイベントの発生率に依存しているのか，について検討するものであった．そのデータの一部を表 5.30 に示すとともに，図 5.18 には観測死亡率の比とコントロール群の観測死亡率との関係を示した．彼らは 12 の過去の RCT に基づくメタ・アナリシスを行っているが，それぞれの RCT のベースラインのイベント発生率が大きく異なっていた．治療効果の主要評価項目は全死因死亡率（対 1000 人年）である．

◆ モデル

解析には変量モデルの **Poisson** 回帰モデル（Poisson regression model）が適用された．研究 i の実薬群と対照群それぞれの死亡数 r_{ti}, r_{ci} が Poisson 分

布にしたがう

$$r_{ti} \sim \text{Poisson}(m_{ti})$$
$$r_{ci} \sim \text{Poisson}(m_{ci})$$

と仮定する．それぞれの群の死亡数の期待値に対して次のような線形モデルを仮定する：

$$\log(m_{ti}) = \log(n_{ti}/1000) + \phi_i + \theta_i$$
$$\log(m_{ci}) = \log(n_{ci}/1000) + \phi_i$$

ここに，n_{ti} と n_{ci} はそれぞれ治療群と対照群における人年，ϕ_i は研究 i の対照群のイベント発生率（対 1000 人年）の対数であり，θ_i は治療群の効果（発生率の比の対数）である．治療効果が対照群のイベント発生率に依存しているか否かを検討するために，次のモデルを導入している

$$\theta_i = \theta_i^{adj} + \beta(\phi_i - \bar{\phi})$$

ここで，θ_i^{adj} は ϕ_i を調整した治療効果であり，それぞれの研究（試験）効果とも考えられる．もし，この直線の関係式が正しければ，治療効果がゼロとなる対照群の死亡率 ϕ_i の値 ϕ_0 は

$$\phi_0 = \frac{-\mu}{\beta} + \bar{\phi}$$

で与えられ，**損益分岐点**（break-even point）と呼ばれる．θ_i^{adj} の事前分布には

$$\theta_i^{adj} \sim N(\mu, \sigma_\theta^2)$$

を仮定している．その平均 μ と分散 σ_θ^2 には一様分布が仮定される．また，ϕ_i には 2 種類の事前分布を仮定している．一つは独立な一様分布であり，もう一つは交換可能な正規事前分布

$$\phi_i \sim N(\mu_\phi, \sigma_\phi^2)$$

である．

◆ WinBUGS code

```
model{
  for(i in 1:12){
    rt[i] ~ dpois(mt[i])
    rc[i] ~ dpois(mc[i])
    log(mt[i]) <- log(nt[i]/1000) + phi[i] + theta[i]
    log(mc[i]) <- log(nc[i]/1000) + phi[i]
    theta[i] <- theta.adj[i] + beta*(phi[i] - mean(phi[1:12]))
    theta.adj[i] ~ dnorm(mu, tau.theta)
    # Independent baselines
    # phi[i] ~ dunif(-10,10)
    # Exchangeable baselines
    phi[i] ~ dnorm(mu.phi, tau.phi)
    log(rr[i]) <- theta[i]
    log(rbase[i]) <- phi[i]
  }
  mu ~ dunif(-10,10)
  sigma.theta ~ dunif(0,10)
  tau.theta <- 1/(sigma.theta*sigma.theta)
  mu.phi ~ dunif(-10,10)
  sigma.phi ~ dunif(0,10)
  tau.phi <- 1/(sigma.phi*sigma.phi)
  beta ~ dunif(-10,10)
  phi0 <- -mu/beta + mean(phi[1:12])
  break<-exp(phi0)
}
```

◆ WinBUGS code の解説

* i は試験の番号で,全体で 12 の試験がある.
* rt[i],rc[i] は新治療群と対照群における死亡者数である.
* nt[i],nc[i] は追跡できた人年である.
* rr[i]=exp(theta[i]) でリスク比である.
* theta.adj[i] は対照群のイベント発生率を調整した治療効果である.
* break $= e^{\phi_0}$ は対照群の死亡率(対 1000 人年)の損益分岐点である.
* $\log(n_t/1000)$ と $\log(n_c/1000)$ を計算してみると,だいたい $-0.5 \sim 3$ の間にばらついているので,μ, μ_ϕ, β には,十分に広い範囲でフラットとなる一様事前分布 Uniform$(-10, 10)$ が設定されている.

表 5.31 高血圧治療のメタ・アナリシス:独立モデルと交換可能モデル,それぞれの下での興味あるパラメータの事後分布の要約

Parameter		独立モデル		交換可能モデル	
		Median	95% interval	Median	95% interval
β	Dependence on baseline	-0.43	-0.78 to -0.15	-0.33	-0.61 to -0.04
e^{ϕ_0}	Breakeven control rate	6.07	2.95 to 9.25	5.32	1.17 to 9.35
σ_θ	Residual SD	0.18	0.02 to 0.47	0.16	0.02 to 0.41

* また,分散パラメータ σ_θ と σ_ϕ には,事後分布に影響を与えない範囲で,一様分布 Uniform$(0, 10)$ が設定されている.

◆ 実行結果と解釈

ここでは,5000 回の繰り返しを burn-in sample,その後の 10000 回の繰り返しにより推定された結果を表 5.31 に示す.観測された治療効果(イベント発生率の比)を対照群の観測されたイベント発生率に対してプロットした図 5.18 をみると,対照群の率が増加するにつれて治療効果が減少する傾向が明らかに観察される.ベイジアンの変量モデルにおいても,その関連には明らかな線形性が認められた.対照群の発生率を調整すると研究間の異質性はほとんど消えた.それは $\sigma_\theta = 0$ と設定でき,異質性は対照群の発生率で説明できる,という合理的な根拠を与えている.

5.12 費用対効果分析

費用対効果分析 (cost-effectiveness analysis) は治療法(あるいはさまざまな医療技術)に関して臨床的な有効性 (effectiveness) と経済的費用 (cost) のバランスを検討するものである.m_{c1} と m_{c2} を二つの異なる治療法 1, 2 の平均的な費用とし,m_{e1} と m_{e2} を平均的な効果としよう.そして,平均費用と平均効果の治療法 2 に対する治療法 1 の増分を

$$\theta_c = m_{c2} - m_{c1}$$

$$\theta_e = m_{e2} - m_{e1}$$

と定義しよう.そのとき,治療法 2 をやめて治療法 1 を採用したときに,単位あたりの効果の増分に対してどれだけの費用の増分が得られるかを示す**増分費用(対)効果比**(ICER, incremental cost effectiveness ratio)[77] が次式で定

義される：

$$ICER = \frac{\theta_c}{\theta_e} = \frac{m_{c2} - m_{c1}}{m_{e2} - m_{e1}}$$

他の尺度としては，**増分純便益**（INB, incremental net benefit）で次式で定義される：

$$INB(K) = K\theta_e - \theta_c$$

これは費用の観点から**増分純金銭的便益**（incremental net monetary benefit）を表現している．$INB = 0$ ということは $K_0 = \theta_c/\theta_e$ を意味し，それは単位あたりの臨床的効果に対する「とんとん」の**損益分岐費用**（break-even cost）を表現し，数字的にはICERに等しい．健康政策の観点からは K は臨床的有効性の単位あたりの便益に対して支払う意思のある比の値を意味する．意思決定の観点からは任意の K に対して $INB(K)$ が正となる確率を考えることになる．したがって，

$$Q(K) = P(INB(K) > 0)$$

と定義された $Q(K)$ は**費用対効果許容曲線**（CEAC, cost effectiveness acceptability curve）[37] と呼ばれる．

■ 例：敗血症候群の治療 ■

van Hout et al.[97] は，敗血症候群の治療に anakinra のプラセボに対する有効性，費用対効果をRCTで評価している．それぞれの群は25例であった．有効性は生存率で評価され，治療コストはDutch guilderで評価された．試験結果のデータは，表5.32に示す．臨床的な効果は明らかであるが，費用も増加している．その費用対効果については不確実性が残っている．ここでは，二つの尺度INBとCEACを用いて，anakinraのプラセボに対する費用対効果を評価したい．ただ，注意したいのは，この例では，ベイジアン推測を行っているというよりは，興味ある量の分布を推定するためにMCMCを利用していること

表 5.32 費用対効果分析のデータ

指標	推定値	SD	相関係数
θ_e: 効果の増分（生存時間）	0.28	0.123	
			0.34
θ_c: 費用の増分（ギルダー）	1380	5657	

5.12 費用対効果分析

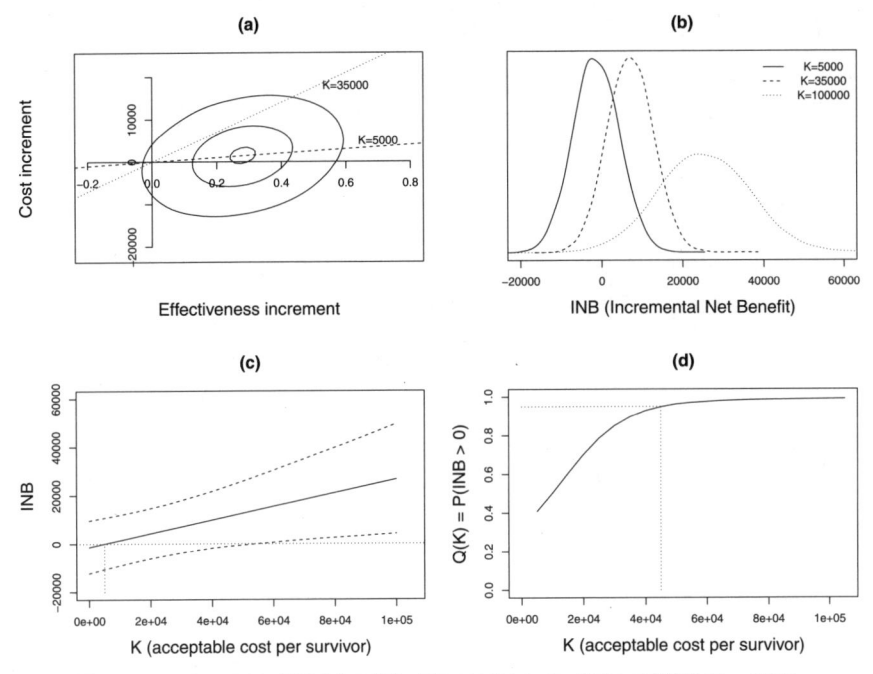

図 5.19 (a) (θ_e, θ_c) の同時分布の推定．図の中に描かれている二つの直線は $K = 5000$, 35000（ギルダー），それぞれに対する生存者を一人増加させるのに許容できる最大の費用の曲線．(b) $K = 5000, 35000$, それぞれに対する INB の分布．(c) K の値に対する INB の平均値と 95%信用区間．(d) 費用対効果の許容曲線

である．θ_e と θ_c の同時分布は二変量正規分布を仮定することにより次式で与えられる：

$$\theta_e \sim N(\mu_e, \sigma_e^2)$$
$$\theta_c \mid \theta_e \sim N(\mu_c + \rho\sigma_c(\theta_e - \mu_e)/\sigma_e, \sigma_c^2(1 - \rho^2))$$

この分布のパラメータの値には表 5.32 に示すデータを利用しよう．すなわち，

$$\mu_e = 0.28, \quad \sigma_e = 0.12, \quad \mu_c = 1380, \quad \sigma_c = 5657, \quad \rho = 0.34$$

と設定しよう．図 5.19(a) には，(θ_e, θ_c) の同時分布の輪郭を示すために 3 本の等高線を描き，ICER の値 $K = \theta_c/\theta_e$ の例として，35000 と 5000 の 2 本の直線を描いた．

◆ **WinBUGS code**

```
model {
    mu.e <- 0.28
    prec.e <- 1/(0.123*0.123)
    theta.e ~ dnorm(mu.e, prec.e)
    mu.c <- 1380 + 0.34*5657*(theta.e-0.28)/0.123
    prec.c <- 1/( 5657*5657*(1-0.34*0.34))
    theta.c ~ dnorm(mu.c, prec.c)
    ICER<-theta.c/theta.e
    # CEAC curves
    for(j in 1:21){
        K[j]<- (j-1)*5000
        INB[j] <- K[j]*theta.e - theta.c
        Q[j] <- step( INB[j] )
        }
    }
```

◆ **WinBUGS code の解説**

* CEAC プロットを描くために，K の値を $0\ (j=1)$ から $100000\ (j=21)$ まで動かしている．

* Q[j] $= P(\text{INB}[j] > 0)$ であり，それは

$$Q[j] = \begin{cases} 1, & \text{if} \quad \text{INB}[j] > 0 \\ 0, & \text{その他} \end{cases}$$

を意味するが，コードでは step 関数を利用している．

* ここに示す図は，必要なデータを CODA ファイルに出力して，ソフトウェア R, S-Plus などを利用して作成できる．なお，CODA ファイルの作成は，Sample Monitor Tool の [coda] ボタンを利用すればよい．もちろん，いくつかの図は WinBUGS で直接プロットできる．例えば，

- (b) INB ($K = 5000, 35000, 100000 : j = 2, 8, 21$) の分布：Sample Monitor Tool の [density] ボタンを利用する．
- (c) K の値を x 軸にした INB(K) のプロット：[Inference] メニューから [Compare tool] を選び INB を [node] ボックスに，K を [axis] ボックスに入れて [model fit] をクリックすると，K に対する INB の平均値と 95%信用区間をプロットされる．

- (d) K の値を x 軸にした $Q(K)$ のプロット：[Inference] メニューから [Compare tool] を選び Q を [node] ボックスに，K を [axis] ボックスに入れて [model fit] をクリックする．

である．

◆ 結果と解釈

図 5.19(a) は anakinra のプラセボに対する費用対効果の同時分布を示している．同時分布が占める領域の約半分は「効果があり，かつ，費用が少ない（第 4 象限：右下）」，残りの半分は「効果があり，費用もかかる（第 1 象限：右上）」の領域で占められている．図 5.19(b) で，K の値が 5000 ギルダーのとき INB の分布の平均値はほぼ 0 であり，二つの治療間には「とんとん」の損益分岐費用となっていることを示す．もし，支払う意思が高く，K の値を 100000 ギルダーと設定できる場合には，分布は大きく右に移動していて，大きな便益が得られることを示している．図 5.19(c) から anakinra は K の値が 5000 ギルダーを超えるあたりから費用対効果があると考えられる．また，図 5.19(d) からは，K の値が 45000 ギルダーを超えると確率 95% で費用対効果があるといえる．

5.13 欠測データ，欠測値

多くの調査，縦断的研究などでは，対象者の回答の不完全性，計画された観察時点に現れない（突発的理由，あるいは，症状が悪く来院できない），副作用あるいは死亡などで脱落，追跡不能（loss to follow-up），などの事象がよく起こる．いずれにしてもその理由が介入に関係があるものとないものがあるが，どちらかわからない場合も少なくない．このような場合，観測されていない欠測データ (missing data) を含むケースを除いて，完全にデータが揃っているケースだけを用いた完全ケース解析 (complete-case analysis) は往々にして偏りのあるパラメータ推定となることが多い．欠測データモデル (missing data model) は欠測をもたらすメカニズムをモデル化して欠測データに妥当と思われる値を補完 (imputation) する方法である．代表的な方法として，多重補完法 (multiple imputation)，フル尤度モデル (full likelihood model) などが提案されている．欠測データは欠測値 (missing value) とも呼ばれるがここでは

欠測データと呼ぶ．

Rubin[69]によって提案された欠測メカニズム（missing data mechanism）に関する確率モデルを簡単に解説しよう．欠測データがある場合の統計モデルとしては，結果変数 y（ここでは，繰り返し測定などを想定してベクトルと考える）に対して欠測の有無を表す指示変数を r（$r_i = 1$（観測），$= 0$（欠測））とすると，データのモデルとして

$$p(\boldsymbol{y}, \boldsymbol{r} \mid \boldsymbol{\theta}, \boldsymbol{\xi})$$

という同時分布を考える必要がある．ここで $\boldsymbol{\theta}, \boldsymbol{\xi}$ はそれぞれ，データの測定プロセス，欠測プロセスを表すパラメータである．この同時分布は

$$p(\boldsymbol{y}, \boldsymbol{r} \mid \boldsymbol{\theta}, \boldsymbol{\xi}) = p(\boldsymbol{y} \mid \boldsymbol{\theta}) p(\boldsymbol{r} \mid \boldsymbol{y}, \boldsymbol{\xi}) \tag{5.1}$$

と独立な二つのプロセスへ分解できることに注意したい．第2項が欠測メカニズムの確率モデルであり，それは結果変数が測定されたか，欠測したかを分類するモデルに相当する，という意味で**選択モデル**（selection model）と呼ばれる．この欠測メカニズムの確率を観測データと欠測データに分けて再表現した確率

$$p(\boldsymbol{r} \mid \boldsymbol{y}, \boldsymbol{\xi}) = p(\boldsymbol{r} \mid \boldsymbol{y}_{obs}, \boldsymbol{y}_{mis}, \boldsymbol{\xi})$$

に関するいくつかのモデルを仮定することで欠測データは次の3種類に分類できる：

1) **MCAR**（missing completely at random）：ある変数が欠測となる確率は，観測されたデータ，あるいは欠測データの如何にかかわらず，他の変数のデータには依存しない，つまり

$$p(\boldsymbol{r} \mid \boldsymbol{y}_{obs}, \boldsymbol{y}_{mis}, \boldsymbol{\xi}) = p(\boldsymbol{r} \mid \boldsymbol{\xi})$$

という仮定が成立する場合である．この場合には，完全ケース解析が可能である．しかし，それはすべての利用可能なデータを利用していないという意味で最適な方法ではない．むしろ，次のMARに基づく解析が薦められる．

2) **MAR**（missing at random）：ある変数が欠測となる確率は観測された

データだけに依存し，欠測している変数の本来の値には依存しない

$$p(r \mid y_{obs}, y_{mis}, \xi) = p(r \mid y_{obs}, \xi)$$

という仮定が成立する場合である[*1]．この場合，観測されたデータに基づく同時分布は

$$\begin{aligned}
p(y_{obs}, r \mid \theta, \xi) &= \int p(y, r \mid \theta, \xi) dy_{mis} \\
&= \int p(y_{obs}, y_{mis} \mid \theta) p(r \mid y_{obs}, y_{mis}, \xi) dy_{mis} \\
&= \int p(y_{obs}, y_{mis} \mid \theta) p(r \mid y_{obs}, \xi) dy_{mis} \\
&= p(y_{obs} \mid \theta) p(r \mid y_{obs}, \xi)
\end{aligned}$$

となる．第2項は θ を含んでいないので，欠測メカニズムを考慮する必要がない，ことがわかる．

3) **MNAR**（missing not at random）：ある変数が欠測となる確率は観測されていないデータに依存するという仮定．例えば，ケースコントロール研究で，曝露に関するデータが欠測している場合，欠測となる確率は本来の曝露の値に依存しているかもしれないという仮定．この場合には欠測メカニズムに妥当なモデルが必要である．

なお，上記データのモデルの分解式 (5.1) のなかには共変量ベクトル x は含まれていないが，その条件付けとして

$$p(y, r \mid x, \theta, \xi) = p(y \mid x, \theta) p(r \mid y, x, \xi) \tag{5.2}$$

という同時分布の分解を考えても同様な議論が可能である．さて，同時分布の分解にはこの他に，次の分解も可能である：

$$p(y, r \mid x, \theta, \xi) = p(y \mid r, x, \theta, \xi) p(r \mid x, \xi) \tag{5.3}$$

右辺の第1項は欠測パターン r の下での分布（尤度）で，第2項はその重みであり，y の周辺分布はそれぞれの欠測パターンの混合モデルとなる．この意味で MNAR の仮定の下でこの分解に基づく解析をパターン混合モデル（pattern mixture model）と呼ばれる．

[*1] しかし missing at random という表現は素人にはわかりにくい．むしろ他の観測されているデータで説明（回帰）可能（missing regressable）とでも表現したほうがよいかも知れない．

5.13.1 共変量に欠測データがある例

■ 例：小学生 1 年生の読み書き能力調査 ■

ここでは，172 の小学校，総計 4873 名の小学校 1 年生の読み書き能力（literacy）を調査したデータを利用する[10]．その調査では，表 5.33 に示した変数を観測し，データの一部を表 5.34 に示した[*2]．

◆ モデル

就学後の読み書き能力（nlitpost）と就学前の読み書き能力（nlitpre）との関連性を，性，学校給食が無料となる資格の有無，就学の学期（英国では5歳になった日の次の学期に入学する）を調整して検討することを目的とする．生徒の学校内クラスターを説明するために，学校 j の効果と生徒 i の効果，それぞれの分散成分をもつ次の階層的モデル（マルチレベルモデル）を適用しよう：

表 5.33　読み書き能力調査で観測された項目

Variable name	Details
uniqueid	生徒の ID
schn	学校の ID
nlitpre	就学前読み書き能力スコア
nlitpost	就学後読み書き能力スコア
fsmn	学校給食が無料となる資格の有無（1=有，0=無）
gend	性（1=男子，0=女子）
tentry	就学次期の学期（1=春，夏，0=秋）

表 5.34　読み書き能力調査データ

学校	就学前スコア	就学後スコア	学校給食無料（=1）	性	就学学期	就学前スコアの有（=1）無
(schn)	(nlitpre)	(nlitpost)	(fsmn)	(gend)	(tentry)	(obs)
1	NA	.76	0	1	0	0
1	NA	−1.43	0	1	0	0
1	−0.34	−0.34	1	0	0	1
1	−0.34	0.20	0	0	0	1
1	−0.45	−0.50	0	0	0	1
⋮						
171	NA	0.76	0	0	0	0
171	2.59	2.24	0	1	0	1
171	1.09	1.52	0	1	0	1
172	NA	−0.59	0	1	0	0
172	−1.30	−1.84	0	0	0	1

[*2] この事例は www.missingdata.org.uk でも利用されている．

5.13 欠測データ，欠測値

$$\text{nlitpost}_{ij} = \beta_{0,ij} + \beta_1 \text{nlitpre}_{ij} + \beta_2 \text{gend}_{ij} + \beta_3 \text{fsmn}_{ij} + \beta_4 \text{tentry}_{ij}$$

$$\beta_{0,ij} = \beta_0 + u_j + e_{ij}$$

$$u_j \sim N(0, \sigma_{school}^2)$$

$$e_{ij} \sim N(0, \sigma_{pupil}^2)$$

ここに，u_j は学校間差を表す変量効果，e_{ij} は生徒間差を表す変量効果である．ただし，このデータには，就学前の読み書き能力スコアに関するデータが全体の **64%** にあたる **3132** 人の生徒にしか存在しない．ただ，他の項目に欠測データはない．

〈MCAR モデル〉

最も簡単で素朴な解析法は共変量に欠測データがある生徒を除外して，完全にデータが揃っている生徒を対象とした解析を実施することである．この解析は MCAR を仮定した解析であり，就学前の読み書き能力スコアが欠測となる確率が他のデータに依存しないという仮定が必要となる．

〈MAR 補完モデル〉

MAR を仮定すると，欠測データに補完モデルが導入できる．それは，すべての生徒の利用可能な他の変数 nlitpost, gend, fsmn, tentry の観測されているデータを利用して nlitpre の欠測データを予測する次の線形回帰モデルである：

$$\text{nlitpre}_{ij} = \beta_{0,ij}^{imp} + \beta_1^{imp} \text{nlitpost}_{ij} + \beta_2^{imp} \text{gend}_{ij} + \beta_3^{imp} \text{fsmn}_{ij}$$
$$+ \beta_4^{imp} \text{tentry}_{ij}$$

$$\beta_{0,ij}^{imp} = \beta_0^{imp} + u_j + e_{ij}^{imp}$$

$$u_j^{imp} \sim N(0, \sigma_{school}^2)$$

$$e_{ij}^{imp} \sim N(0, \sigma_{pupil}^2)$$

ただ，注意したいのは補完モデルは，与えられたデータの構造を反映させて，少なくとも，一般的なモデルにすべきである．

〈MNAR 補完モデル〉

上記の nlitpre の欠測データに MAR を仮定した補完モデルは，他の変

数 nlitpost, fsmn, gend, tentry を条件付けで利用したもので，その理由は nlitpre 自身の本来の値には依存しないという仮定があったからである．MNAR を仮定した場合には，補完モデルに加えて，欠測メカニズムのモデルを導入する必要がある．それにはロジスティック回帰モデルを利用することができる．nlitpre が観測されている場合に 1 をとり，欠測の場合には 0 をとる指示変数 obs を新たに定義すると $p_{ij} = P(obs_{ij} = 1)$ に次のモデルが導入できる：

$$\log \frac{p_{ij}}{1 - p_{ij}} = \alpha_0 + \alpha_1 \text{nlitpost}_{ij} + \alpha_2 \text{gend}_{ij} + \alpha_3 \text{fsmn}_{ij}$$
$$+ \alpha_4 \text{tentry}_{ij} + \gamma \text{nlitpre}_{ij}$$

ただ，この NMAR モデルの導入の主要な目的は，一般には検証できない MAR 仮定に基づく解析結果の頑強性（robustness）を調べる，あるいは，感度分析（sensitivity analysis）として利用するものであり，このモデルでなにか確証的な結果を導き出そうとするものではないことに注意したい．

◆ **WinBUGS code** と解説

〈MCAR モデル〉

MCAR モデルを適用するには，欠測データのある生徒を解析から除外すればよい．就学前のスコアに欠測データがある生徒を除外すると，学校数は $M = 171$，生徒数は $N = 3132$ となる．精度パラメータには無情報事前分布 Gamma(0.001, 0.001)，回帰係数には無情報事前分布 $N(0, 10^6)$ を仮定しよう．

```
model {
  for (i in 1:N) {
    nlitpost[i] ~ dnorm( mu[i], tau.pupil )
    mu[i] <- b.cons[schn[i]] + b.pre*nlitpre[i] + b.gend*gend[i] +
             b.fsmn*fsmn[i] + b.tentry*tentry[i]
  }
  for (j in 1:M) {
    b.cons[ j ] ~ dnorm(mu.cons, tau.schn)
    }
# Priors for precision of pupil and school components
tau.pupil ~ dgamma(0.001, 0.001)
tau.schn  ~ dgamma(0.001, 0.001)
var.pupil <- 1 / tau.pupil
```

```
var.schn<- 1/ tau.schn
# Priors for regression coefficients and overall mean.
b.pre ~ dnorm(0.0,1.0E-6)
b.gend ~ dnorm(0.0,1.0E-6)
b.fsmn ~ dnorm(0.0,1.0E-6)
b.tentry ~ dnorm(0.0,1.0E-6)
mu.cons ~ dnorm(0.0,1.0E-6)
}
```

〈MAR モデル〉

MAR モデルを適用するために，すべてのデータ（$M = 172$, $N = 4783$）を利用する．そのデータファイルでは，就学前スコア nlitpre の欠測データは NA とコード化されている．このようにコード化することで，欠測データは"パラメータ"であることを WinBUGS に知らせており，したがって，その事後分布は他のパラメータと全く同様にサンプリングされる（3.6 節参照）．MAR モデルの解析には，MCAR のコードに，補完モデルとそのパラメータに対する事前分布のコードを加える．

(a) for(i in 1:N) ... の中に加えるコード：

＊cut 関数を利用して，補完モデルで推定された nlitpre の値を本来の回帰モデルの nlitpre に一方方向で流入させる．

```
nlitpre.cut[i]<-cut(nlitpre[i])
```

次に，先の MCAR のコードで表現した回帰モデルの変数 nliptre[i] を nlitpre.cut[i] に置き換える．

＊補完モデル（imputation model）

```
nlitpre[i]~dnorm(mu.imp[i],tau.imp.pupil)
mu.imp[i] <- b.imp.cons[schn[i]] + b.imp.post*nlitpost[i] +
                b.imp.gend*gend[i] + b.imp.fsmn*fsmn[i] +
                b.imp.tentry*tentry[i]
```

(b) for(j in 1:M) ... の中に加えるコード：

```
b.imp.cons[ j ] ~ dnorm(mu.imp.cons, tau.imp.schn)
```

(c) 補完モデルのパラメータへの事前分布の設定

```
# Priors for precision in imputation model
tau.imp.pupil ~ dgamma(0.001, 0.001)
tau.imp.schn ~ dgamma(0.001,0.001)
var.imp.pupil <- 1 / tau.imp.pupil
var.imp.schn <- 1/ tau.imp.schn
# Priors for coefficients in imputation model
b.imp.gend ~ dnorm(0.0,1.0E-6)
b.imp.fsmn ~ dnorm(0.0,1.0E-6)
b.imp.post ~ dnorm(0.0,1.0E-6)
b.imp.tentry ~ dnorm(0.0,1.0E-6)
mu.imp.cons ~ dnorm(0.0,1.0E-6)
```

〈MNAR モデル〉

MNAR モデルのコードは，MAR モデルのコードに nlitpre の欠測確率をロジスティック回帰モデルでモデル化したコードを追加すればよい．欠測の有無は二値変数 obs で表現されている．for(i in 1:N)... の中に次のコードを追加する：

```
# Logistic model for the probability of observing nlitpre
    obs[i] ~ dbin(p[i],1)
    logit(p[i]) <- a.cons+ a.post * nlitpost[i] + a.gend * gend[i] +
    a.fsmn* fsmn[i]  + a.tentry*tentry[i] - gamma*nlitpre[i]
```

また，事前分布のコード化は次のとおりである：

```
# Priors for coefficients in the logistic model for the probability
# of observing nlitpre
a.gend ~ dnorm(0.0,1.0E-6)
a.fsmn ~ dnorm(0.0,1.0E-6)
a.post ~ dnorm(0.0,1.0E-6)
a.tentry ~ dnorm(0.0,1.0E-6)
a.cons ~ dnorm(0.0,1.0E-6)
gamma ~ dnorm(0.0,1.0E-6)
```

◆ 結果と解釈

MCAR と MAR の 2 種類のモデルの結果をまず表 5.35 に示す．MAR モデルでは，就学前の読み書き能力スコア ($\beta_1 > 0$) が就学後の読み書き能力スコアの最も強い効果をもつことを示している．しかし，就学前の読み書き能力スコアを調整した後でも，学校給食有資格者 ($\beta_3 < 0$)，春あるいは夏に入学した

生徒 ($\beta_4 < 0$),そして男子 ($\beta_2 < 0$) に,就学後のスコアが低い結果が示唆されている.

次に,MNAR 補完モデルを適用したところ,就学前の読み書き能力スコア nlitpre の係数が $\gamma = 0.07(-0.12, 0.25)$ と推定され,有意とはならなかった.つまり,MAR モデルがよくないという明確な証拠は得られなかった.そこで,感度分析として,γ の値をいろいろ変えて,推定値がどう変化するかを検討してみよう.推定結果から $\gamma = -0.2$ を(その下限値)と設定して推定を行った結果を表 5.35 に示す.この場合の結果は,性の効果は有意ではなく,その係数の大きさも MAR モデルと比べると減少している.これは,nlitpre の欠測データの補完には性の効果はあまり大きくなかったと解釈できる.減少しているのは,モデルに他の情報が注入されたことによるものと推測できる.また,就学前の読み書き能力スコアを調整した後では,学校給食有資格者の効果はわずか

表 5.35 小学生 1 年生の読み書き能力調査データの解析結果:事後分布の平均と 95%信用区間

Parameter	Model		
	MCAR	MAR	MNAR ($\gamma = -0.2$)
Model of interest			
μ_{cons}	0.14 (0.06, 0.22)	0.22 (0.15, 0.30)	0.19 (0.12, 0.27)
β_1 就学前	0.70 (0.68, 0.73)	0.72 (0.69, 0.74)	0.72 (0.69, 0.74)
β_2 性	-0.02 (-0.07, 0.02)	-0.05 (-0.09, -0.01)	-0.04 (-0.07, 0.003)
β_3 給食	-0.06 (-0.12, -0.001)	-0.09 (-0.15, -0.04)	-0.08 (-0.14, -0.03)
β_4 就学期	-0.53 (-0.60, -0.46)	-0.54 (-0.60, -0.48)	-0.54 (-0.60, -0.48)
σ^2_{school}	0.18 (0.14, 0.23)	0.19 (0.15, 0.24)	0.19 (0.15, 0.24)
σ^2_{pupil}	0.35 (0.33, 0.36)	0.36 (0.35, 0.38)	0.36 (0.34, 0.37)
Imputation model			
μ^{imp}_{cons}	-	-0.02 (-0.09, 0.06)	-0.02 (-0.06, 0.10)
β^{imp}_1	-	0.70 (0.68, 0.73)	0.71 (0.68, 0.73)
β^{imp}_2	-	-0.07 (-0.12, -0.03)	-0.09 (-0.13, -0.05)
β^{imp}_3	-	-0.17 (-0.23, -0.11)	-0.18 (-0.24, -0.12)
β^{imp}_4	-	0.32 (0.25, 0.39)	0.32 (0.25, 0.39)
σ^{2imp}_{school}	-	0.18 (0.14, 0.23)	0.18 (0.13, 0.23)
σ^{2imp}_{pupil}	-	0.35 (0.33, 0.36)	0.35 (0.33, 0.37)
Model for observing nlitpre			
α_0	-	-	0.01 (-0.09, 0.11)
α_1	-	-	-0.34 (-0.41, -0.28)
α_2	-	-	1.02 (0.90, 1.15)
α_3	-	-	0.99 (0.79, 1.20)
α_4	-	-	0.03 (-0.13, 0.19)

の効果にとどまっている．他の γ の値の結果は省略するが，γ の値によって推定値の結果と解釈がどのように変化するかを検討するのが重要である．

5.13.2　結果変数に欠測データがある例

■ 例：抗精神病薬の RCT ■

ここで紹介する RCT の例では，欠測データのパターンを完了者（completers）と脱落者（non-completers）にパターン分類するパターン混合モデル（pattern mixture model）の適用例である．データは 437 名の患者が組み入れられた抗精神病薬のプラセボ対照 RCT のデータである[53]．その一部を表 5.36 に示した．結果変数は IMPS スコア（7-point inpatient multidimensional psychiatric scale）で，0, 1, 3, 6 週に観測することが計画されていたが，かなりの脱落が多い．なお，IMPS スコアの値が高いほど病気の重症度が高い．図 5.20, 図 5.21 にはそれぞれ，患者全員と 10 名の IMPS の経時的プロファイルを示した．

◆ モデル

欠測データのパターンに基づくパターン混合モデルでは，式 (5.3) から欠測パターン r をまずモデル化し，次に $y \mid r$ をモデル化する．この例では 4 時点があるので，全体としては，2^4 の欠測パターンが生じるが，この例では，一つ

表 5.36　抗精神病薬の RCT のデータの一部

Subject	IMPS スコア (Y)	週 (T)	治療群 (Drug)	性 (Sex)	完了者の有無 (Comp)
1	5.5	0	1	1	1
1	3	1	1	1	1
1	2.5	3	1	1	0
1	4	6	1	1	1
2	6	0	0	1	1
2	3	1	1	1	1
2	1.5	3	1	1	1
2	2.5	6	1	1	1
3	4	0	1	1	1
3	3	1	0	1	1
3	1	3	1	1	1
3	NA	6	1	1	1
⋮					
437	6	6	0	0	1

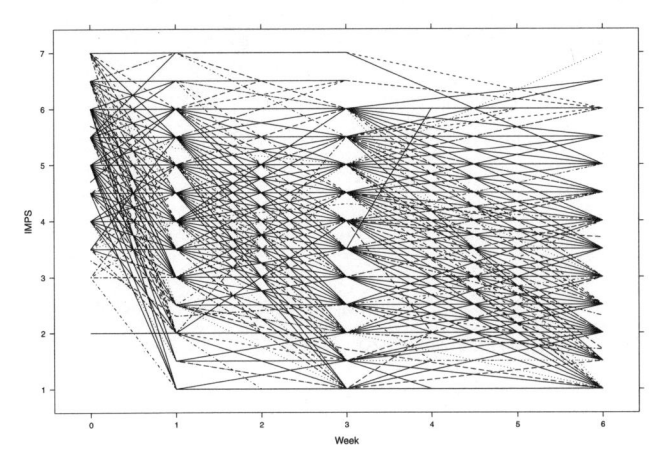

図 5.20 すべての患者の IMPS スコアの経時的プロファイル

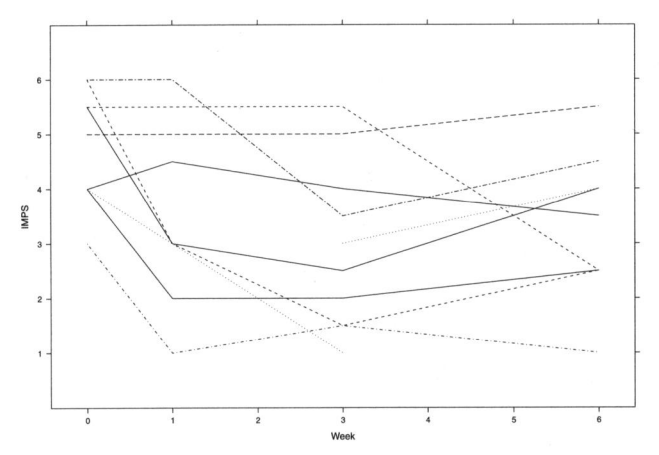

図 5.21 10 人の患者の IMPS スコアの経時的プロファイル

の簡単な，しかし，よく行われる最後の欠測の有無だけを問題にしているのでパターンは二つとなる．つまり，この例では，試験完了者は他の時点で欠測であっても 6 週時点で IMPS スコアが観測されているものと定義された．完了率はプラセボ群で 65%，実薬群で 81% であった．Hedeker and Gibbons[53] は他の時点での欠測データには MAR を仮定し，IMPS の平均的な経時的プロファイルが直線的に推移すると仮定した次のモデルを適用している：

$$y_{it} = \beta_0 + \beta_1 Week_{it} + \beta_2 Drug_i + \beta_3 (Drug_i \times Week_{it})$$

$$+\beta_4 Dropout_i + \beta_5(Dropout_i \times Week_{it})$$
$$+\beta_6(Dropout_i \times Drug_i) + \beta_7(Dropout_i \times Drug_i \times Week_{it})$$
$$+u_{i1} + u_{i2}Week_{it} + \epsilon_{it} \quad (t = 0, 1, 3, 6)$$
$$\epsilon_{it} \sim N(0, \sigma^2)$$
$$(u_{i1}, u_{i2}) \sim MVN(0, \Sigma_b)$$

ここで，y_{it} は患者 i の観測時点 t での結果変数で，薬剤 (drug)，時間 (week)，そして，6 週時の脱落の有無 dropout（脱落 = 1, 訪問 = 0）を主効果として，それらの必要な交互作用項を含む線形モデルである．このモデルから，治療群（実薬/プラセボ）と完了の有無（完了/脱落）で分類される 4 群，それぞれに，ベースライン時点での IMPS の平均値 (intercept) と時間変動の効果 (slope) が推定できる．例えば，実薬群の完了者は $Drug_i = 1$, $Dropout_i = 0$ であるから，その平均的プロファイルは

$$E(y_{it}) = \beta_0 + \beta_1 Week_{it} + \beta_2 + \beta_3 Week_{it}$$

である．もし，平均値を時間 $Week_{it}$ に対してプロットすれば，その切片 (intercept) は $\beta_0 + \beta_2$ であり，時間経過による改善率 (slope) は $\beta_1 + \beta_3$ である．

◆ **WinBUGS code**

```
model{
   for (i in 1:N){
     Y[i] ~ dnorm(mu[i],tau)
     mu[i] <- beta.0 + beta[1]*T[i] + beta[2]*drug[Subj[i]]
             + beta[3]*T[i]*drug[Subj[i]]
             + beta[4]*drop[Subj[i]] + beta[5]*T[i]*drop[Subj[i]]
             + beta[6]*drop[Subj[i]]*drug[Subj[i]]
             + beta[7]*T[i]*drug[Subj[i]]*drop[Subj[i]]
             + u[Subj[i],1] + u[Subj[i],2]*T[i]
   }
   for (j in 1:8) {beta[j] ~ dnorm(0,0.001)}
   beta.0 ~ dnorm(5,0.001)
   for (j in 1:2) {nought[j] <- 0
     for (k in 1:2) {
        Q[j,k] <- equals(j,k)
        Corr.b[j,k] <- Sigma.b[j,k]/sqrt(Sigma.b[j,j]*Sigma.b[k,k])
```

```
      }
    }
    Sigma.b[1:2,1:2] <- inverse(Tau.b[,])
# Group Intercept & Time Effects
  # Placebo completers
    Int[1] <- beta.0
    Slope[1] <- beta[1]
  # Drug completers
    Int[2] <- beta.0+beta[2]
    Slope[2] <- beta[1]+beta[3]
  # Placebo dropouts
    Int[3] <- beta.0+beta[4]
    Slope[3] <- beta[1]+beta[5]
  # Drug dropouts
    Int[4] <- beta.0+beta[2]+beta[4]+beta[6]
    Slope[4] <- beta[1]+beta[3] +beta[5]+beta[7]
  # subject level random effects
    for (i in 1:437) {
      drop[i] <- 1-comp[i]
      u[i,1:2] ~ dmnorm(nought[1:2],Tau.b[1:2,1:2])
      }
    Tau.b[1:2,1:2] ~ dwish(Q[,],2)
    tau ~ dgamma(1,0.001)
  }
```

◆ **WinBUGS code の解説**

* i は時間を含んだ結果変数の観測値の添え字である．したがって，欠測データも含めたデータの総数は $N = 437*4 = 1748$ である．
* Y[i] は結果変数の値で，欠測データはデータファイルの中で NA でコード化されている．したがって，その事後分布は他のパラメータと全く同様にサンプリングされる（3.6 節参照）．
* T[i] は週を表現する．その値は 0, 1, 3, 6 のいずれかである．
* ベースライン時点の結果変数の平均値が約 5.0 であったので，切片 beta.0 (β_0) の事前正規分布の平均値は 5.0 と設定されている．
* Comp[i] は完了者を示す二値変数である．
* Corr.b[j,k] は，患者レベルの変量効果である切片 u_{i1} と時間に対する傾き u_{i2} の相関係数で，この 2 変数の間には共役な二変量正規事前分布を仮定：

$$(u_{i1}, u_{i2}) \sim MVN(\mathbf{0}, \Sigma_b), \quad \Sigma_b^{-1} \sim \text{Wishart}(Q, 2)$$

ここで，$Q = \begin{pmatrix} 1 & 0 \\ 0 & 1 \end{pmatrix}$ と設定されている．

* 治療群と完了の有無別の 4 群に対する切片と傾きを推定している．

◆ 結果と解釈

異なる二つの連鎖で実行し，それぞれ最初の 1000 回の繰り返しを burn-in sample とし，その後の 10000 回の繰り返しで推定を行った．結果は表 5.37 と図 5.22 に示す．改善率は実薬群の脱落者で最大で，平均値は -0.75（95%CI：$-0.87, -0.63$）であった．最小の改善率はプラセボ群の脱落者で平均的に -0.07（95%CI：$-0.22, 0.09$）であった．この結果は，(1) 実薬群の脱落者は薬が初期に効いたので続ける必要はないと判断し，一方で，(2) プラセボ群の脱落者は薬

表 5.37 抗精神病薬の RCT のグループ別解析結果

グループ		Mean	SD	2.5%	97.5%
プラセボ群完了者	切片 Int[1]	5.09	0.11	4.88	5.30
	傾き Slope[1]	-0.15	0.03	-0.21	-0.09
実薬群完了者	切片 Int[2]	5.11	0.06	5.00	5.22
	傾き Slope[2]	-0.36	0.02	-0.39	-0.33
プラセボ群脱落者	切片 Int[3]	5.50	0.16	5.19	5.81
	傾き Slope[3]	-0.07	0.001	-0.22	0.09
実薬群脱落者	切片 Int[4]	5.12	0.12	4.88	5.36
	傾き Slope[4]	-0.75	0.06	-0.87	-0.63

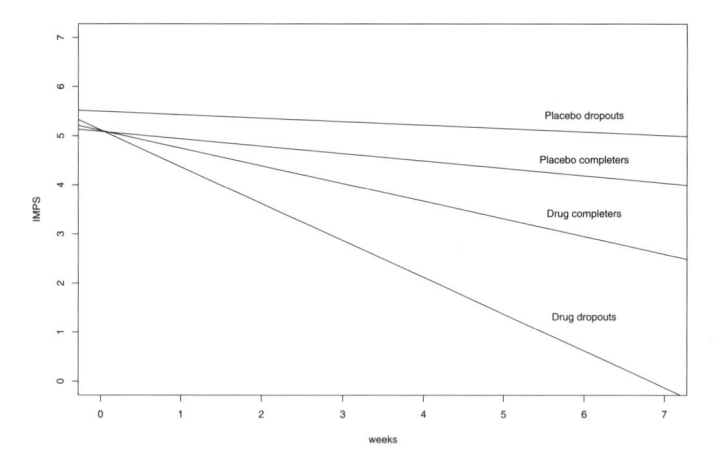

図 5.22 治療群と脱落の有無の 4 群それぞれに対する IMPS の治療効果

が効かないと判断して，それぞれ脱落した可能性を示唆しているかもしれない．また，プラセボ群の完了者が有意な改善を示した（mean ＝ −0.15, 95%CI：−0.21, −0.09）結果はいわゆるプラセボ効果（placebo effect）を示唆している可能性が大である．

5.14 コンプライアンス

コンプライアンス（compliance）は患者に与えられた要望・規則などを守る程度を指し，漢字では遵守と書く．特に薬物治療においては，患者が，処方された薬剤を規定された用法・用量にしたがってきちんと服薬しているかどうか，がよく問題になる．ここでは，コンプライアンスの統計モデルを考える．

■ 例：職業探索技能訓練 ■

JOBSII 予防的研究[79, 99]は失業のストレス，心の健康への影響を調査した RCT であり，職業探索技能訓練の効果を評価している．対照群に割りつけられた参加者は職業探索法を解説したパンフレットを受け取り，介入群に割りつけられた参加者はそのパンフレットに加えて，計 5 回の半日職業探索技能を高める訓練を受ける．主要な結果変数は介入開始後 6 カ月後のうつ病のスコアで，BDI（Beck depression index）質問票[5]で計測される．この質問票はベースライン時点と 6 カ月後に郵送されるデザインである．共変量として含まれているのは，ベースラインのリスク，ベースラインのうつ病スコア年齢，技能訓練に参加する動機，教育歴，自己主張の程度，経済的苦難，民族（＝ 1，白人；＝ 0，その他），結婚歴（＝ 1，独身；＝ 0，その他）である．この調査でのコンプライアンスは少なくとも 1 回の技能訓練への出席と定義されている．全体で，501 名の参加者が組み込まれ，335 名が介入群に，167 名が対照群に割りつけられた．介入群に割りつけられた参加者のうち，55%は少なくとも 1 回の技能訓練に参加している．データの一部を表 5.38 に示した．

◆ モデル

この例では，試験参加者が介入群（$R = 1$）に割りつけられ，介入を受ける，すなわち，技能訓練に 1 回でも出席した場合，その参加者は遵守者（complier）と定

表 5.38 職業探索技能訓練のデータの一部

結果変数 (Y)	Risk (risk)	割付群 (R)	ベースライン値 (basedep)	年齢 (age)	参加動機 (motivate)	教育歴 (educ)
−0.72	1.56	0	2.45	51.07	4.5	17
−0.18	1.78	0	2.73	49.15	6	14
0.09	1.76	0	2.64	36.88	5	12
⋮						
0.36	1.64	1	2.36	25	4	10
−0.19	1.75	1	2.55	40.97	5	13

自己主張 (assert)	結婚歴 (single)	経済状況 (econ)	民族 (non white)	コンプライアンス (C)
4	0	3.33	0	NA
4.33	0	4	0	NA
3.5	1	3.67	0	NA
⋮				
3.5	1	4	0	1
3.5	0	4	0	1

義される．技能訓練に1回も出席しなかった参加者は非遵守者（non-complier）である．対照群に割りつけられた試験参加者は，すべて，パンフレットを受けとり，介入は受けない．したがって，対照群に割りつけられた参加者のコンプライアンスの型（遵守者，非遵守者）は未知（NA）である．そこで，結果変数であるうつスコア Y を正規分布 $N(\mu, \sigma^2)$ にしたがう変数と仮定し，その平均値 μ がコンプライアンスの型 C（= 1, 遵守者；0, 非遵守者），無作為化によって割り付けられた群 R（= 1, 介入群；0, 対照群），ベースラインのうつ病スコア（X_r）と，参加する前に測定された参加者のベースラインリスク（X_b），によって説明される次の線形モデルを考える．

$$Y \mid C, R \sim N(\mu, \sigma^2), \quad \tau = 1/\sigma^2$$

$$\mu = \theta_1 + \theta_2 C + \theta_3 CR + \alpha_1 X_r + \alpha_2 X_b$$

ここで，両群の非遵守者はパンフレットだけを受けとるので，結果変数は同じ平均値 θ_1 をもつと仮定できる．パラメータ θ_2 はコンプライアンスの違いによる効果である．θ_3 は遵守者の平均的な因果効果（CACE, complier average causal effect）を表現する．コンプライアンス型 C は介入群に割りつけられた

場合に観測されるので，対照群のコンプライアンス型は欠測データであり，調査されたすべての共変量を説明変数としたロジスティック回帰モデルでモデル化（補完）しよう．

$$\text{logit}(P(C=1)) = \beta_1 + \beta_2 X_2 + \beta_3 X_3 + \cdots + \beta_8 X_8$$

ここで，モデルに含まれる七つの共変量は，それぞれ，年齢，教育歴，動機，経済状況，自己主張，結婚歴，民族である．モデルのパラメータには無情報事前分布を仮定しよう．

◆ WinBUGS code

```
model {
  for(i in 1:N) {
    Y[i] ~ dnorm(mu[i],tau)
    mu[i] <- theta[1] + theta[2]*C[i] + theta[3]*C[i]*R[i] +
             alpha[1]*risk[i] + alpha[2]*basedep[i]

    C[i] ~ dbern(p[i])
    logit(p[i]) <- beta[1] + beta[2]*age[i] + beta[3]*educ[i] +
     beta[4]*motivate[i] + beta[5]*econ[i] + beta[6]*assert[i] +
     beta[7]*single[i] + beta[8]*nonwhite[i]
    }
    sigma <- sqrt(1/tau)
    #priors
    for(j in 1:3){ theta[j] ~ dnorm(0.0,1.0E-6) }
    for(j in 1:2){ alpha[j] ~ dnorm(0.0,1.0E-6) }
    for(j in 1:8){ beta[j] ~ dnorm(0.0,1.0E-6) }
    tau ~ dgamma(0.001,0.001)
    }
```

◆ WinBUGS code の解説
* i は参加者で，全体で N=501 名．
* Y[i] は結果変数のうつ病スコアである．
* C[i] はコンプライアンスの型で Bernoulli 分布にしたがう．データファイルでは対照群の C[i] の値は NA とコード化されている．

◆ 結果と解釈

異なる二つの連鎖で実行し，それぞれ最初の 1000 回の繰り返しを burn-in sample とし，その後の 20000 回の繰り返しで推定を行った．結果は表 5.39 に

表 5.39 職業探索技能訓練の効果の要約：BDI スコアの変化

	パラメータ	Mean	SD	2.5%	97.5%
	θ_1	1.65	0.28	1.10	2.20
コンプライアンス	θ_2	0.17	0.13	−0.09	0.42
CACE	θ_3	−0.30	0.12	−0.53	−0.07
ベースラインリスク	α_1	0.90	0.26	0.38	1.41
ベースライン値	α_2	−1.46	0.18	−1.83	−1.10
	β_1	−8.95	1.52	−11.91	−5.96
年齢	β_2	0.08	0.01	0.05	0.11
教育歴	β_3	0.31	0.07	0.19	0.45
動機	β_4	0.68	0.15	0.38	0.99
経済状況	β_5	−0.17	0.16	−0.49	0.16
自己主張	β_6	−0.38	0.15	−0.67	−0.11
結婚歴	β_7	0.55	0.28	0.013	1.09
民族	β_8	−0.51	0.32	−1.14	0.10
	τ	1.96	0.13	1.72	2.21

示した．CACE の推定値 θ_3 は，職業探索技能訓練に参加することで 0.3 ポイント BDI スコアが減少することを示している．遵守者を説明する共変量の回帰パラメータ β の推定値から，高年齢で，教育水準が高く，動機が強く，かつ，独身者であれば遵守する傾向が強く，自己主張が強い人ほど遵守しない傾向が示唆された．

5.15 測定誤差

5.15.1 Berkson モデル

■ 例：二酸化窒素への曝露と呼吸器疾患 ■

ここでは，Whittemore and Keller[100] が検討した 103 人の小児の寝室における二酸化窒素 NO_2 への曝露と呼吸器疾患との関連に関するデータを考える（表 5.40）．Stephens and Dellaportas[94] が後にベイジアンアプローチで同じデータを解析している．

◆ モデル

小児の寝室で曝露した真の二酸化窒素の濃度 x_j(未知) の（代替的）測定値として 3 カテゴリーに分類した離散量 $z_j (j=1,2,3)$ を利用する．代替離散量に関する測定誤差の特性については正確にわかっていると仮定し，次のモデルで

5.15 測定誤差

表 5.40 二酸化窒素への曝露と呼吸器疾患との関連性に関するデータ

| 呼吸器疾患 | Bedroom NO$_2$ level in ppb (z) | | | |
Respiratory illness (y)	< 20	20 − 40	40+	Total
Yes	21	20	15	56
No	27	14	6	47
Total	48	34	21	103

表現されるものとする:

$$x_j = \alpha + \beta z_j + \epsilon_j$$

ここで,$\alpha = 4.48, \beta = 0.76$ であり,ϵ_j は平均 0, 分散 $\sigma^2 (= 1/\tau) = 81.14$ をもつ正規分布にしたがう誤差である.このモデルは測定誤差に関する Berkson[7] モデルと呼ばれるもので,真の値が観測値の関数として表現されている.したがって,測定誤差は観測値と独立であるが,真値とは相関している.二酸化窒素の例では,観測値 z_j が 10 ($j = 1$), 30 ($j = 2$), 50 ($j = 3$) の三つの値 (それぞれのカテゴリーの中点) をとり,x_j は曝露群 j の NO$_2$ の平均的な真値として解釈できる.反応変数は呼吸器疾患の有無を反映した二値変数であり,呼吸器疾患有症数 y_j にロジスティック回帰モデルが適用できる:

$$y_j \sim \text{Binomial}(p_j, n_j)$$

$$\text{logit}(p_j) = \theta_1 + \theta_2 x_j$$

ここに,p_j は曝露群 j の小児が呼吸器疾患を有する確率である.回帰係数 θ_1 と θ_2 には,互いに独立な正規無情報事前分布を仮定する.

◆ **WinBUGS code**

```
model {
    for( j in 1 : J ) {
        y[j] ~ dbin(p[j],n[j])
        logit(p[j]) <- theta0 + theta[2] * (X[j] - mean(mu[]))
        X[j] ~ dnorm(mu[j],tau)
        mu[j] <- alpha + beta * Z[j]
    }
    theta0 ~ dnorm(0.0,0.001)
    theta[2] ~ dnorm(0.0,0.001)
    theta[1] <- theta0 - theta[2] * mean(mu[])
}
```

◆ **WinBUGS code の解説**

ロジスティック回帰モデルでの共変量 x_j は平均 0 にセンタリングしていることに注意.

◆ **結果と解釈**

異なる二つの連鎖で実行し，それぞれ最初の 1000 回の繰り返しを burn-in sample とし，その後の 10000 回の繰り返しで推定を行った結果は表 5.41 に示す．NO_2 の三つの曝露群の真の平均濃度は，それぞれ，13.2, 27.5, 41.1 と推定された．また係数 θ_2 が正と推定されたので，NO_2 への曝露濃度が増加するにつれて呼吸器疾患の確率が上昇する（図 5.23 参照）．NO_2 が 1 単位 (ppb) の増加に対する呼吸器疾患を有する対数オッズは 0.05（95%CI : 0.0, 0.18）と推定された．

表 5.41　二酸化窒素と呼吸器疾患の関連性：事後分布の要約

Parameter	Mean	SD	2.5%	97.5%
x_1	13.23	8.49	−4.05	29.48
x_2	27.50	7.44	12.84	42.33
x_3	41.06	8.52	24.84	58.02
θ_1	−1.01	1.68	−4.53	0.29
θ_2	0.05	0.06	6E-5	0.18

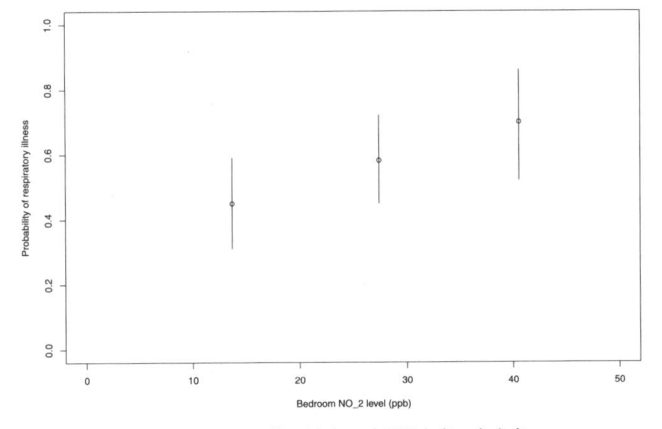

図 5.23　NO_2 値に対する呼吸器疾患の有症率

5.15.2 後ろ向きサンプリングモデル

■ 例:単純ヘルペス・ウイルスへの曝露と浸潤子宮頸がんとの関連 ■

Carroll et al.[20] は,ある因子に曝露したかどうかを臨床検査(測定)で診断することが少なくないが,その際に測定誤差,ここでは誤分類(misclassification),がある場合のある疾病 d の発症オッズ比の推定問題を検討している.実例としては,浸潤子宮頸がん(invasive cervical cancer)発症の危険因子として単純ヘルペス・ウイルス(HSV, herpes simplex virus)への曝露を検討したケース・コントロール研究を取り上げている.ケースとして浸潤子宮頸がん患者 ($d=1$) 732例,そのコントロール ($d=0$) として 1312 例を対象とした研究である.HSV へ曝露したかどうか,の検査はウェスタンブロット分析 w(曝露あり $w=1$,曝露なし $w=0$)により測定されているが,この検査法は今日では比較的不正確とされ,誤分類の影響が問題である.そこで,その影響を検討する目的で,検体が利用可能であった患者から選ばれた 115 例(ケース 39 名,コントロール 76 名)を対象に,より正確な方法 x(曝露あり $x=1$,曝露なし $x=0$)を gold standard として再測定している.これらのデータは表 5.42 に示すとおりであるが,115 名の 2 種類の測定結果からウェスタンブロット分析にかなりの誤分類が観測される.

◆ モデル

まず,通常の次のロジスティック回帰モデルを考えよう:

$$d_i \sim \text{Bernoulli}(p_i), \quad i=1,\ldots,2044$$

$$\text{logit}(p_i) = \beta_{0C} + \beta x_i$$

ここに,β は対数オッズ比である.しかし,ここでは,ケース・コントロール研究であるので,後ろ向きのサンプリングモデルを考える.つまり,最初の $n=115$ 名については,二つの検査が測定されているので,その尤度は

$$\prod_{i=1}^{n} P(x_i, w_i \mid d_i) = \prod_{i=1}^{n} P(x_i \mid d_i) P(w_i \mid x_i, d_i)$$

で表現できる.ここで,例えば,

表 5.42 単純ヘルペス・ウイルスへの曝露と浸潤子宮頸がんとの関連を調べたケース・コントロール研究のデータ．全対象症例 2044 例の中から任意に選ばれた 115 名についてはウェスタンブロット法に加えて gold standard 法でも曝露の有無について検査（測定）されている．

case/control (d)	gold standard 法 (x)	ウェスタンブロット法 (w)	例数
115 名のデータ			
1	0	0	13
1	0	1	3
1	1	0	5
1	1	1	18
0	0	0	33
0	0	1	11
0	1	0	16
0	1	1	16
2044−115=1929 名のデータ			
1		0	318
1		1	375
0		0	701
0		1	535

$$\gamma_1 = P(x_i = 1 \mid d_i = 0) = \frac{P(d_i = 0 \mid x_i = 1)P(x_i = 1)}{P(d_i = 0)}$$
$$= \left(1 + \left(\frac{1 + \exp(\beta_{0C} + \beta)}{1 + \exp(\beta_{0C})}\frac{1-q}{q}\right)\right)^{-1}$$
$$\gamma_2 = P(x_i = 1 \mid d_i = 1) = \left(1 + \left(\frac{1 + \exp(-(\beta_{0C} + \beta))}{1 + \exp(-\beta_{0C})}\frac{1-q}{q}\right)\right)^{-1}$$

であり，$P(w_i \mid x_i, d_i)$ は，次に示すように，ウェスタンブロット分析 w のケースとコントロール群，それぞれの感度と特異度を表す：

$$\phi_{1,1} = P(w = 1 | x = 0, d = 0) : 特異度$$
$$\phi_{1,2} = P(w = 1 | x = 0, d = 1) : 特異度$$
$$\phi_{2,1} = P(w = 1 | x = 1, d = 0) : 感度$$
$$\phi_{2,2} = P(w = 1 | x = 1, d = 1) : 感度$$
$$q = P(x = 1)$$

一方，残りの $m = 2044 - 115$ 名は x_i は欠測データであるが，gold standard 法での検査は無作為に抽出されているので，MAR (missing at random) が仮定でき，上の関係を利用すると，その尤度は

5.15 測定誤差

$$\prod_{i=n+1}^{n+m} P(w_i \mid d_i) = \prod_{i=n+1}^{n+m} \{P(x_i = 1, w_i \mid d_i) + P(x_i = 0, w_i \mid d_i)\}$$

と計算できる．しかし，WinBUGS を利用すると，このような複雑な計算は不要で，以下に示すように，単にパラメータの確率モデルを指定するだけでよい．

◆ **WinBUGS code**

```
model {
  for (i in 1 : N) {
    x[i] ~ dbern(q)                         # incidence of HSV
    logit(p[i]) <- beta0C + beta * x[i]     # logistic model
    d[i] ~ dbern(p[i])                      # incidence of cancer
    x1[i] <- x[i] + 1
    d1[i] <- d[i] + 1
    w[i] ~ dbern(phi[x1[i], d1[i]])         # incidence of w
  }
  # prior distributions
  q ~ dunif(0, 1)
  beta0C ~ dnorm(0,1.0E-6)
  beta ~ dnorm(0,1.0E-6)
  for(j in 1 : 2) {
    for(k in 1 : 2){
      phi[j, k] ~ dunif(0, 1)
    }
  }
  # calculate gamma1 = P(x=1|d=0) and gamma2 = P(x=1|d=1)
  gamma1 <- 1/(1+(1+exp(beta0C+beta))/(1+exp(beta0C))*(1-q)/q)
  gamma2 <- 1/(1+(1+exp(-beta0C-beta))/(1+exp(-beta0C))*(1-q)/q)
}
```

◆ **WinBUGS code の解説**

* i は個人を指し，総数は N=2044.
* d はケースあるいはコントロールを指す．
* x は最初の 115 名だけ観測されており，残りの患者のデータは欠側値コード NA である．WinBUGS はこれらの NA をパラメータと考え，他のパラメータと同様に推定する（3.6 節参照）．
* d, w, x はすべて Bernoulli 事前分布が設定されている．
* phi[j,k] と q には一様事前分布 Uniform(0, 1) が設定されている．

表 5.43 単純ヘルペス・ウイルスへの曝露と浸潤子宮頸がんとの関連の解析結果

Parameter	Mean	2.5%	97.5%	MLE (SE)
β	0.60	-0.08	1.32	0.61 (0.35)
β_{0C}	-0.90	-1.31	-0.53	-0.98 (0.19)
γ_1	0.44	0.33	0.55	0.44 (0.06)
γ_2	0.59	0.46	0.72	0.59 (0.06)
$\phi_{1,1}$	0.31	0.21	0.41	0.31 (0.06)
$\phi_{1,2}$	0.22	0.07	0.39	0.19 (0.09)
$\phi_{2,1}$	0.57	0.45	0.69	0.58 (0.07)
$\phi_{2,2}$	0.77	0.65	0.89	0.78 (0.07)
q	0.50	0.41	0.58	

＊係数 beta0C, beta には無情報正規事前分布 $N(0, 1\times10^6)$ が仮定されている.

◆ 結果と解釈

表 5.43 に，1000 個の burn-in sample，その後の 10000 回の繰り返しにより推定した結果を示した．HSVへ曝露した場合のがん発症オッズの対数の値は $\beta = 0.60$（95%CI：$-0.08, 1.32$）であり，有意ではないものの大きなリスクを示している．ウェスタンブロットの感度はケース群で $\phi_{2,2} = 0.77$（95%CI：$0.65, 0.89$）でコントロール群のそれ $\phi_{2,1} = 0.57$（95%CI：$0.45, 0.69$）より高い．参考までに，最尤推定値（MLE）の結果も示した．無情報事前分布を仮定していることにより MLE との差がほとんどないことが読みとれる．

5.16 ランキング

個々の臨床医，医療チーム，病院（以下では医療機関と呼ぶ）などの業績（手腕，成果など）を比較するために**業績指標**（performance indicator）がよく利用される．その比較方法としては，観察（推定）された業績指標とその 95%信頼区間を高い順にプロットする方法である．もし，ある機関の信頼区間の上限値が事前に決められた基準値以下であればその機関は詳細な監視指導を受けるかもしれない．しかし，この方法だと，業績は十分基準値レベルにあるにもかかわらず，2.5%の確率で「有意に低い」と判定されてしまう危険性がある．言い換えれば，この方法は，帰無仮説：「すべての機関は同じ業績水準にある」の検定にほかならず，あまり適切な方法とはいえない．

一方，ベイジアンアプローチでは，医療機関の業績指標に共通な事前分布を

仮定する**階層的モデル**（hierarchical model）を適用してそれぞれの機関の真の業績指標と相対的順位に関する信用区間を推定することができる．

■ 例：体外受精出生率 ■

体外受精（IVF, in vitro fertilization）を扱う 52 の病院のデータを考えよう (Marshall and Spiegelhalter[71])．そのデータの一部を表 5.44 に示した．ここで興味ある病院の業績指標は調整された治療周期（treatment cycle）での調整出生率の推定値であり，解析の目的は，その指標に基づいてそれなりの確からしさで各機関のランキングをすることが目的である．

さて，病院 k において n_k の体外受精の治療が行われ，無事出生できた観測出生数が $r_k = \hat{p}_k n_k$ であったとしよう．ここで，p_k は真の（調整）出生率である．とすると，

$$r_k \sim \text{Binomial}(p_k, n_k)$$

という二項分布モデルが自然であろう．ここでは，それぞれの病院が全く異なって独立と仮定する**独立モデル**（independent model）と，それぞれの病院はある程度類似していると仮定する**交換可能モデル**（exchangeable model）の二つを考えよう（2.5 節参照）．

◆ 独立モデル

最初に，それぞれの病院は独立と仮定する独立モデルを考える．このモデルでは，p_k に無情報事前分布（一様分布）を仮定することにほかならない：

$$p_k \sim \text{Beta}(1.0, 1.0)$$

表 5.44 体外受精のデータ

病院	調整出生率 治療周期毎	治療の数
k	est $\hat{p}_k$	n
1	4.9	147
2	8.2	506
3	8.3	240
4	8.3	501
5	8.5	390
⋮		
52	23.7	861

◆ 交換可能モデル

より現実的なモデルは,病院の真の死亡率はある程度類似している(ある病院はきわめて特殊という状況でない場合,など)と仮定し,真の死亡率に共通な事前分布を仮定する交換可能モデルである.そのモデルは次のようにロジスティック回帰モデルで表現できる.

$$\text{logit}(p_k) = \theta_k$$
$$\theta_k \sim \text{Normal}(\mu, \sigma_\theta^2), \quad \tau = 1/\sigma_\theta^2$$

ここで,事前分布の平均値 μ と精度 τ には無情報事前分布を仮定する.

$$\mu \sim N(0, 1 \times 10^6)$$
$$\tau \sim \text{Gamma}(0.001, 0.001)$$

◆ WinBUGS code

```
model {
  for(k in 1 : 52) {
    # Independent model
    r.fix[k] <- n[k] * est[k]/100
    r.fix[k] ~ dbin(p.fix[k], n[k])
    p.fix[k] ~ dunif(0, 1)
    ranks.fix[k] <- rank(p.fix[],k)

    # Exchangeable model
    r.rand[k] <- n[k] * est[k]/100
    r.rand[k] ~ dbin(p.rand[k], n[k])
    logit(p.rand[k]) <- theta[k]
    theta[k] ~ dnorm(mu, tau)
    ranks.rand[k] <- rank(p.rand[],k)
  }
  mu ~ dnorm(0, 1.0E-6)
  tau ~ dgamma(0.001, 0.001)
  sigma<- 1/sqrt(tau)
}
```

◆ WinBUGS code の解説

＊k は病院を指す.

* n[k] は治療の数，est[k] は調整出生率 $\hat{p}_k$ であり，データファイルにある．
* r.fix[k] は r_k で，二項分布にしたがう．
* 関数 rank(p.fix[k],k) は p.fix[k] の要素で k 以下の要素の数，つまり，ランクを求める．

◆ 結果と解釈

異なる二つの連鎖で実行し，それぞれ最初の 5000 回の繰り返しを burn-in sample とし，その後の 10000 回の繰り返しで推定を行った．病院毎の調整された出生率の順位の推定値とその 95%信用区間を独立モデルを実線で，交換可能モデルでの推定値を点線で図 5.24 に示した．出生率には本質的な病院格差があるものの，順位については相当な不確実性がある (信用区間の幅が広い) ことが観察される．

5.17 用量反応モデル

用量反応関係 (dose-response relationship) のモデルは用量 (dose)，あるいは，曝露水準 (exposure level) の関数としてある事象の発症確率を規定し，相対危険 (relative risk)，あるいは，曝露水準の関数としての効果の大きさ (例えば，単位曝露あたりの発症確率の増加量など) を推定することを目的とする．曝露水準の関数として単調増加，あるいは，単調減少の疾病発症確率が認められれば，それは一つの因果関係としての解釈につながる可能性がある．

用量 (曝露) はもともと離散量に分類されている，あるいは，もともとは連続量だったものを事後的にいくつかのカテゴリーにグループ化される，のどちらかであろう．リスクの定量化にあたっては，それぞれのカテゴリーで発症率を計算する必要があり，基準カテゴリー (reference category) を決めて基準カテゴリーに対するそれぞれのカテゴリーの相対危険などの効果の推定値を比較する必要がある．その典型的な例としては，第 3 章で解析した毒性試験データ (表 3.1) がある．

■ 例：放射線曝露と乳がん発症 ■

ここでは，長崎市と広島市在住の女性 (1945 年当時で 10 歳) を追跡し乳が

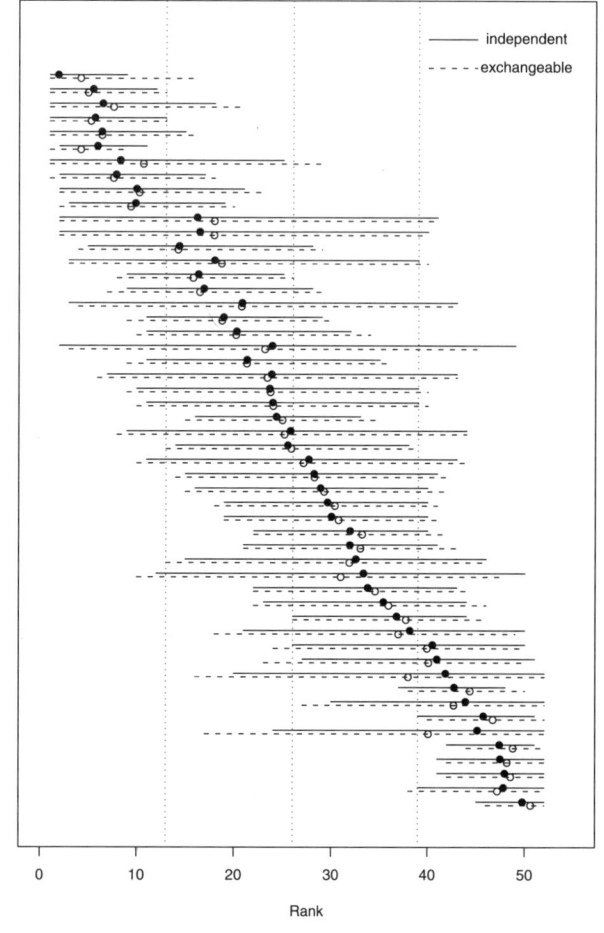

図 5.24 52 の体外受精クリニックの出生率に基づく順位の中央値と 95%信用区間：独立モデルと交換可能モデルでの推定

ん発症リスクを検討したコホート研究（McGregor et al.[73]）のデータを解析する．表 5.45 に示すように，データは原爆による瞬時の放射線曝露濃度が 4 カテゴリーに分類されている．Rothman[83] にしたがって，それぞれのカテゴリーの中点，0, 5, 55, 150, (rad) を曝露の平均的な値 (x_r, $r = 1, \ldots, 4$) としよう．

◆ Model 1：正規線形モデル

曝露カテゴリー r において，c_r を発症数，x_r を曝露の平均値，t_r を追跡人年

5.17 用量反応モデル

表 5.45 放射線への曝露と乳がん発症率との関連

曝露水準 rad (x)	0	$0 < x < 10$	$10 \leq x < 100$	$x \geq 100$
中央値 (x_r)	0	5	55	150
乳がん患者数	38	105	48	34
追跡人年	208515	463086	164639	52185
発症率 (対 1000 人年)	0.182	0.227	0.292	0.652

(person years) としよう．このような場合の通常のモデルは発症数に Poisson 分布を仮定し過分散 (over-dispersion) を考慮した次の Poisson 回帰モデルであろう：

$$c_r \sim \text{Poisson}(\lambda_r t_r)$$
$$\log(\lambda_r) = -\log(t_r) + b_1 + b_2 x_r + a_r$$

ここで，λ_r は真の発症率で，a_r は Poisson 分布では説明できない過分散を表すパラメータである．しかし，McGregor et al.[73)] は，観察された 1000 人年あたりの発症率

$$y_r = \frac{c_r}{t_r} \times 1000$$

を計算し，次の正規線形モデルを適用している：

$$y_r \sim N\left(\mu_r, \frac{\sigma^2}{t_r}\right), \quad \tau_r = \frac{t_r}{\sigma^2} = t_r \tau$$
$$\mu_r = b_1 + b_2 x_r$$

つまり，曝露された人年 t_r を重みとした重み付き回帰モデルである．解析では，パラメータ b_1, b_2 に無情報事前分布，$N(0, 10^6)$ を仮定しよう．また，このモデルを利用して，100 rad の放射線を瞬時に浴びた場合の平均な発症率 (μ_{new}) の推定にも興味がある．

◆ **WinBUGS code**

```
model {
    for (r in 1:4) {
        # Incidence Rate per 1000 Person-years
        Y[r] <- C[r]*1000/T[r]
        Y[r] ~ dnorm(mu[r], Tau[r])
        # weighted precision
```

```
        Tau[r] <- T[r] * tau
        mu[r] <- b[1] + b[2] * X[r]
        }
# mean for new rad level
mu.new  <- b[1] + b[2] * 100
# Priors
tau ~ dgamma(1, 0.001)
b[1] ~ dnorm(0,1.0E-6)
b[2] ~ dnorm(0,1.0E-6)
}
```

◆ **WinBUGS code の解説**

ここでは，特に説明は不要であろう．

◆ **結果と解釈**

異なる三つの連鎖で実行し，それぞれ最初の 1000 回の繰り返しを burn-in sample とし，その後の 10000 回の繰り返しで推定を行った．表 5.46 と図 5.25

表 5.46 放射線への曝露と乳がん発症率との関連：事後分布の要約

Parameter	Mean	SD	2.5%	97.5%
b_1	0.195	0.024	0.148	0.242
b_2	0.003	0.001	0.002	0.004
μ_{new}	0.463	0.048	0.368	0.558
τ	0.005	0.004	0.001	0.014

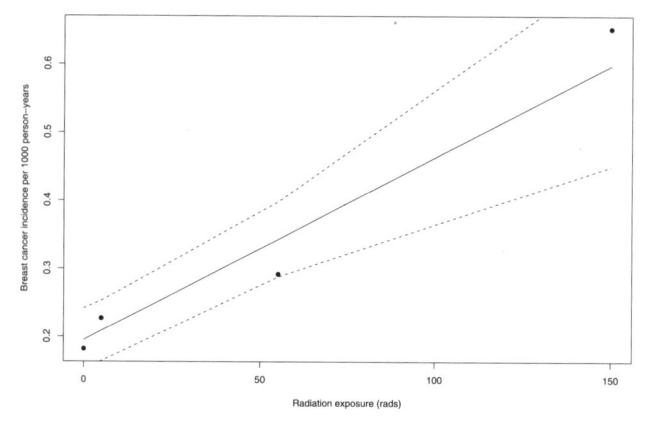

図 5.25 放射線への曝露と乳がん発症率との関連：正規線形モデルで推定された用量反応関係

に結果の一部を示す．この図からは，放射線の曝露量が増加するにつれて乳がん発症率の明らかな増加が観察される．放射線曝露 1 rad あたりの乳がん発症率（対 1000 人年）の増加は 0.003（95%CI：0.002, 0.004）と推定された．また，100 rads の曝露による乳がん発症率の予測値は 0.46（95%CI：0.37, 0.56）と推定された．

◆ Model 2：Poisson モデル

もちろん，McGregor et al.[73)] の正規線形モデルはあくまで，近似モデルであるので，近似の必要のない Poisson 回帰モデルを適用してみよう．

◆ WinBUGS code

```
model {
    for (r in 1:4) {
        C[r] ~ dpois(nu[r])
        # adjust mean for exposure in units of 1000
        nu[r] <- lambda[r]*T[r]/1000
        log(lambda[r]) <- b[1] + b[2] * X[r]

        z[r] ~ dpois(nu[r])
        }
    # mean for new rad level
    log(mu.new) <- b[1] + b[2] * 100
    b[1] ~ dnorm(0,1.0E-6)
    b[2] ~ dnorm(0,1.0E-6)
    }
```

◆ WinBUGS code の解説

ここでも，特に説明は不要であろう．

◆ 結果

Poisson 回帰モデルによる推定結果は正規線形モデルと類似しているが，図 5.26 に示した．この図からも，放射線の曝露量が増加するにつれて乳がん発症率の明らかな増加が観察され，それぞれの用量群での推定乳がん発症率（対 1000 人年）は (0.205, 0.212, 0.309, 0.637) となった．また，100 rad の曝露による乳がん発症率の予測値は 0.43（95%CI：0.35, 0.53）と推定された．

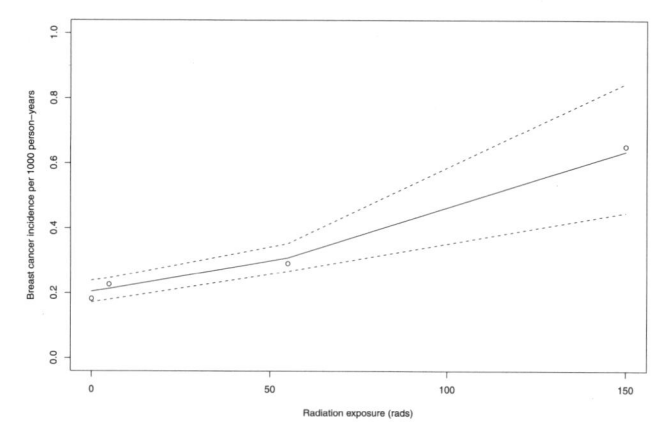

図 5.26 放射線への曝露と乳がん発症率との関連：Poisson 回帰モデルで推定された用量反応関係

5.18 条件付きロジスティック回帰モデル

マッチングがとられたマッチド・ケース・コントロール研究 (pair-matched case-control study) で通常のロジスティック回帰モデルを適用すると，マッチングによるデータの細かい層別化によって，回帰パラメータの最尤推定値がかなり偏った推定値となることが知られている．そのため，いろいろな工夫がされている．

■ 例：エストロゲン曝露と子宮内膜がん ■

Breslow and Day[12] は，エストロゲン曝露と子宮内膜がんとの関連を調べるために，ケース・コントロール研究の一組のデータを解析している．マッチングをとった 183 組のケースとコントロールが対象で，そのデータは表 5.47 に示すとおりである．

◆ モデル

第 $i(=1,\ldots,N)$ 組のケース $(j=1)$ あるいはコントロール $(j=2)$ のエストロゲン曝露の有無を $x_{ij} = 1$ (有)；$= 0$ (無) としよう．そうすると，推定したいオッズ比を $\exp(\beta)$ とすると，β の条件付き尤度 (conditional likelihood) は

5.18 条件付きロジスティック回帰モデル

表 5.47 エストロゲン曝露と子宮内膜がんとの関連を調べた
マッチド・ケース・コントロール研究のデータ

	コントロール	
ケース	曝露なし	曝露あり
曝露なし	$n_{00}=121$	$n_{01}=7$
曝露あり	$n_{10}=43$	$n_{11}=12$

$$\mathrm{CL}(\beta) = \prod_{i=1}^{N} \left\{ \frac{\exp(\beta x_{i1})}{\exp(\beta x_{i1}) + \exp(\beta x_{i2})} \right\}$$

で与えられる.この 1:1 マッチングデータの場合のオッズ比の推定には以下に示すように 3 種類の線形モデルが適用可能である.ここで,疾病の有無を表す変数を Y_{ij} とし,$Y_{i1}=1$, $Y_{i2}=0$ と設定しよう.

1) 通常のロジスティック回帰モデルを利用する方法

1:1 マッチングの場合には通常のロジスティック回帰モデルを次のように指定することで推定できる(この尤度は上記の条件付き尤度と同じになる)ことを Breslow and Day が指摘している.

$$Y_{i1} \sim \mathrm{Binomial}(p_i, 2)$$

$$\mathrm{logit}(p_i) = \beta(x_{i1} - x_{i2})$$

2) 条件付き尤度を直接利用する方法

条件付き尤度を直接利用する方法は,次のように多項分布と対数線形モデルを指定すればよい:

$$(Y_{i1}, Y_{i2}) \sim \mathrm{Multinomial}(p_{i1}, p_{i2})$$

$$p_{ij} = \frac{e_{ij}}{\sum_j e_{ij}}$$

$$\log(e_{ij}) = \beta x_{ij}$$

3) 多項・Poisson 変換を利用する方法

最後に,多項・Poisson 変換 (multinomial-Poisson transformation) を利用することで同じ尤度が導かれ,解析できる:

$$Y_{ij} \sim \mathrm{Poisson}(\mu_{ij})$$

$$\log(\mu_{ij}) = \beta_{0i} + \beta x_{ij}$$

なお，これら三つの定式化は共変量がある場合でも拡張可能であり，また，2番目，3番目の方法では1：Mマッチングにも容易に対応できることに注意したい．さらに，ベイジアンアプローチでは，階層的モデル，測定誤差，欠測データなどにも容易に対応できる線形モデルである．

◆ **WinBUGS code**

以下のコードでは，2番目の条件付き尤度を利用する方法以外は，行の先頭に#をつけてコメントに変更していることに注意.

```
model {
  # transform collapsed data into full
  for (i in 1:I){ Y[i,1] <- 1  Y[i,2] <- 0}
  # loop around strata with case exposed, control not exposed   (n10)
  for (i in 1:n10){ x[i,1] <- 1    x[i,2] <- 0}
  # loop around strata with case not exposed, control exposed   (n01)
  for (i in (n10+1):(n10+n01)){   x[i,1] <- 0    x[i,2] <- 1}
  # loop around strata with case exposed, control exposed   (n11)
  for (i in (n10+n01+1):(n10+n01+n11)){ x[i,1] <- 1  x[i,2] <- 1}
  # loop around strata with case not exposed, control not exposed   (n00)
  for (i in (n10+n01+n11+1):I){ x[i,1] <- 0 x[i,2] <- 0}
  # PRIORS
  beta ~ dnorm(0, 1.0E-6)
  # LIKELIHOOD
  for (i in 1 : I) {
  # METHOD 1 - logistic regression
  #   Y[i,1] ~ dbin( p[i,1], 1)
  #   logit(p[i,1]) <- beta * (x[i,1] - x[i,2])
  # METHOD 2 - conditional likelihoods
  Y[i, 1 : 2] ~ dmulti( p[i, 1 : 2],1)
  for (j in 1:2){
    p[i, j] <- e[i, j] / sum(e[i, ])
    log( e[i, j] ) <- beta * x[i, j]
    }
  # METHOD 3 fit standard Poisson regressions relative to baseline
  # for (j in 1:2) {
  #   Y[i, j] ~ dpois(mu[i, j])
  #   log(mu[i, j]) <- beta0[i] + beta*x[i, j]
  #   }
  # beta0[i] ~ dnorm(0, 1.0E-6)
  }
```

}

◆ WinBUGS code の解説

* 最初の 10 行は，2×2 分割表のデータを作成している．その際，i はケース・コントロールの組を意味，総数は I=183 組である．
* ケースに対し Y[i,1]=1，コントロールに対し Y[i,2]=0 という疾病群を表す変数 Y を利用している．
* 変数 x[i,j] には，i 番目のケース・コントロールのペアに対して，j=1 でケース，j=2 でコントロールに対する曝露の有（=1）無（=0）を入力している．
* 例えば，最初の n10 ペアはケースが「曝露あり」で，コントロールが「曝露なし」なので，x[i,1]=1, x[i,2]=0 となる患者を n10 組作成している．残りの三つのペアも同様にして作成している．

◆ 収束状況の検討

ここでは，2 番目の条件付き尤度を利用した結果について述べる．二つの異なる連鎖で推定を試みたが，4000 回の繰り返しは burn-in sample として捨て，以後のサンプルで検討した．パラメータ β に対する BGR diagram（図 5.27 (a)）は 8000 回目頃から収束していることを示唆している．なぜなら，8000 回以降，赤線が 1 に収束し，青と緑の線は安定したからである．移動パーセンタイル (b) は，4000 回以降，二つの連鎖が安定した中央値とパーセンタイル（2.5%と 97.5%）の推定値を示している．一方，[trace] プロット (c) は，詳細にみると二つの連鎖がなかなか一つの連鎖に収束するのが遅いことを示しているが，[history] プロット (d) でみる限り，(d) のようにほぼ収束しているのが伺える．

◆ 結果と解釈

8000 回の burn-in sample の後の 10000 回の繰り返しによって推定されたパラメータ β の事後分布の要約を表 5.48 に示した．三つすべてのモデルはほとんど同じ推定結果を与えている．すなわち，エストロゲンに曝露したものは曝露しないものより子宮内膜がん発症オッズが $\exp(1.88) = 6.55$ 倍高いことを示している．

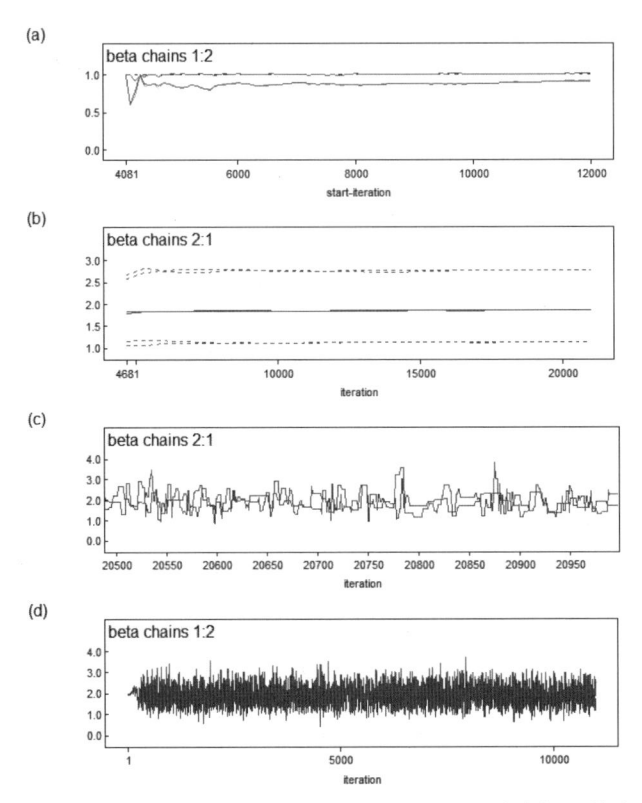

図 5.27 条件付き尤度を利用した場合のパラメータ β の収束状況の検討
(a) BGR diagram, (b) 移動パーセンタイル (running quantiles), (c) [trace] プロット, (d) [history] プロット.

表 5.48 エストロゲン曝露と子宮内膜がんとの関連：対数オッズ比の事後分布の要約

Method	Mean	SD	2.5%	97.5%
1. ロジスティック回帰モデル	1.87	0.42	1.11	2.76
2. 条件付き尤度	1.88	0.42	1.11	2.75
3. Poisson 回帰モデル	1.88	0.41	1.13	2.77

5.19 対数オッズ比回帰モデル

■ 例：X 線曝露と小児がん ■

Breslow and Clayton[13] は小児がんのケースとコントロールに対してX線へ

5.19 対数オッズ比回帰モデル

表 5.49 X線曝露と小児がんのデータ

層	X線への曝露した割合			
	ケース	コントロール	年齢（Age）	出生年（Year - 1954）
1	3/28	0/28	9	-10
		$\vdots$		
120	7/32	1/32	1	10

の曝露の有無により分類された 2×2 分割表のデータを再解析している．この分割表は年齢（0-9），出生年（1944-1964）との組み合わせで120の層で層別されている表である．データの一部を表5.49に示す．出生年 Year_i は1944年を -10，1945年を -9，最後の1964年を10とコード化されている．

◆ モデル

Breslow and Clayton[13] が検討した中で最も複雑なモデルは，第i層の対数オッズ比 (ψ_i) に対する次のモデルである：

$$\log(\psi_i) = \alpha + \beta_1 \text{year}_i + \beta_2(\text{year}_i^2 - 22) + b_i$$
$$b_i \sim N(0, \sigma^2), \quad \tau = 1/\sigma^2$$

ここで，オッズ比 ψ_i は次のようなモデルで表現できる：

$$r_i^0 \sim \text{Binomial}(p_i^0, n_i^0)$$
$$r_i^1 \sim \text{Binomial}(p_i^1, n_i^1)$$
$$\text{logit}(p_i^0) = \mu_i$$
$$\text{logit}(p_i^1) = \mu_i + \log \psi_i$$

ここでは，第i層で，r_i^0 を n_i^0 人のコントロールの中で曝露された人数とし，r_i^1 で n_i^1 人のケースの中で曝露された人数を表現している．このように定式化して，μ_i に無情報正規事前分布を仮定すれば，Breslow and Clayton が導いた条件付き尤度が導かれる（ここでは省略）．また，二項分布では説明できない過分散を表現する b_i の精度 τ には無情報事前分布 Gamma(0.001, 0.001) を仮定しよう．

◆ WinBUGS code

```
model{
  for (i in 1 : K) {
    r0[i] ~ dbin(p0[i], n0[i])
    r1[i] ~ dbin(p1[i], n1[i])
    logit(p0[i]) <- mu[i]
    logit(p1[i]) <- mu[i] + logPsi[i]
    logPsi[i] <- alpha + beta1 * year[i]
               + beta2 * (year[i] * year[i] - 22) + b[i]
    b[i] ~ dnorm(0, tau)
    mu[i] ~ dnorm(0.0, 1.0E-6)
  }
  alpha ~ dnorm(0.0, 1.0E-6)
  beta1 ~ dnorm(0.0, 1.0E-6)
  beta2 ~ dnorm(0.0, 1.0E-6)
  tau ~ dgamma(1.0E-3, 1.0E-3)
  sigma <- 1/sqrt(tau)
}
```

◆ WinBUGS code の解説

説明は不要であろう．

◆ 結果と解釈

表 5.50 に 1000 個の burn-in sample，その後の 10000 回の繰り返しにより推定した結果を示した．オッズ比は出生年に対しては明らかな減少傾向を示す．この結果は，X 線の用量が 1950 年代中頃に管理され，その放射能の量の経年的な減少傾向の効果として解釈される可能性がある．出生年の二次の項が有意な効果 ($\beta_2 = 0.007$ (95%CI : 0.001, 0.010)) をもつことから後半は増加に転じているとも解釈できる．しかし，年度毎に推定されたオッズ比のバラツキが大きいことから，二次曲線の有意性は疑わしいかもしれない (図 5.28)．

表 5.50 X 線曝露と小児がんの関連性の解析結果

パラメータ		平均値	95%信用区間
α	constant	0.58	(0.46, 0.71)
β_1	Year	-0.05	$(-0.08, -0.01)$
β_2	Year^2	0.007	(0.001, 0.01)
σ		0.11	(0.02, 0.29)

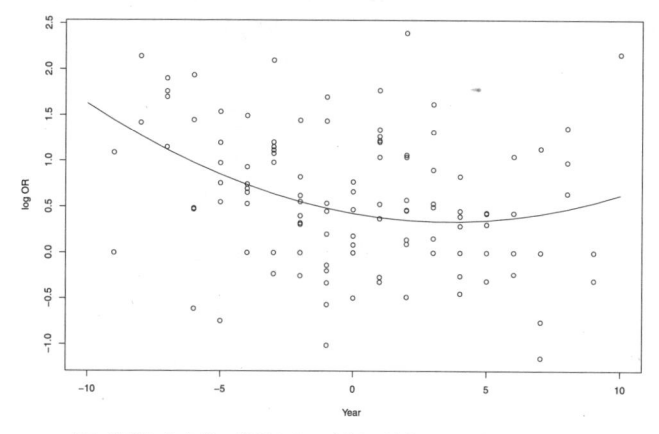

図 5.28　X 線に曝露した小児の曝露しない小児に対するがん発症の対数オッズ比の経年変化．点 ○ が推定値，曲線がモデル推定値．

5.20　疾病地図の階層的モデル

5.20.1　SMR の再考

ここでは，2.2.3 項，5.4.2 項で取り上げた標準化死亡比 SMR

$$\mathrm{SMR} = \hat{\theta}_{\mathrm{MLE}} = \frac{y_i}{e_i}, \quad i = 1, 2, \ldots, m$$

を利用した疾病地図の作成についてもう少し詳細に考えてみよう[*3]．ここで期待死亡数 e_i とは，i 地域の死亡のリスク（危険度）がある基準（日本全国や解析対象地域全体など）と同じであるとしたときに i 地域で観測が期待される死亡数である．いま，基準を日本全国とすれば，i 地域での観測死亡数 y_i と期待死亡数 e_i が同じ（SMR= 1 = 100%）であれば，i 地域の死亡のリスクは全国平均と同じ程度であり，SMR が 1 よりも大きい場合には i 地域のリスクが全国平均レベルより高くなっていると考えられる．このときの i 地域の期待死亡数の求め方は，年齢などの交絡因子を調整した期待死亡数を求めるのが一般的である．例えば，年齢を調整する場合には

[*3]　本項の一部は丹後・横山・高橋著「空間疫学への招待—疾病地図と疾病集積性を中心として—（医学統計学シリーズ 7）」[106] からの抜粋である．

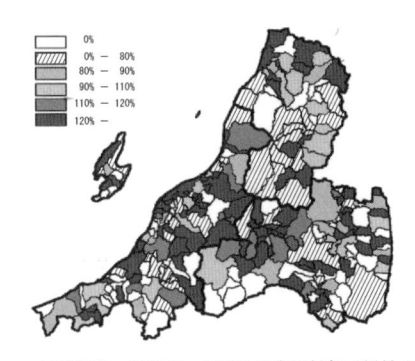

図 5.29 1996〜2000年新潟県・福島県・山形県の市町村毎の男性の胆のうがんの SMR（3県基準）.

$$e_i = \sum_{k=1}^{K} n_{ik} P_k$$

n_{ik}：i 地域，k 年齢階級の人口

P_k：基準集団（全国など），k 年齢階級の死亡率

と求める．図 5.29 は 1996〜2000 年新潟県・福島県・山形県の市町村ごとの男性の胆のうがんの SMR を対象とした 3 県の男性集団を基準人口として計算した SMR の疾病地図である．この地図をみると SMR の高い地域，低い地域が混在している様子が観察できる．

なお，一般的には性別によって疾病のリスクが異なると考えられるため，男女別々に解析・疾病地図の作成が行われることが多いが，各年齢階級で男女それぞれで計算された期待死亡数を足し合わせることで，男女を統合した解析を行うこともある．この場合，性・年齢を調整した SMR を考えていることになる．さらに期待死亡数の計算においては，上記のような性別・年齢を調整したものが一般的によく用いられるが，それ以外に時間変化やその地域での社会指標などを考慮した期待死亡数を計算する試みもされている（Kleinman et al.[63]）．

さて，相対リスクの最尤推定値 $\hat{\theta}_i$ である SMR の分散を計算してみると

$$\operatorname{Var}(\hat{\theta}_i) = \frac{\theta_i}{e_i} \tag{5.4}$$

となり，期待死亡数に反比例していることがわかる．つまり，性・年齢などの影響を取り除いたとしても日本の市区町村毎の期待死亡数は，人口の多い大都

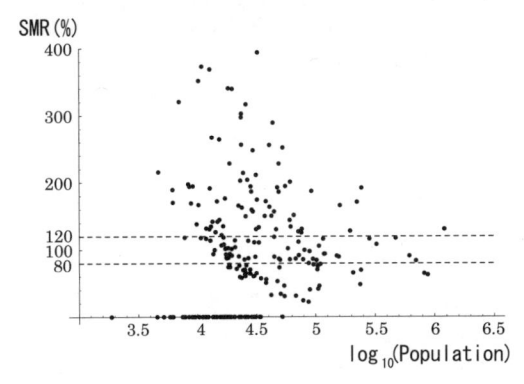

図 5.30　図 5.29 の SMR のバラツキ．横軸は人口（常用対数値）

市のほうが人口の少ない村よりも大きくなるであろう．そこで，図 5.29 で用いた SMR のデータから，横軸に人口（常用対数値），縦軸に SMR をプロットしたグラフをみてみよう（図 5.30）．このグラフをみてもわかるとおり，期待死亡数（つまり人口）が小さい地域では，SMR の値が極端に高い地域や低い地域が目立っている．それに対し，人口サイズの大きな地域では，SMR の値はほぼ同じような値をとり安定しているようにみえる．これは死亡率の場合と同様，期待死亡数が小さい地域では死亡数の増減の影響が大きく反映され，不安定になっているからである．つまり，市区町村毎の地域比較などには適しているとはいえないのである．ただし，比較する地域の期待死亡数や人口がほぼ同じであれば SMR や死亡率の精度もほぼ同じになるので，地域比較に用いることもよいであろう．例えば，日本全国での比較においては，二次医療圏の疾病地図であれば人口の変動も少ないので，安定した比較ができるであろう．

以下では，相対リスクの不安定な推定量である SMR に代わるベイジアン推測の方法の具体例を紹介する．

5.20.2　Poisson–gamma モデル

5.4.2 項と同様に

$$y_i \sim \text{Poisson}(e_i \theta_i)$$

$$\theta_i \sim \text{Gamma}(\alpha, \beta)$$

とおき，超パラメータ (α, β) の無情報事前分布は，ここでは，それぞれ期待値 $1/\lambda = 20$ をもつ指数分布を仮定して

$$\alpha \sim \text{Exponential}(\lambda), \quad \lambda = 1/20$$
$$\beta \sim \text{Exponential}(\lambda), \quad \lambda = 1/20$$

などと設定できる．この事前分布では，α, β のバラツキとして下側1%点，中央値，上側99%点がそれぞれ，0.20, 13.9, 92.1 となるものである．

◆ **WinBUGS code**

```
\# m = 市町村数
model {
 for(i in 1:m)
 {
  y[i] ~ dpois(mean[i])
  mean[i] <- e[i] * theta[i]
  theta[i] ~ dgamma(alpha, beta)
  alpha ~ dexp(0.05)
  beta ~ dexp(0.05)
 }
}
#Data
list(
 m=246,
 y=c(25, 5, ... ),
 e=c(27.42711485, 10.40260782, ...)
)
```

◆ 実行

二つの異なる連鎖で実行し，それぞれの Burn-in sample 5000 回，その後の 10000 回の繰り返しで推定した事後分布を求めた．BGR 診断によりほぼ収束が達成されたと考えられた．

◆ 結果と解釈

胆のうがんのデータに対し，3県基準の期待死亡数に基づいて i 地域の相対リスクのベイジアン推定値 $\hat{\theta}_i$（θ_i の事後分布の平均値）による疾病地図を図 5.31 に示す．横軸に人口（常用対数値），縦軸にベイジアン推定値（3県基準）をプロットしたグラフを図 5.32 に示した．図 5.30 の SMR と比べ，人口の小さい

5.20 疾病地図の階層的モデル

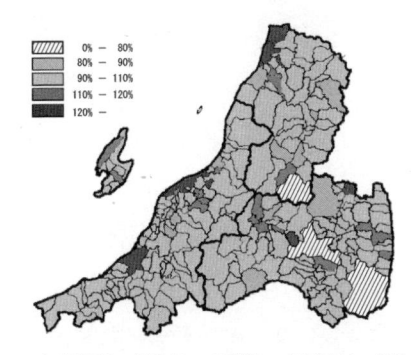

図 5.31 1996〜2000 年新潟県・福島県・山形県の市町村毎の男性の胆のうがんの相対リスク θ_i のベイジアン推定値（Poisson–gamma モデル）

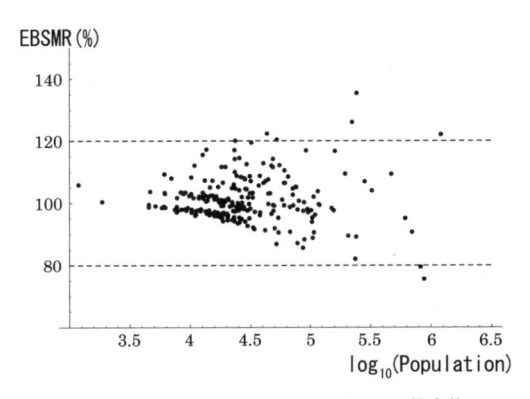

図 5.32 Poisson–gamma モデルによるベイジアン推定値のバラツキ

地域のバラツキが小さくなっている様子が観察される．

5.20.3 対数–正規モデル

Poisson–gamma モデルでは，事前分布と事後分布が同じになる共役分布を事前分布とすることで経験 Bayes 推定の計算が楽になり，その推定値が明示的に示されその解釈が容易であるという利点があった．しかし，そのモデルでは 1) 地域単位の共変量の調整をするモデルへの拡張が容易でないこと，2) 近隣地域のリスク間の空間相関（spatial correlation）が無視できないときそれを導入することができない，などの欠点があった．ここでは，相対リスク（SMR）のより柔軟なフルベイズモデルとして対数–正規モデル（log-normal model）を解

説しよう．

$$y_i \sim \text{Poisson}(e_i\theta_i)$$
$$\log\theta_i = \mu + \epsilon_i \quad (5.5)$$
$$\epsilon_i \sim N(0, \sigma_\epsilon^2)$$

ここで，ϵ_i は Poisson–gamma モデルにおける地域差を表すガンマ分布と同じで，独立な（相関のない，構造のない）地域差 (unstructured residual, uncorrelated heterogeneity などという) を表す変量効果 (random-effects) であるが，ここでは，$(\epsilon_1, \ldots, \epsilon_m)$ がそれぞれ独立に平均 0，分散 σ_ϵ^2 の正規分布にしたがうモデルである．二つの超パラメータ (μ, σ_ϵ^2) の事前分布は

$$\mu \sim N(0, 10^5)$$
$$1/\sigma_\epsilon^2 \sim \text{Gamma}(0.5, 0.0005)$$

とおける（この精度パラメータの事前分布は，相対リスクのバラツキとして下側 1%点，中央値，上側 99%点がそれぞれ，0.012, 0.047, 2.523 となるもので Kelsall and Wakefield[62] によって提案されたものである）．

◆ **WinBUGS code**

```
model {
 for (i in 1 : m)
 {
  y[i] ~ dpois(mean[i])
  log(mean[i]) <- log(e[i])  + mu + h[i]
  theta[i]  <-  mean[i] / e[i]
  h[i] ~ dnorm(0, tau)
 }
 mu ~ dnorm(0.0, 1.0E-5)
 tau ~ dgamma(0.5, 0.0005)
 sigma <- 1 / sqrt(tau)
}
#Data
list(
 m=246,
 y=c(25, 5, ...),
 e=c(27.42711485, 10.40260782, ...)
)
```

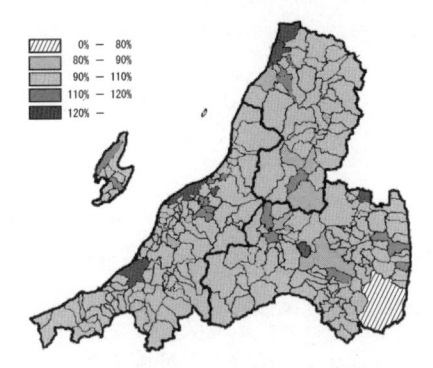

図 5.33　1996〜2000 年新潟県・福島県・山形県の市町村毎の男性の胆のうがんの相対リスク θ_i のベイジアン推定値（対数–正規モデル）

◆ 実行

二つの異なる連鎖で実行し，それぞれの burn-in sample 5000 回，その後の 10000 回の繰り返しで推定した事後分布を求めた．BGR 診断によりほぼ収束が達成されたと考えられた．

◆ 結果と解釈

図 5.33 には対数–正規モデルによる胆のうがんの相対リスクのベイジアン推定値 $\hat{\theta}_i$ を示した．図 5.31 の Poisson–gamma モデルの疾病地図と同じほぼ結果が得られている．

5.20.4　空間相関を考慮した CAR モデル

これまで解説してきたモデルでは，各地域の相対リスクは独立であるという仮定をおいて相対リスクの推定を解説してきた．しかし，「近隣地域においては相対リスクが類似している」，つまり，任意の二つの地域を選んだとき，「地域間の距離が近ければ相対リスクは類似し，遠ければ類似しない」という相対リスクと地域間距離が負の相関を示すとを考えるのはごく自然であろう（もちろん，隣接地域であってもその間に高い山や大きな川が境界となっている場合には必ずしもこのような空間相関は適切ではないかもしれないが）．この相関を空間相関（spatial correlation），空間依存性（spatial dependence），空間クラスタリング（spatial clustering）などと呼ぶ．空間相関を表現する変量効果を導入したモデルの一つとして，Besag–York–Mollie の条件付き自己回帰モデル

(CAR, conditional autoregressive model)[9] が有名である．それは，

$$y_i \sim \text{Poisson}(e_i \theta_i)$$

$$\log \theta_i = \mu + \epsilon_i + \phi_i$$

$$\epsilon_i \sim N(0, \sigma_\epsilon^2)：相関のない独立な地域差$$

$$\phi_i \mid \phi_{j \neq i} \sim N\left(\bar{\phi}_i, \frac{1}{m_i}\sigma_\phi^2\right)：空間 \text{ smoothing}$$

$$m_i = 地域 i の隣接地域の数$$

$$\bar{\phi}_i = 地域 i に隣接する地域 j での \phi_j の平均$$

と表現できる．このモデルでは，$(\phi_1, \ldots, \phi_m)$ の事前分布の共分散構造に条件付き自己回帰モデルを導入した多変量正規分布を仮定している．つまり，ϕ_i は近接地域（adjacent region）の $\phi_j (j \neq i)$ に依存し，その条件付き分布は近接地域の相対リスクの平均値を期待値とする正規分布を仮定している．この事前分布は **CAR 事前分布**（intrinsic CAR prior）と呼ばれる．つまり，CAR 事前分布は隣接地域の相対リスクの平均値で平滑化するモデルとなっている．三つの超パラメータの事前分布は

$$\mu \sim 一様分布 \text{ (improper prior)}$$

$$1/\sigma_\epsilon^2 \sim \text{Gamma}(0.5, 0.0005)$$

$$1/\sigma_\phi^2 \sim \text{Gamma}(0.5, 0.0005)$$

とおける．このモデルでは，各地域の相対リスクの誤差成分である変量効果が空間的に構造のある成分 ϕ_i と構造のない成分 ϵ_i の二つの成分に分けられるという意味で柔軟なモデルといえる．

◆ **WinBUGS code**

```
model {
 b[1:m] ~ car.normal(adj[], weights[], num[], tau.b)
 for (i in 1 : m)
 {
  y[i]   ~ dpois(mean[i])
  log(mean[i]) <- log(e[i]) + mu + b[i] + h[i]
  theta[i]   <- mean[i] / e[i]
```

```
    h[i] ~ dnorm(0, tau.h)
   }
    mu ~ dflat()
    tau.b ~ dgamma(0.5, 0.0005)
    tau.h ~ dgamma(0.5, 0.0005)
    sigma.b <- 1 / sqrt(tau.b)
    sigma.h <- 1 / sqrt(tau.h)
}
#Data
list(
 m=246,
 y=c(25, 5, ... ),
 e=c(27.42711485, 10.40260782, ...),
 adj=c( 7, 10, 11, ... ).
 num=c( 6, 8, 7, ... ),
 weights = c( 1, 1, 1, ...)
)
```

◆ **WinBUGS code の解説**

* car.normal は WinBUGS に付加されている GeoBUGS (疾病地図用モジュール) にある多変量正規分布をベースにした CAR 事前分布を計算する関数. adj はそれぞれの地域毎の隣接地域をリストした行列, num は地域 j に隣接する地域の数 n_j, weights は CAR model の重み $(1/n_j)$, tau.b は CAR 事前分布の精度 $(= 1/\sigma_\phi^2)$.

* b[i] は ϕ_i, h[i] は ϵ_i に対応.

◆ **実行**

二つの異なる連鎖で実行し, それぞれの burn-in sample 5000 回, その後の 10000 回の繰り返しで推定した事後分布を求めた. BGR 診断によりほぼ収束が達成されたと考えられた.

◆ **結果と解釈**

図 5.34 には CAR モデルによる胆のうがんの相対リスクのベイジアン推定値 $\hat{\theta}_i$ を示した. 図 5.31, 5.33 の「独立モデル」の疾病地図と比較すると隣接地域の推定値が類似している滑らかな疾病地図が観察される.

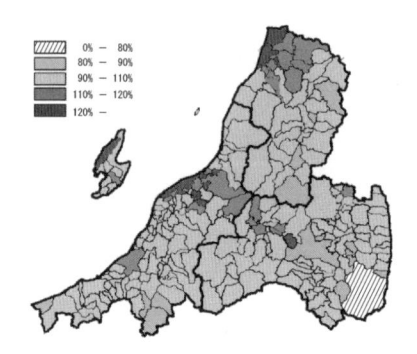

図 **5.34** 1996〜2000 年新潟県・福島県・山形県の市町村毎の男性の胆のうがんの相対リスク θ_i のベイジアン推定値（CAR モデル）

付　　録

本書の事例で使用した WinBUGS code（odc ファイル）の一部は下記の Web-site からダウンロードできる.

http://www.medstat.jp/downloadaswinbugscode.html

- Example 4.5.1 Dugongs.odc（4.5.1 項の事例で使用した WinBUGS code の意味，以下同様）
- Example 4.6.2 Initial values.odc
- Example 4.6.3 Covariate centering.odc
- Example 4.6.4 Over-relaxation algorithm.odc
- Example 4.6.5 Inappropriate prior.odc
- Example 4.6.6 Changepoint problem.odc
- Example 5.2 Univariate Normal.odc
- Example 5.3.1 Normal linear regression.odc
- Example 5.3.2 Binary regression.odc
- Example 5.3.3 Multinomial regression.odc
- Example 5.4.1 Normal hierarchical model.odc
- Example 5.4.2 Poisson Gamma hierarchical model.odc
- Example 5.4.3 Multivariate Hierarchical.odc
- Example 5.5.1 Repeated measures Poisson.odc
- Example 5.6.1 Survival Log-logistic model.odc
- Example 5.6.2 Weibull regression.odc
- Example 5.7 Latent class model.odc

- Example 5.8 Mixture model.odc
- Example 5.9 Indirect comparison.odc
- Example 5.10 N-of-1 study.odc
- Example 5.11.1 Meta analysis 1.odc
- Example 5.11.2 Meta analysis 2.odc
- Example 5.12 Cost effectiveness analysis.odc
- Example 5.13.1 Missing covariate data.odc
- Example 5.13.2 Missing outcome data.odc
- Example 5.14 Compliance model.odc
- Example 5.15.1 Measurement error.odc
- Example 5.15.2 Case control with errors in covariates.odc
- Example 5.16 Ranking institutions.odc
- Example 5.17 Dose response study.odc
- Example 5.18 Case control - conditional inference.odc
- Example 5.19 Case control - smooth fit to log odds ratio.odc

文　献

1) Abrams, K., Ashby, D. and Errington, D. Simple Bayesian analysis in clinical trials: a tutorial. *Controlled Clinical Trials*, **15**, 349–59 (1994).
2) Aitchison, J. and Dunsmore, I.R. *Statistical Prediction Analysis*. Cambridge University Press (1975).
3) Arends, L.R., Hoes, A.W., Lubsen, J., Grobbee, D.E. and Stijnen, T. Baseline risk as predictor of treatment benefit: three clinical meta-re-analyses. *Stat Med*, **19**(24), 3497–518 (2000).
4) Bayes, T. and Price, R. An essay towards solving a problem in the doctrine of chance. By the late Rev. Mr. Bayes, communicated by Mr. Price, in a letter to John Canton, M. A. and F. R. S. *Philosophical Transactions of the Royal Society of London*, **53**, 370–418 (1763).
5) Beck, A.T., Steer, R.A. and Carbin, M.G. Psychometric properties of the Beck depression inventory: twenty-five years of evaluation. *Clinical Psychology Review*, **8**(1), 77–100 (1988).
6) Berger, J.O. and Wolpert, R.L. *The Likelihood Principle: A Review, Generalizations, and Statistical Implications* (2nd ed.). Institute of Mathematical Statistics (1988).
7) Berkson, J. Are there two regressions? *J Am Stat Assoc*, **45**, 164–80 (1950).
8) Berry, D.A. Interim analysis in clinical trials: the role of the likelihood principle. *Am Stat*, **41**, 117–122 (1987).
9) Besag, J., York, J. and Mollie, A. Bayesian image restoration, with two applications in spatial statistics. *Ann Inst Statist Math*, **43**, 1–59 (1991).
10) Blatchford, P., Goldstein, H., Martin, C. and Brown, W. A study of class size effects in English school reception year classes. *British Educational Research Journal*, **28**, 169–85 (2002).
11) Box, G.E.P. and Tiao, G.C. *Bayesian Inference in Statistical Analysis*. Addison-Wesley (1973).
12) Breslow, N.E., Day, N.E. *Statistical Methods in Cancer Research: Volume 1: The Analysis of Case-control Studies*. International Agency for Research on Cancer (1980).
13) Breslow, N.E. and Clayton, D.G. Approximate inference in generalized linear mixed models. *J Am Stat Assoc*, **88**, 9–25 (1993).
14) Brooks, S.P. and Gelman, A. General methods for monitoring convergence of iterative simulations. *Journal of Computational and Graphical Statistics*, **7**, 434–455 (1998).
15) Brooks, S.P. and Roberts, G.O. Convergence assessment techniques for Markov chain Monte Carlo. *Journal of Statistics and Computing*, **8**(4), 319–35 (1998).
16) Brown, H. and Prescott, R. *Applied Mixed Models in Medicine*. John Wiley & Sons (1999).

17) Carlin, B.P. and Gelfand, A.E. An iterative Monte Carlo method for nonconjugate Bayesian analysis. *Statistics and Computing*, **1**(2), 119–28 (1991).
18) Carlin, B.P. and Louis, T.A. *Bayes and Empirical Bayes Methods for Data Analysis* (2nd ed.). Chapman & Hall/CRC (2000).
19) Casella, G. An introduction to empirical Bayes data analysis. *Am Stat*, **39**(2), 83–7 (1985).
20) Carroll, R., Gail, M. and Lubin, J. Case-control studies with errors in covariates. *J Am Stat Assoc*, **88**, 185–99 (1993).
21) Casella, G. and George, E.I. Explaining the Gibbs sampler. *Am Stat*, **46**(3), 167–74 (1992).
22) Chaloner, K. The elicitation of prior distributions. *In* Berry, D. and Stangl, D. (Eds.) *Case Studies in Bayesian Biostatistics*, 141–56. Marcel Dekker (1996).
23) Chaloner, K., Church, T., Louis, T.A. and Matts, J.P. Graphical elicitation of a prior distribution for a clinical trial. *Statistician*, **42**, 341–53 (1993).
24) Chib, S. and Greenberg, E. Understanding the Metropolis–Hastings algorithm. *Am Stat J*, **49**, 327–35 (1995).
25) Christiansen, C.L. and Morris, C.N. Hierarchical Poisson regression modeling. *J Am Stat Assoc*, **92**(438), 618–32 (1997).
26) Congdon, P. *Applied Bayesian Modelling*. John Wiley & Sons (2003).
27) Congdon, P. *Bayesian Statistical Modelling* (2nd ed.). John Wiley & Sons (2006).
28) Cowles, M.K. and Carlin, B.P. Markov chain Monte Carlo convergence diagnostics: a comparative review. *J Am Stat Assoc*, **91**(434), 883–904 (1996).
29) Daniels, M.J. and Hogan, J.W. *Missing Data in Longitudinal Studies: Strategies for Bayesian Modeling and Sensitivity Analysis*. Chapman & Hall (2008).
30) Daykin, D.E., Jeacocke, J.E. and Neal, D.G. Markov chains and snakes and ladders. *The Mathematical Gazette*, **51**, 313–7 (1967).
31) DerSimonian, R. and Laird, N. Meta-analysis in clincial trials. *Controlled Clinical Trials*, **7**, 177–88 (1986).
32) Ding, M., Rosner, G.L., Muller, P. Bayesian optimal design for phase II screening trials. *Biometrics*, **64**, 886–94 (2008).
33) DuMouchel, W.H. Predictive cross-validation of Bayesian meta-analyses. *In* Bernardo, J.M., Berger, J.O., Dawid, A.P., *et al.* (Eds.) *Bayesian Statistics 5*, 107–27. Oxford University Press (1996).
34) DuMouchel, W.H. and Normand, S.L. Computer-modeling and graphical strategies for meta-analysis. *In* Stangl, D.K. and Berry, D.B. (Eds.) *Meta-analysis in Medicine and Health Policy*, 127–78. Chapman & Hall (2000).
35) Fahrmeir, L. and Tutz, G. *Multivariate Statistical Modelling Based on Generalized Linear Models*, Springer Series in Statistics, Springer-Verlag (1994).
36) Farewell, V.T. and Sprott, D.A. The use of a mixture model in the analysis of count data. *Biometrics*, **44**, 1191–4 (1988).
37) Fenwick, E. and O'Brien, B.J. and Briggs, A. Cost-effectiveness acceptability curves - facts, fallacies and frequently asked questions. *Health Economics*, **13**(5),

405-15 (2004).
38) Fleming, T.R. One sample multiple testing procedure for phase II clinical trials. *Biometrics*, **38**, 143–51 (1982).
39) Freedman, L.S. and Spiegelhalter, D.J. The assessment of subjective opinion and its use in relation to stopping rules for clinical trials. *The Statistician*, **32**, 153–60 (1983).
40) Gelfand, A.E. and Smith, A.F.M. Sampling based approaches to calculating marginal densities. *JASA*, **85**, 398–409 (1990).
41) Gelman, A., Carlin, J.B., Stern, H.S. and Rubin, D.B. *Bayesian Data Analysis* (2nd ed.), Chapman & Hall (2004).
42) Gelman, A. and Rubin, D.B. Inference from iterative simulation using multiple sequences. *Statistical Science*, **7**, 457–511 (1992).
43) Gelman, A. and Rubin, D.B. Markov chain Monte Carlo methods in biostatistics. *Statistical Methods in Medical Research*, **5**, 339–55 (1996).
44) Gehan, E.A. A generalized Wilcoxon test for comparing arbitrarily single-censored samples. *Biometrika*, **52**, 203–33 (1965).
45) Geweke, J. Evaluating the accuracy of sampling-based approaches to calculating posterior moments. *In* Bernardo J.M. et al. (Eds.) *Bayesian Statistics 4*, 169–93. Oxford University Press (1992).
46) Gilks, W.R., Clayton, D.G., Spiegelhalter, D.J., Best, N.G. and McNeil, A.J. Modelling complexity: applications of Gibbs sampling in medicine. *J Roy Stat Soc, Ser B*, **55**(1), 39–52 (1993).
47) Gilks, W.R., Richardson, S. and Spiegelhalter, D.J. (Eds.). *Markov Chain Monte Carlo in Practice*. Chapman & Hall (1996).
48) Gilks, W.R. and Wild, P. Adaptive rejection sampling for Gibbs sampling. *Applied Statistics*, **41**, 337–48 (1992).
49) Goldstein, H., Rasbash, J., Yang, M., Woodhouse, G., Pan, H., Nuttall, D. and Thomas, S. A multilevel analysis of school examination results. *Oxford Review of Education*, **19**(4), 425–33 (1993).
50) Gould, A.L. Using prior findings to augment active-controlled trials and trials with small placebo groups. *Drug Information Journal*, **25**, 369–80 (1991).
51) Hasselblad, V. Meta-analysis of multi-treatment studies. *Medical Decision Making*, **18**, 37–43 (1998).
52) Hastings, W.K. Monte Carlo sampling methods using Markov chains and their applications. *Biometrika*, **57**(1), 97–109 (1970).
53) Hedeker, D. and Gibbons, R.D. Application of random-effects pattern-mixture models for missing data in longitudinal studies. *Psychological Methods*, **2**(1), 64–78 (1997).
54) Higgins, J.P.T. and Whitehead, A. Borrowing strength from external trials in a meta-analysis. *Stat Med*, **15**, 2733–49 (1996).
55) Hoes, A.W., Grobbee, D.E., Lubsen, J., Man in 't Veld, A.J., van der Does, E. and Hofman, A. Diuretics, beta-blockers, and the risk for sudden cardiac death

in hypertensive patients. *Ann Intern Med*, **123**(7), 481–7 (1995).
56) Hughes, M.D. Practical reporting of Bayesian analyses of clinical trials. *Drug Information Journal*, **25**, 381–93 (1991).
57) Jeffreys, H. *Theory of Probability* (3rd ed.). Oxford University Press (1961).
58) Kadane, J. *Bayesian Methods and Ethics in a Clinical Trial Design*. John Wiley & Sons (1996).
59) Kadane, J.B. and Wolfson, L.J. Experiences in elicitation. *The Statistician*, **46**, 1–17 (1997).
60) Kass, R.E. and Greenhouse, J.B. Comment on 'investigating therapies of potentially great benefit: ECMO', by Ware (1989). *Statistical Science*, **4**, 310–7 (1989).
61) Kass, R.E. and Wasserman, L.A. The selection of prior distributions by formal rules. *J Am Stat Assoc*, **91**, 1343–70 (1996).
62) Kelsall, J.E. and Wakefield, J.C. Discussion of "Bayesian models for spatially correlated disease and exposure data", by Best *et al.* In Bernardo, J.M., Berger, J.O., Dawid, A.P. and Smith, A.F.M. (Eds.) *Bayesian Statistics 6*, 151. Oxford University Press (1999).
63) Kleinman, K., Lazarus, R. and Platt, R. A generalized linear mixed models approach for detecting incident clusters of disease in small areas, with an application to biological terrorism. *American Journal of Epidemiology*, **159**, 217–24 (2004).
64) Knox, E.G. Epidemiology of childhood leukaemia in Northumberland and Durham. *British Journal of Preventive and Social Medicine*, **18**, 17–24 (1964).
65) Lachin, J. *Biostatistical Methods: The Assessment of Relative Risks*. John Wiley & Sons, New York (2000).
66) Lau, J., Antman, E.M., Silva, J.J., *et al.* Cumulative meta-analysis of therapeutic trials for myocardial infarction. *N Engl J Med*, **327**, 248–254 (1992).
67) Lee, P.M. *Bayesian Statistics: An Introduction* (2nd ed.). Edward Arnold (1997).
68) Lilford, R.J. and Braunholtz, D. The statistical basis of public policy: a paradigm shift is overdue. *Br Med J*, **313**, 603–7 (1996).
69) Little, R.J.A. and Rubin, D.B. *Statistical Analysis with Missing Data* (2nd ed.). John Wiley & Sons (2002).
70) Lunn, D.J., Thomas, A., Best, N. and Spiegelhalter, D. WinBUGS – a Bayesian modelling framework: concepts, structure, and extensibility. *Statistics and Computing*, **10**, 325–37 (2000).
71) Marshall, E.C. and Spiegelhalter, D.J. Reliability of league tables of in-vitro fertilisation clinics: retrospective analysis of live birth rates. *BMJ*, **317**, 1701–4 (1998).
72) McGilchrist, C. and Aisbett, C. Regression with frailty in survival analysis. *Biometrics*, **47**, 461–6 (1991).
73) McGregor, H., Land, C.E., Choi, K., Tokuoka, S., Liu, P.I., Wakabayashi, T. and Beebe, G.W. Breast cancer incidence among atomic bomb survivors, Hiroshima and Nagasaki, 1950–69. *J Natl Cancer Inst*, **59**(3), 799–811 (1977).
74) Metropolis, N., Rosenbluth, A.W., Rosenbluth, M.N., Teller, A.H. and Teller, E.

Equations of state calculations by fast computing machines. *Journal of Chemical Physics*, **21**(6), 1087–92 (1953).
75) Morita, S., Thall, P.F. and Muller, P. Determining the effective sample size of a parametric prior. *Biometrics*, **64**, 595–602 (2008).
76) Natarajan, R. and Kass, R.E. Reference Bayesian methods for generalized linear mixed models. *JASA*, **95**, 227–37 (2000).
77) O'Hagan, A., Stevens, J.W. and Montmartin, J. Inference for the cost-effectiveness acceptability curve and cost-effectiveness ratio. *Pharmacoeconomics*, **17**(4), 339–49 (2000).
78) Parmar, M.K.B., Spiegelhalter, D.J. and Freedman, L.S. The CHART trials: Bayesian design and monitoring in practice. *Stat Med*, **13** 1297–312 (1994).
79) Price, R.H., van Ryn, M. and Vinokur, A.D. Impact of preventive job search intervention on the likelihood of depression among the unemployed. *Journal of Health and Social Behavior*, **33**, 158–67 (1992).
80) Raftery, A.E. and Lewis, S.M. How many iterations in the Gibbs sampler? *In* Bernardo, J.M. *et al.* (Eds.) *Bayesian Statistics 4*, 763–73. Oxford University Press (1992).
81) Robert, C.P. and Casella, G. *Monte Carlo Statistical Methods* (2nd ed.). Springer-Verlag (2004).
82) Rosner, G.L. and Berry, D.A. A Bayesian group sequential design for multiple arm randomized clinical trial. *Stat Med*, **14**, 381–94 (1995).
83) Rothman, K.J., Greenland, S., Lash, T.L. *Modern Epidemiology* (3rd ed.). Lippincott Williams & Wilkins (2007).
84) Rubin, D.B. Estimation in parallel randomized experiments. *J Educational Statistics*, **6**(4), 377–401 (1981).
85) Sahami, M., Dumais, S., Heckerman, D. and Horvitz, E. A Bayesian approach to filtering junk e-mail. *Proceedings of AAAI-98 Workshop on Learning for Text Categorization* (1998).
86) Savage, L.J. Elicitation of personal probabilities and expectations. *J Am Stat Assoc*, **66**, 783–801 (1971).
87) Simon, R. Optimal two-stage designs for phase II clinical trials. *Controlled Clinical Trials*, **10**, 1–10 (1989).
88) Spiegelhalter, D.J. and Stovin, P.G.I. An analysis of repeated biopsies following cardiac transplantation. *Statistics in Medicine*, **2**, 33–40 (1983).
89) Spiegelhalter, D.J. and Freedman, L.S. A predictive approach to selecting the size of a clinical trial, based on subjective clinical opinion. *Stat Med*, **5**, 1–13 (1986).
90) Spiegelhalter, D.J., Freedman, L.S. and Parmar, M.K.B. Applying Bayesian ideas in drug development and clinical trials. *Stat Med*, **12**, 1501–17 (1993).
91) Spiegelhalter, D.J., Freedman, L.S. and Parmar, M.K.B. Bayesian approaches to randomized trials. *J Roy Stat Soc, Ser A*, **157**, 357–416 (1994).
92) Spiegelhalter, D.J., Best, N.G., Gilks, W.R. and Inskip, H. Hepatitis: a case study in MCMC methods. *In* Gilks, W.R., Richardson, S., Spiegelhalter, D.J.

(Eds.) *Markov Chain Monte Carlo Methods in Practice* 21–44. Chapman & Hall (1996).
93) Spiegelhalter, D.J., Abrams, K.R. and Myles, J.P. *Bayesian Approaches to Clinical Trials and Health-care Evaluation.* John Wiley & Sons (2004).
94) Stephens, D. and Dellaportas, P. Bayesian analysis of generalised linear models with covariate measurement error. *In* Bernardo, J., Berger, J., Dawid, A. and Smith, A. (Eds.) *Bayesian Statistics 4*, 813–20. Clarendon Press (1992).
95) Tan, S.B., Chung, Y.F.A., Tai, B.C., Cheung, Y.B. and Machin, D. Elicitation of prior distribution for a phase III randomized controlled trial of adjuvant therapy with surgery for hepatocellular carcinoma. *Controlled Clinical Trials*, **24**, 110–21 (2003).
96) Thall, P.F. and Vail, S.C. Some covariance models for longitudinal count data with overdispersion. *Biometrics*, **46**, 657–71 (1990).
97) Van Hout, B.A., Al, M., Gordon, G.S., Rutten, F.F.H. Costs, effects and C/E-ratios alongside a clinical trial. *Health Economics*, **3**, 309–19 (1994).
98) Verdinelli, I., Andrews, K., Detre, K. and Peduzzi, P. The Bayesian approach to meta-analysis: a case study. Carnegie Mellon, Dept of Statistics, Technical Report 641 (1996).
99) Vinokur, A.D., Price, R.H. and Schul, Y. Impact of the JOBS intervention on unemployed workers varying in risk for depression. *Am J Community Psychology*, **23**, 39–74 (1995).
100) Whittemore, A. and Keller, J. Approximations for regression with covariate measurement error. *J Am Stat Assoc*, **83**, 1057–66 (1988).
101) Yamaoka, K. and Tango, T. Efficacy of dietary education to prevent type 2 diabetes: a meta-analysis of randomized controlled trials. *Diabetes Care*, **28**, 2780–6 (2005).
102) Yusuf, S., Zucker, D., Peduzzi, P., Fisher, L.D., Takaro, T., Kennedy, J.W., Davis, K., Chalmers, T.C. *et al.* Effect of coronary artery bypass graft surgery on survival: overview of 10-year results from randomised trials by the coronary artery bypass graft surgery trialists collaboration. *Lancet*, **344**(8922), 563–70 (1994).
103) Zucker, D.R., Schmid, C.H., McIntosh, M.W., D'Agostino, R.B., Selker, H.P. and Lau, J. Combining single patient (N-of-1) trials to estimate population treatment effects and to evaluate individual patient responses to treatment. *Journal of Clinical Epidemiology*, **50**(4), 401–10 (1997).
104) 丹後俊郎. 統計モデル入門（医学統計学シリーズ 2）. 朝倉書店 (2000).
105) 丹後俊郎. メタ・アナリシス入門―エビデンスの統合をめざす統計手法―（医学統計学シリーズ 4）. 朝倉書店 (2002).
106) 丹後俊郎, 横山徹爾, 高橋邦彦. 空間疫学への招待―疾病地図と疾病集積性を中心として―（医学統計学シリーズ 7）. 朝倉書店 (2007).

索 引

A

acceptance probability 59
active control 178
adaptive rejection sampling 72
adjacent region 244

B

Bayes 係数 14
Bayes の定理 1, 9, 17
Bayes factor 14
Bayes theorem 1
Bayesian inference 1
Berkson モデル 217
Bernoulli 分布 140
Bernoulli distribution 140
beta-binomial 34
beta distribution 16
BGR 診断法 91
binary outcome 140
binary regression model 140
binomial distribution 140, 176
binomial regression model 140
break-even cost 196
break-even point 193
burn-in sample 58

C

CACE (complier average causal effect) 214
CAR (conditional autoregressive model) 244
CAR 事前分布 244
Caterpillar plot 96, 104
CEAC (cost effectiveness acceptability curve) 196
censored data 134
censoring 163, 166
chain 56
change from baseline 178, 187
change-point 124
complete-case analysis 199
completers 208
compliance 213
complier 213
complimentary log-log モデル 114
complimentary log–log model 114
conditional independence 27
conditional likelihood 230
conditional probability 9
confidence interval 17
conjugate analysis 19
conjugate prior 33, 34
consistency 55
cost 195
cost-effectiveness analysis 195

count data 176
credible interval 18, 30
cumulative hazard 164
cumulative survival curve 164

D

decision making 29
decision-theoretic Bayes 46
DerSimonian–Laird の変量モデル 188
Dirichlet 事前分布 173
disease map 26
dose 225
dose-response relationship 225
DuMouchel 事前分布 134
DuMouchel prior 134

E

effect size 178
effective sample size 35
effectiveness 195
empirical Bayes 46
empirical Bayes method 34
enthusiastic prior 33
equilibrium distribution 56
event history model 163
exchangeability 27, 39
exchangeable 27, 186
exchangeable model 182
exclusive 13
exhaustive 13
exposure level 225
external validation 45

F

false negative 10, 172
false positive 10
fixed-effects model 2, 148, 186
frailty parameter 168
frequency distribution 2

frequentist 2
full Bayes 34
full conditional distribution 28, 67
full likelihood model 199

G

gamma distribution 25
gamma-Poisson 34
Gelman–Rubin 統計量 79, 91
Gelman–Rubin statistic 91
Gibbs サンプラー 28, 70
Gibbs サンプリング 70, 81
Gibbs sampler 70
Gibbs sampling 70

H

hazard rate 164
hazard ratio 168
heterogeneity 168
hierarchical conditional independence
    model 28
hierarchical model 27, 148, 223
hierarchical normal model 182
hierarchical prior 34
historical control 6
hyperparameter 34

I

ICER (incremental cost effectiveness
    ratio) 195
improper prior 38, 130
imputation 77, 199
INB (incremental net benefit) 196
incremental net monetary benefit 196
independence model 182
independence sampler 62, 64, 71
indicator function 166
indirect comparison 178
informative prior 132

索　引　　　　257

interquartile range　95
intrinsic CAR prior　244
invariance　132
irreducible　58
iteration　56

J

Jeffreys 事前分布　132
Jeffreys prior　132
just-proper diffuse priors　137

L

latent class model　172
latent variable　172
law of large numbers　55
LD50　67
likelihood　5, 129
likelihood principle　14
link function　114, 140
log-logistic model　165
log-normal model　241
logistic distribution　163
logistic model　114
loss function　29
loss to follow-up　199

M

MAR（missing at random）　77, 200, 220
maximum likelihood estimate　15
MCAR（missing completely at random）　200
MCMC（Markov chain Monte Carlo method）　53
mean　134
median lethal dose　67
meta analysis　149, 185
Metropolis–Hasting アルゴリズム　59
Metropolis–Hasting algorithm　59
Metropolis sampler　62, 63

misclassification　219
missing data　76, 199
missing data model　199
missing value　76, 199
MNAR（missing not at random）　201
mode　16
Monte Carlo error　94
Monte Carlo integration　53
mortality rate　153
multilevel model　157
multinomial logit regression model　144
multinomial probit regression model　144
multiple imputation　199
multivariate hierarchical model　156

N

N-of-1 型試験　182
N-of-1 study　182
non-completers　208
non-complier　214
non-informative　130
non-informative prior　3, 21, 37, 129
normal distribution　20
normal-normal　34
normalizing factor　18
nuisance parameter　176
number of iterations　94
number of updates　94

O

odds　14
over-dispersion　74, 83, 109, 114, 227
over-relaxation algorithm　108, 161

P

pair-matched case-control study　230
patient heterogeneity　184
pattern mixture model　201, 208

performance indicator　222
person-years　153
piecewise linear curve　105
placebo effect　213
point estimate　17
Poisson 回帰モデル　160, 192
Poisson 分布　24, 26
Poisson distribution　24
Poisson–gamma モデル　153, 154, 239
Poisson regression model　192
posterior distribution　5
posterior interval　30
posterior predictive checking　45
precision　134
prediction　43
predictive distribution　44
prior distribution　4
prior elicitation　35
probability distribution function　17
probit model　114
proper Bayes　46
proper prior　130
proportional hazard model　167

R

random-effects　168
random-effects model　2, 39, 148, 186
random sample　27
random walk sampler　62
RCT (randomized controlled trials)　4
reference Bayes　46
reference category　225
reference prior　21, 129
rejection sampling　71
relative risk　26, 153, 225
residual effect　159
residuals　105
response rate　19
robustness　204
running quantile　161

S

sampler　59, 61
sceptical prior　33
selection model　200
self consistency check　45
sensitivity　10
sensitivity analysis　204
sex ratio　15
shrinkage　41
shrunk estimate　41
single–component Metropolis–Hastings algorithm　67
SMR (standardized mortality ratio)　26, 237
　――の分散　238
spatial clustering　243
spatial correlation　241, 243
spatial dependence　243
specificity　10
standardized residual　105
stationary distribution　53, 56
survival function　164
survival model　163
symmetric sampler　62
systematic bias　6

T

Thomas Bayes　1
transition probability　56
truncated Weibull distribution　169

U

uniform distribution　16
uniform shrinkage prior　133
updates　56
utility function　29, 46

V

variance 134
variance components model 122
Venn diagram 9

W

weakly informative priors 137
Weibull 回帰モデル 167
Weibull 分布 163, 167
Weibull distribution 163
WinBUGS 81
Wishart 分布 158

ア 行

意思決定 29
一様縮小事前分布 133
一様分布 16, 19
一致性 55
移動 quantile 161
インプロパー事前分布 38, 130, 137

打ち切られた Weibull 分布 169
打ち切り 98, 163
打ち切りデータ 134, 166

オッズ 13, 14

カ 行

懐疑的事前分布 33
階層的事前分布 34
階層的条件付き独立モデル 27
階層的正規モデル 182
階層的モデル 3, 27, 39, 41, 148, 202, 223
外的妥当性の検証 45
過緩和更新法 108, 119, 161
確率密度関数 7, 17

カテゴリー分布 172
過分散 74, 83, 109, 114, 227, 235
頑強性 204
間接的な比較 178
完全ケース解析 199
感度 10
感度分析 204
ガンマ分布 22, 23, 25, 26, 35
ガンマ–Poisson モデル 34
完了者 208

偽陰性 10, 172
棄却サンプリング 71
基準カテゴリー 225
基準事前分布 21, 32, 129
基準 Bayes 46
95%信用区間 18, 30
95%信頼区間 17
偽陽性 10
業績指標 222
共役 173
共役解析 19
共役事前分布 19, 20, 33, 34
局外母数 176
虚弱パラメータ 168
均質性 39
近接地域 244

空間依存性 243
空間クラスタリング 243
空間相関 241, 243
区分線形曲線 105
繰り返し 56
繰り返し数 94

経験 Bayes 46
経験 Bayes 法 34
経済的費用 195
系統的バイアス 6
ケース・コントロール研究 219
欠測値 76, 199
欠測データ 76, 174, 199

欠測データモデル　199
欠測メカニズム　201, 204
決定理論的 Bayes　46

効果の大きさ　178
交換可能　27, 186
交換可能性　27, 39
交換可能モデル　182, 223
更新値　56
　――の数　94
効用関数　29, 46
50%致死量　67
個人内比較試験　182
個体差　3, 168
誤分類　219
混合分布モデル　176
コンプライアンス　213

サ　行

再帰的　58
採択確率　59
最頻値　16
最尤推定値　15
残差　105
残差効果　160
サンプラー　58, 59, 61
サンプルサイズ　21, 34, 94

自己一致性のチェック　45
事後オッズ　13
事後区間　30
自己相関　93
自己相関係数　93
事後分布　5, 29
事後予測チェック　45
指示関数　166
事象履歴モデル　163
事前オッズ　13
事前分布　4
　――のサンプルサイズ　34
　――の誘出　35

実対照　178
疾病地図　26, 237
四分位範囲　95
死亡率　153
縮小　41
　――された推定値　41
遵守者　213
　――の平均的な因果効果　214
条件付き確率　9
条件付き自己回帰モデル　243
条件付き独立　27
条件付き尤度　230
条件付きロジスティック回帰モデル　230
情報のある事前分布　132
信用区間　18, 30

推移確率　56

正規化係数　18
正規–正規モデル　34
正規分布　20
生存関数　164
生存モデル　163
精度　134
性比　15
潜在クラスモデル　172
潜在変数　172
センサリング　98
選択モデル　200

奏効率　19
相対危険　26, 153, 225
増分純金銭的便益　196
増分純便益　196
増分費用（対）効果比　195
測定誤差　216
損益分岐点　193
損益分岐費用　196
損失関数　29, 32, 46

タ 行

対称サンプラー 62
対数オッズ比回帰モデル 234
対数正規分布 182
対数–正規モデル 241
大数の法則 55
対数ロジスティックモデル 165
多項プロビット回帰モデル 144
多項分布 173
多項ロジット回帰モデル 144
多重補完法 199
脱落者 208
多変量階層的モデル 156
多変量分布 8
単一成分 Metropolis–Hastings アルゴリズム 67

超パラメータ 34

追跡人年 153, 154
追跡不能 199

定常分布 53, 56
適応的棄却サンプリング 72
点推定値 17

特異度 10
独立サンプラー 62
独立性 39
独立モデル 182, 223

ナ 行

二項回帰モデル 140
二項分布 15, 47, 140, 176
二値回帰モデル 140

熱狂的事前分布 33

ハ 行

排他的 13
曝露水準 225
ハザード比 168
ハザード率 164
パターン混合モデル 201, 208

非遵守者 214
標準化残差 105
標準化死亡比 26, 237
費用対効果許容曲線 196
費用対効果分析 195
比例ハザードモデル 167
頻度データ 176
頻度分布 2
頻度論者 2

不変性 132
プラセボ効果 213
フル条件付き分布 28, 67
フルベイズ 34
フル尤度モデル 199
プロパー事前分布 130
プロパー Bayes 46
プロビットモデル 114
分散 134
分散成分モデル 122

平均 134
平衡分布 56
ベイジアン推測 1
ベースラインからの変化量 178, 187
ベータ–二項モデル 34
ベータ二項分布 48
ベータ分布 16, 18, 19, 34, 48
変化点 124
ベン図 9
変量効果 168
変量モデル 2, 39, 148, 186

包括的　13
補完　77, 174, 199
補完モデル　203
母数モデル　2, 148, 186

マ　行

マッチド・ケース・コントロール研究　230
マルコフ連鎖　55, 56
マルコフ連鎖モンテカルロ法　53
マルチレベルモデル　41, 157, 202

無作為化比較試験　4
無作為標本　27
無情報　130
無情報事前分布　3, 21, 37, 129

メタ・アナリシス　36, 149, 185

モンテカルロ誤差　94
モンテカルロ積分　53, 54

ヤ　行

有効サンプルサイズ　35
有効性　195
尤度　5, 129

尤度原理　14
尤度比　13

用量　225
用量反応関係　109, 114, 225
予測　43
予測値　106
予測分布　44, 48

ラ　行

ランダムウォーク・サンプラー　62

離散分布　6
リンク関数　114, 140

累積生存率曲線　164
累積ハザード　164
累積メタ・アナリシス　189

歴史的対照　6
連鎖　56
　　──のサンプルサイズ　94
連続分布　7

ロジスティック分布　163
ロジスティックモデル　114

著者略歴

丹後俊郎(たんごとしろう)

1950年　北海道に生まれる
1975年　東京工業大学大学院理工学研究科修了
現　在　医学統計学研究センター長
　　　　医学博士

Taeko Becque
タエコ　ベック

1981年　英国に生まれる
2007年　英国ケンブリッジ大学大学院数学研究科修了
現　在　医学統計学研究センター客員研究員
　　　　Ph.D.

医学統計学シリーズ9
ベイジアン統計解析の実際
―WinBUGSを利用して―

定価はカバーに表示

2011年11月15日　初版第1刷
2017年5月20日　　第4刷

著者　丹　後　俊　郎
　　　Taeko Becque
発行者　朝　倉　誠　造
発行所　株式会社　朝　倉　書　店
東京都新宿区新小川町6-29
郵便番号　162-8707
電　話　03(3260)0141
ＦＡＸ　03(3260)0180
https://www.asakura.co.jp

〈検印省略〉

Ⓒ 2011 〈無断複写・転載を禁ず〉　　　中央印刷・渡辺製本

ISBN 978-4-254-12759-1　C 3341　　Printed in Korea

JCOPY ＜(社)出版者著作権管理機構 委託出版物＞

本書の無断複写は著作権法上での例外を除き禁じられています。複写される場合は、そのつど事前に、(社)出版者著作権管理機構(電話 03-3513-6969, FAX 03-3513-6979, e-mail: info@jcopy.or.jp)の許諾を得てください。

東北大 照井伸彦監訳

ベイズ計量経済学ハンドブック

29019-6 C3050　　　A 5 判 564頁 本体12000円

いまやベイズ計量経済学は，計量経済理論だけでなく実証分析にまで広範に拡大しており，本書は教科書で身に付けた知識を研究領域に適用しようとするとき役立つよう企図されたもの。〔内容〕処理選択のベイズ諸側面／交換可能性，表現定理，主観性／時系列状態空間モデル／柔軟なノンパラメトリックモデル／シミュレーションとMCMC／ミクロ経済におけるベイズ分析法／ベイズマクロ計量経済学／マーケティングにおけるベイズ分析法／ファイナンスにおける分析法

前東大 古川俊之監修
医学統計学研究センター 丹後俊郎著
統計ライブラリー

医学への統計学 第3版

12832-1 C3341　　　A 5 判 304頁 本体5000円

医学系全般の，より広範な領域で統計学的なアプローチの重要性を説く定評ある教科書。〔内容〕医学データの整理／平均値に関する推測／相関係数と回帰直線に関する推測／比率と分割表に関する推論／実験計画法／標本の大きさの決め方／他

丹後俊郎・山岡和枝・高木晴良著
統計ライブラリー

新版 ロジスティック回帰分析
―SASを利用した統計解析の実際―

12799-7 C3341　　　A 5 判 296頁 本体4800円

SASのVar9.3を用い新しい知見を加えた改訂版。マルチレベル分析に対応し，経時データ分析にも用いられている現状も盛り込み，よりモダンな話題を付加した構成。〔内容〕基礎理論／SASを利用した解析例／関連した方法／統計的推測

慶大 古谷知之著
統計ライブラリー

ベイズ統計データ分析
―R & WinBUGS―

12698-3 C3341　　　A 5 判 208頁 本体3800円

統計プログラミング演習を交えながら実際のデータ分析の適用を詳述した教科書〔内容〕ベイズアプローチの基本／ベイズ推論／マルコフ連鎖モンテカルロ法／離散選択モデル／マルチレベルモデル／時系列モデル／R・WinBUGSの基礎

慶大 安道知寛著
統計ライブラリー

ベイズ統計モデリング

12793-5 C3341　　　A 5 判 200頁 本体3300円

ベイズ的アプローチによる統計的モデリングの手法と様々なモデル評価基準を紹介。〔内容〕ベイズ分析入門／ベイズ推定（漸近的方法；数値計算）／ベイズ情報量規準／数値計算に基づくベイズ情報量規準の構築／ベイズ予測情報量規準／他

慶大 小暮厚之・野村アセット 梶田幸作監訳

ランカスター ベイジアン計量経済学

12179-7 C3041　　　A 5 判 400頁 本体6500円

基本的概念から，MCMCに関するベイズ計算法，計量経済学へのベイズ応用，コンピュテーションまで解説した世界的名著。〔内容〕ベイズアルゴリズム／予測とモデル評価／線形回帰モデル／ベイズ計算法／非線形回帰モデル／時系列モデル／他

G.ペトリス・S.ペトローネ・P.カンパニョーリ著
京産大 和合 肇監訳　NTTドコモ 萩原淳一郎訳
統計ライブラリー

Rによる ベイジアン動的線型モデル

12796-6 C3341　　　A 5 判 272頁 本体4400円

ベイズの方法と統計ソフトRを利用して，動的線型モデル（状態空間モデル）による統計的時系列分析を実践的に解説する。〔内容〕ベイズ推論の基礎／動的線型モデル／モデル特定化／パラメータ未知のモデル／逐次モンテカルロ法／他

成蹊大 岩崎 学著
統計ライブラリー

カウントデータの統計解析

12794-2 C3341　　　A 5 判 224頁 本体3700円

医薬関係をはじめ多くの実際問題で日常的に観測されるカウントデータの統計解析法の基本事項の解説からExcelによる計算例までを明示。〔内容〕確率統計の基礎／二項分布／二項分布の比較／ベータ二項分布／ポアソン分布／負の二項分布

早大 豊田秀樹編著
統計ライブラリー

マルコフ連鎖モンテカルロ法

12697-6 C3341　　　A 5 判 280頁 本体4200円

ベイズ統計の発展で重要性が高まるMCMC法を応用例を多数示しつつ徹底解説。Rソース付〔内容〕MCMC法入門／母数推定／収束判定・モデルの妥当性／SEMによるベイズ推定／MCMC法の応用／BRugs／ベイズ推定の古典的枠組み

D.K.デイ・C.R.ラオ編
帝京大 繁桝算男・東大 岸野洋久・東大 大森裕浩監訳

ベイズ統計分析ハンドブック

12181-0　C3041　　　　A5判 1076頁 本体28000円

発展著しいベイズ統計分析の近年の成果を集約したハンドブック。基礎理論，方法論，実証応用および関連する計算手法について，一流執筆陣による全35章で立体的に解説。〔内容〕ベイズ統計の基礎（因果関係の推論，モデル選択，モデル診断ほか）／ノンパラメトリック手法／ベイズ統計における計算／時空間モデル／頑健分析・感度解析／バイオインフォマティクス・生物統計／カテゴリカルデータ解析／生存時間解析，ソフトウェア信頼性／小地域推定／ベイズ的思考法の教育

慶大 小暮厚之著
シリーズ〈統計科学のプラクティス〉1
Rによる統計データ分析入門

12811-6　C3341　　　　A5判 180頁 本体2900円

データ科学に必要な確率と統計の基本的な考え方をRを用いながら学ぶ教科書。〔内容〕データ／2変数のデータ／確率／確率変数と確率分布／確率分布モデル／ランダムサンプリング／仮説検定／回帰分析／重回帰分析／ロジット回帰モデル

東北大 照井伸彦著
シリーズ〈統計科学のプラクティス〉2
Rによるベイズ統計分析

12812-3　C3341　　　　A5判 180頁 本体2900円

事前情報を構造化しながら積極的にモデルへ組み入れる階層ベイズモデルまでを平易に解説〔内容〕確率とベイズの定理／尤度関数，事前分布，事後分布／統計モデルとベイズ推測／確率モデルのベイズ推測／事後分布の評価／線形回帰モデル／他

東北大 照井伸彦・阪大 ウィラワン・ドニ・ダハナ・日大 伴 正隆著
シリーズ〈統計科学のプラクティス〉3
マーケティングの統計分析

12813-0　C3341　　　　A5判 200頁 本体3200円

実際に使われる統計モデルを包括的に紹介，かつRによる分析例を掲げた教科書。〔内容〕マネジメントと意思決定モデル／市場機会と市場の分析／競争ポジショニング戦略／基本マーケティング戦略／消費者行動モデル／製品の採用と普及／他

日大 田中周二著
シリーズ〈統計科学のプラクティス〉4
Rによる アクチュアリーの統計分析

12814-7　C3341　　　　A5判 208頁 本体3200円

実務のなかにある課題に対し，統計学と数理を学びつつRを使って実践的に解決できるよう解説。〔内容〕生命保険数理／年金数理／損害保険数理／確率的シナリオ生成モデル／発生率の統計学／リスク細分型保険／第三分野保険／変額年金／等

慶大 古谷知之著
シリーズ〈統計科学のプラクティス〉5
Rによる 空間データの統計分析

12815-4　C3341　　　　A5判 184頁 本体2900円

空間データの基本的考え方・可視化手法を紹介したのち，空間統計学の手法を解説し，空間経済計量学の手法まで言及。〔内容〕空間データの構造と操作／地域間の比較／分類と可視化／空間的自己相関／空間集積性／空間点過程／空間補間／他

学習院大 福地純一郎・横国大 伊藤有希著
シリーズ〈統計科学のプラクティス〉6
Rによる 計 量 経 済 分 析

12816-1　C3341　　　　A5判 200頁 本体2900円

各手法が適用できるために必要な仮定はすべて正確に記述，手法の多くにはRのコードを明記するよう，学部生向けの教科書。〔内容〕回帰分析／重回帰分析／不均一分析／定常時系列分析／ARCHとGARCH／非定常時系列／多変量時系列／パネル

統数研 吉本 敦・札幌医大 加茂憲一・広島大 柳原宏和著
シリーズ〈統計科学のプラクティス〉7
Rによる 環境データの統計分析
― 森林分野での応用 ―

12817-8　C3341　　　　A5判 216頁 本体3500円

地球温暖化問題の森林資源をベースに，収集したデータを用いた統計分析，統計モデルの構築，応用までを詳説〔内容〕成長現象と成長モデル／一般化非線形混合効果モデル／ベイズ統計を用いた成長モデル推定／リスク評価のための統計分析／他

統数研 椿 広計・電通大 岩﨑正和著
シリーズ〈統計科学のプラクティス〉8
Rによる 健康科学データの統計分析

12818-5　C3340　　　　A5判 224頁 本体3400円

臨床試験に必要な統計手法を実践的に解説〔内容〕健康科学の研究様式／統計科学的研究／臨床試験・観察研究のデザインとデータの特徴／統計的推論の特徴／一般化線形モデル／持続時間・生存時間データ分析／経時データの解析法／他

医学統計学研究センター 丹後俊郎・中大 小西貞則編

医 学 統 計 学 の 事 典

12176-6　C3541　　　　A 5 判 472頁 本体12000円

「分野別調査：研究デザインと統計解析」,「統計的方法」,「統計数理」を大きな柱とし,その中から重要事項200を解説した事典.医学統計に携わるすべての人々の必携書となるべく編纂.〔内容〕実験計画法／多重比較／臨床試験／疫学研究／臨床検査・診断／調査／メタアナリシス／衛生統計と指標／データの記述・基礎統計量／2群比較・3群以上の比較／生存時間解析／回帰モデル分割表に関する解析／多変量解析／統計的推理理論／計算機を利用した統計的推測／確率過程／機械学習／他

医学統計学研究センター 丹後俊郎著
医学統計学シリーズ 1

統 計 学 の セ ン ス
—デザインする視点・データを見る目—

12751-5　C3341　　　　A 5 判 152頁 本体3200円

データを見る目を磨き,センスある研究を遂行するために必要不可欠な統計学の素養とは何かを説く.〔内容〕統計学的推測の意味／研究デザイン／統計解析以前のデータを見る目／平均値の比較／頻度の比較／イベント発生までの時間の比較

医学統計学研究センター 丹後俊郎著
医学統計学シリーズ 2

統 計 モ デ ル 入 門

12752-2　C3341　　　　A 5 判 256頁 本体4000円

統計モデルの基礎につき,具体的事例を通して解説.〔内容〕トピックスI～IV／Bootstrap／モデルの比較／測定誤差のある線形モデル／一般化線形モデル／ノンパラメトリック回帰モデル／ベイズ推測／Marcov Chain Monte Carlo法／他

中大 中村　剛著
医学統計学シリーズ 3

Cox 比 例 ハ ザ ー ド モ デ ル

12753-9　C3341　　　　A 5 判 144頁 本体3400円

生存予測に適用する本手法を実際の例を用いながら丁寧に解説する〔内容〕生存時間データ解析とは／KM曲線とログランク検定／Cox比例ハザードモデルの目的／比例ハザード性の検証と拡張／モデル不適合の影響と対策／部分尤度と全尤度

医学統計学研究センター 丹後俊郎著
医学統計学シリーズ 4

メ タ ・ ア ナ リ シ ス 入 門
—エビデンスの統合をめざす統計手法—

12754-6　C3341　　　　A 5 判 232頁 本体4000円

独立して行われた研究を要約・統合する統計解析手法を平易に紹介する初の書〔内容〕歴史と関連分野／基礎／代表的な方法／Heterogenietyの検討／Publication biasへの挑戦／診断検査とROC曲線／外国臨床試験成績の日本への外挿／統計理論

医学統計学研究センター 丹後俊郎著
医学統計学シリーズ 5

無 作 為 化 比 較 試 験
—デザインと統計解析—

12755-3　C3341　　　　A 5 判 216頁 本体3800円

〔内容〕RCTの原理／無作為割り付けの方法／目標症例数／経時的繰り返し測定の評価／臨床的同等性／非劣性の評価／グループ逐次デザイン／複数のエンドポイントの評価／ブリッジング試験／群内・群間変動に係わるRCTのデザイン

阪大 上坂浩之著
医学統計学シリーズ 6

医薬開発のための 臨 床 試 験 の 計 画 と 解 析

12756-0　C3341　　　　A 5 判 276頁 本体4800円

医薬品の開発の実際から倫理,法規制,ガイドラインまで包括的に解説.〔内容〕試験計画／無作化対照試験／解析計画と結果の報告／用量反応関係／臨床薬理試験／臨床用量の試験デザイン用量反応試験／無作為化並行試験／非劣性試験／他

丹後俊郎・横山徹爾・髙橋邦彦著
医学統計学シリーズ 7

空 間 疫 学 へ の 招 待
—疾病地図と疾病集積性を中心として—

12757-7　C3341　　　　A 5 判 240頁 本体4500円

「場所」の分類変数によって疾病頻度を明らかにし,当該疾病の原因を追及する手法を詳細にまとめた書.〔内容〕疫学研究の基礎／代表的な保健指標／疾病地図／疾病集積性／疾病集積性の検定／症候サーベイランス／統計ソフトウェア／付録

医学統計学研究センター 丹後俊郎・TaekoBecque著
医学統計学シリーズ 8

統 計 解 析 の 英 語 表 現
—学会発表,論文作成へ向けて—

12758-4　C3341　　　　A 5 判 200頁 本体3400円

発表・投稿に必要な統計解析に関連した英語表現の事例を,専門学術雑誌に掲載された代表的な論文から選び,その表現を真似ることから説き起こす.適切な評価を得られるためには,の視点で簡潔に適宜引用しながら解説を施したものである.

上記価格（税別）は 2017 年 4月現在